LE

CONSERVATEUR

DE LA SANTÉ.

LE
CONSERVATEUR
DE LA SANTÉ,
OU
AVIS
SUR LES DANGERS

Qu'il importe à chacun d'éviter, pour se conserver en bonne santé & prolonger sa vie.

On y a joint des Objets de Reglemens de Police relatifs à la Santé.

Par M. LE BEGUE DE PRESLE, Docteur-Régent de la Faculté de Médecine de Paris, & Censeur Royal.

Medicina fuit, res scire nocentes,
Quo sibi mortales à re lædente caverent.

Hebenstreit

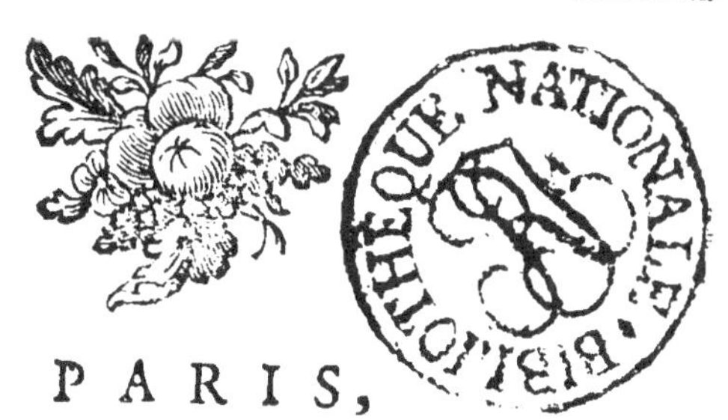

À PARIS,

P. Fr. DIDOT le Jeune, Libraire, Quai des Augustins, près du Pont S. Michel, à S. Augustin,

M. DCC. LXIII.

Avec Approbation, & Privilége du Roi.

La Médecine n'eſt pas ſeulement l'art de guérir les maladies; elle eſt auſſi l'art de conſerver l'homme en bonne ſanté, de retarder les infirmités de la vieilleſſe, & de prolonger la vie.

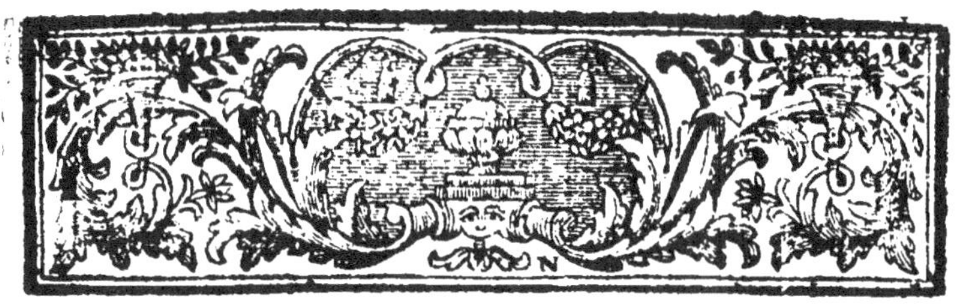

A MONSIEUR

LE BEGUE DE PRESLE,

ÉCUYER, &c.

MON PERE,

L'HUMANITE', le plaisir de contribuer au bonheur des hommes, & le desir de payer à la Société le tribut de service que chaque membre lui doit; sentimens que la nature a gravés dans mon cœur, que vos dif-

a ij

cours & votre exemple ont augmentés, font les motifs qui me font publier ce Recueil d'Avis fur les dangers qui menacent la fanté & la vie des hommes : je vous l'offre, mon Pere, comme un hommage de mon refpect, de ma reconnoiffance & de mon attachement;

J'ai l'honneur d'être avec un très profond refpect,

MON PERE;

Votre très humble très obéiffant ferviteur,
LE BEGUE DE PRESLE.

PREFACE.

Vers le commencement du printems
dernier, je me trouvai à une conver-
fation, où l'on rapporta plufieurs accidens occafionnés, par la vapeur du
cbarbon & de la braife allumés dans
des lieux dont l'air n'avoit point une
libre communication avec celui du dehors ; par des exhalaifons putrides ou
corrompues, qui étoient forties de
cloaques fermés depuis long - tems,
lorfqu'on les avoit ouverts fans précaution ; & par quelques autres caufes
dont la plupart du tems on ne fe défend point ; foit parcequ'on n'en connoît pas les dangers & les effets funeftes, foit parcequ'on ne prend que des
précautions infuffifantes, pour fe garantir de leur action.

En réfléchiffant à ce qui avoit été
dit fur ce fujet intéreffant, je fus vivement frappé de l'utilité, de la néceffité même, d'un ouvrage qui indi-
quât aux hommes les dangers auxquels
ils s'expofent tous les jours par imprudence, témerité, ou ignorance. Je
formai dès-lors le projet de le compo-
fer, dans les momens que me laiffe-

a iij

roient libres l'étude & l'exercice de ma profeffion.

Comme cette matiere avoit déja fait le fujet de mes réflexions & de quelques recherches en 1750 (*), j'eus en fept à huit mois raffemblé plus de fix cens articles. Le plan que je fuivois alors étoit d'indiquer les dangers, le plus briévement qu'il m'étoit poffible de faire, en n'oubliant rien d'effentiel. Cette courte expofition me paroiffoit avantageufe & préférable à une plus longue, parceque ne devant former qu'une brochure, elle pouvoit être lue & achetée par un plus grand nombre de perfonnes.

Je fis commencer l'impreffion de ce qui étoit fait ; mais la premiere feuille n'étoit pas encore finie, lorfque je jugeai à propos de l'interrompre pour ajouter les dangers qui font particuliers à Paris ; & faire voir combien plufieurs de ceux qui fe trouvent par-tout,

______

(*) J'ai fait imprimer en 1759 une Differtation latine avec ce titre : *Confpirantibus Magiftratibus & Medicis, fanitas publica confervari & morbi multi à plebe arceri poffunt*, c'eft-à-dire, lorfque les Médecins, par leurs obfervations, & leurs confeils, & les Magiftrats par des Réglemens falutaires, faits en conféquence, travaillent de concert à conferver la fanté des hommes, ils peuvent prévenir beaucoup de maladies, fur-tout parmi le Peuple.

font augmentés par différentes caufes dans cette Ville. Mon objet étoit de rendre par-là l'Ouvrage d'une utilité plus générale. En même tems je me permis quelques raifonnemens ; je donnai à chaque article un peu plus d'étendue qu'il ne devoit d'abord en avoir ; & infenfiblement je me trouvai avoir quitté mon plan. Ces additions m'en firent croire d'autres néceffaires ; & foit en raffemblant les parties de mon manufcrit, foit en voyant les épreuves , j'ai tellement augmenté chaque paragraphe , qu'il n'en a pas fallu trois cens cinquante pour faire un voulume.

En compofant ainfi à bâton rompu, comme l'on dit, & à la hâte , pour ne pas faire ceffer l'impreffion de cet Ouvrage , & de quelques autres publiés dans l'intervalle, fans cependant vouloir rien prendre fur le tems que je dois à ma profeffion , je n'ai pu donner à un affez grand nombre d'articles , ce que beaucoup de Lecteurs y defireront fans doute, plus de liaifon & de correction. Au refte, j'ai cherché à être utile , en indiquant ce qu'il faut éviter pour conferver fa fanté. L'ordre & le ftyle euffent-ils été différens de ce qu'ils font , cela n'auroit pas augmenté le genre de

mérite que j'ai voulu donner à mon Ouvrage.

Les additions qu'il n'a pas été poſſible d'inférer à leur place naturelle,
parceque je les ai compoſées pendant
l'impreſſion, ont été réunies pour met
tre à la fin du Livre, auquel elles forment un Supplément.

Enfin, pour montrer à tout le monde combien on peut faire ſervir la Police à la conſervation de la ſanté des
hommes, & pour que le Magiſtrat,
que l'amour du bien Public & l'humanité porteront à s'en inſtruire, emploie
moins de tems à le faire, j'ai préſenté
en abregé ſous le titre d'*Objets de Reglemens de Police*, ce qu'il ſeroit utile
& poſſible de faire pour ſouſtraire les
Citoyens à une partie des dangers dont
il eſt parlé dans ce Volume.

J'ai dit plus haut, que lorſque l'on
avoit commencé l'impreſſion de cet
Ouvrage, j'avois plus de ſix cens articles ; ce nombre eſt encore augmenté,
& ne peut manquer de devenir plus
conſidérable avec le tems, j'en for-
merai au moins un volume ; mais j'en
ai différé l'impreſſion de quelques mois
pour le revoir à loiſir, & le donner
dans un meilleur ordre. On y trou-

vera les dangers particuliers à chaque âge, chaque tempérament, chaque fexe, à tous les arts, profeffions, & manieres de vivre, aux états d'infirmités, de maladies, aigües ou chroniques, de convalefcence, &c. Ce volume fera terminé de même que celui-ci, par des objets de Reglemens de Police, relatifs aux dangers expofés dans cette partie, & par un Supplément qui renfermera les dangers que nous aurons découverts jufqu'à ce jour, ou qu'on nous aura fait reconnoître.

Il n'eft pas poffible qu'on ne foit étonné & effrayé, en voyant le grand nombre de dangers auxquels on s'expofe tous les jours par imprudence, témerité, ignorance; & combien de fois on rifque fa fanté & fa vie même, fans néceffité, fouvent même par des motifs qu'on rougiroit d'avouer, & pour des plaifirs dont l'intenfité ou la grandeur ni la durée ne valent pas le plus petit des maux au prix defquels on les achete.

Ceux qui font les victimes de ces dangers peuvent être diftribués en deux claffes; la premiere, qui eft auffi la plus nombreufe eft formée par le peuple, & fur-tout par ce peuple qui étant uniquement occupé à gagner fa vie, ou emporté par des plaisirs qui font une vive impreſſion ſur ſes ſens, ne fait aucun uſage de ſa raiſon pour la conſervation de ſa ſanté ; d'ailleurs il manque de beaucoup de connoiſſances qui ſeroient néceſſaires pour cela. C'eſt donc un acte d'humanité que de l'avertir des dangers qu'il courre, & de lui apprendre les moyens de s'en garantir : on les trouvera dans ce Volume & le ſuivant.

Tous ceux que leur cœur bienfaiſant & humain intéreſſe pour les hommes, ſur-tout pour les malheureux, & qu'il porte à les ſervir, peuvent leur être beaucoup plus utiles, en divulguant & mettant en pratique ce qui eſt dans cet Ouvrage pour les conſerver en ſanté, qu'en leur donnant, lorſqu'ils ſont malades, des ſoins qui n'étan pas dirigés par des connoiſſances, ſont infructueux & trop ſouvent nuiſibles.

Si l'on fait attention que la naiſſance, le rang, les richeſſes, l'éducation, les qualités du cœur & les talens de l'eſprit qui établiſſent les différences parmi les hommes, ſont des effets d'une multitude de cauſes ſecondes, phyſiques, morales & politiques, que la Providence laiſſe agir ; ſi l'on reconnoît que ce ſont des hommes nos ſemblables,

qui forment les derniers ordres de la
société, & qui rempliſſent des états
obſcurs à la vérité, mais auſſi utiles que
ceux qui ſont plus brillans, puiſque
la ſociété qui a été formée par le beſoin mutuel, eſt un cercle formé par
une chaîne dont chaque anneau, à quelque place qu'il ſe trouve, n'eſt pas moins
néceſſaire que les autres, puiſque ſon ab-
ſence interrompt la communication
de la ſociété; ces conſidérations ne
peuvent manquer d'intéreſſer pour
le peuple les ordres ſupérieurs de l'E-
tat, & de leur inſpirer pour lui des ſen-
timens particuliers de reconnoiſſance
de ce qu'il fait, ce qu'ils ne vou-
droient point faire, & de pitié pour l'état
où il eſt réduit par-là. L'effet de ces
diſpoſitions doit être de le ſoulager &
de le défendre contre les ſuites de l'indigence, moins en lui donnant de l'argent qui le rend pareſſeux & vitieux,
qu'en lui fourniſſant en nature ce qui
lui eſt néceſſaire, la nourriture & le
vêtement, en lui apprenant ce qui peut
lui nuire, & en éloignant de lui la douleur
& les maladies ſes ſeuls maux réels.

Je mets dans la ſeconde claſſe de
ceux qui éprouvent les effets des dangers dont nous avertiſſons, les perſonnes qui ſont dans l'aiſance & les gens

riches. Sans peine du corps ni de l'efprit & fans befoins, ils ont toute liberté de choifir tel fujet qui leur plaît pour
s'en occuper : ils poffedent ordinairement affez de bon fens, & de connoiffances phyfiques accquifes par l'é-
ducation & l'expérience, pour reconnoître les chofes nuifibles à leur fanté,
& pour s'en garantir ou les éviter. Cependant on voit avec furprife être victimes des dangers, ces mêmes perfonnes à qui il fuffiroit, pour être parfaitement heureufes, qu'ils fuffent en bonne
fanté, & il eft rare qu'ils ne foient pas les
maîtres de fe la procurer. Mais des excès,
des imprudences, une ignorance volon-
taire, toutes chofes qu'il leur eft aifé d'é-
viter, font caufes qu'ils fe trouvent privés du plus réel de tous les biens, de
celui dont la privation rend tous les
plaifirs indifférens ou empêche de jouir
des autres.

C'eft un axiome que l'on prononce
tous les jours que la fanté eft le plus
prétieux de tous les biens ; mais à juger
des hommes par leur conduite, ou ils
ne font pas perfuadés de ce qu'ils difent,
ou s'ils le font, la perfuafion de l'efprit
& les défirs qui en naiffent ont bien peu
de force pour les faire agir, en compa-
raifon de celle avec laquelle les fens, les

passions & les préjugés les maîtrisent.

Il a été un tems où les hommes plus entendus dans leurs intérêts, voulant jouir des avantages qui résultent de la connoissance du tempérament, du régime qui convient à chacun, & des moyens que l'on a pour prévenir les maladies ou les arrêter dans leur commencement, sans prendre eux-mêmes ce soin, se faisoient visiter en santé par des Médecins qui portoient le nom d'Higiénistes, c'est-à-dire, conservateurs de la santé, parcequ'ils s'appliquoient particulierement à cette partie de la Médecine appellée Hygiene, dont l'objet est la conservation de la santé. Mais ce n'est plus qu'auprès des Rois que les Médecins exercent cette partie de leur art & pour leurs amis, ou pour eux mêmes : cependant pour peu qu'on réfléchisse, ne doit-on pas sentir qu'il est beaucoup plus aisé de remédier à des maux qui commencent, à des incommodités légeres, qu'à des maux invétérés, & à des maladies graves & formées. Si on est convaincu de cela, & peut-on ne pas l'être ? pourquoi ne pas consulter les Médecins sur les moyens de conserver sa santé, & ne leur pas demander des regles de vie relatives à son tempérament, à ses

occupations, à son caractere, aux saisons, &c. Pourquoi ne les point appeller dès qu'on ne jouit plus d'une
santé parfaite. Peut-on mettre en ba-
lance les longues & dangereuses maladies, les infirmités, la vieillesse & la
mort prématurées, les douleurs, les
inquiétudes, les regrets, les dépenses
excessives, avec quelques soins, une
gêne legere, momentanée & une dépense qui n'est pas la vingtieme partie de
de celles que l'on fait pour satisfaire ses
plaisirs ou ses goûts, & de ce qu'il en
coute dans une maladie grave ; sans
compter le risque de mourir, les douleurs, les infirmités & la vieillesse pré-
maturés, le tems perdu, &c.

De toutes les choses dont nous avons exposé les dangers, il n'en est point dont
nous ne puissions prouver la vérité, par
des observations : mais nous ne les avons
pas rapportées, pour deux raisons ; elles
auroient augmenté le nombre des Volu-
mes ; & il auroit fallu employer beaucoup de tems à les rechercher. A quoi
bon donner des preuves & des exemples de choses que le raisonnement &
la physique démontrent être des effets
nécessaires des causes que nous indiquons ?

J'ai mis pour l'ordinaire à la suite de
l'exposition des dangers & de leurs ef-

fets, les moyens de les prévenir : on trouvera même à un affez grand nombre d'articles les remedes les plus fimples, les plus actifs & les moins couteux, pour guérir les maux qu'ont produits les dangers que l'on n'a pas évités, ou du moins pour arrêter leur augmentation & leurs progrès, foit lorfque ces effets ou ces maux font faciles à guérir, foit quand ils font de nature à devenir funeftes, fi on n'agit pour le foulagement du malade avant l'arrivée des gens de l'art, & qu'on eft dans l'incertitude, ou le doute du tems de leur arrivée. Mais je me fuis abftenu de tracer un traitement, lorfque le cas m'a paru moins preffant, ou que je n'ai pû indiquer les remedes fans être trop long, ou enfin qu'il étoit dangereux de le faire. Il faut alors avoir recours aux Médecins, qui fe conduifant fuivant les circonftances, agiront plus furement & avec un plus grand fuccès. Si on eft dans l'impoffibilité de le faire, on confultera l'Avis au Peuple fur fa fanté, *in* 12, nouvelle édition de Paris augmentée, chez Didot, que l'on trouvera citée plufieurs fois dans cet Ouvrage. Ce Livre, qui contient une defcription claire & exacte des maladies les plus communes avec leur traitement fimple & ac-

tif, a été réimprimé en différens endroits & traduit en plusieurs langues
dès qu'il a paru. Il n'a pas fait une
moindre sensation dans le Pays de
l'Auteur ; les sages Magistrats qui
composent la chambre de santé à
Berne , ont témoigné à M. Tissot,
leur satisfaction de ses travaux utiles ,
& la reconnoissance de ses Compatriotes
par une Lettre très obligeante , & une
Médaille d'or. Ces distinctions sont
un des moyens qu'ont ceux qui gouver-
nent de concourir avec les Médecins à
la conservation des Citoyens.

Il n'étoit pas possible de rapporter à chaque article tous les effets qui
sont la suite de ces causes de maladies , & encore moins les effets ou maux
sécondaires qui sont produits par les
premiers. Quand on est instruit de l'é-
conomie animale , ou seulement que
l'on a quelque connoissance de la Physique , on sent bien que pour nommer
toutes les maladies prochaines & éloignées ou sécondaires , &c. qu'on peut
avoir pour s'être exposé aux dangers
que nous avons annoncés, il faudroit
faire l'énumération à chaque paragraphe, de tous les symptômes & de toutes les maladies possibles , parceque
pour peu qu'une fonction ou une partie

du corps foient importantes, elles ne peuvent être dérangées & offenfées fans mettre le défordre dans celles avec lefquelles elles ont plus de relation, qui bientôt en troublent d'autres. C'eft pourquoi j'ai cru ne devoir expofer que les effets les plus prochains des dangers; & en quelque petit nombre qu'ils foient, il y en a affez pour empêcher de s'y expofer tous les gens un peu raifonnables.

Entre toutes les objections qu'on peut faire fur ce Livre, j'en choifis deux pour y répondre d'avance.

Premierement, beaucoup de gens diront que l'expérience démontre que l'on peut vivre long-tems & jouir d'une bonne fanté, en s'expofant tous les jours aux dangers que nous repréfentons comme fi funeftes.

Cela n'eft vrai que d'un très petit nombre de perfonnes que la nature a doués d'un fort tempéramment, ou qui fe font rendus infenfibles à ces caufes de maladies, comme on le devient aux poifons & aux remedes, peu à peu, & par l'habitude.

Quant aux autres hommes; ils peuvent avec raifon attribuer aux dangers auxquels ils fe font expofés, leur foible conftitution, leur mauvais tempé-

rament, leurs infirmités prématurées ;
leurs fréquentes maladies & la briéveté
de leur vie ; j'en donnerai pour preuves la bonne fanté des gens de campagne & la longue vie de quelques perfonnes, qu'une délicateffe exceffive apportée en naiffant a obligé de ne jamais
enfreindre les regles de la fageffe & de
la prudence ; enfin j'en appelle à l'expérience & à l'obfervation de tout homme de bonne foi.

Secondement, on pourra dire avec
un des hommes de notre fiecle, qui
penfe le plus & qui écrit le mieux, qu'en
montrant des dangers fi fréquens & fi
funeftes, on empêchera bien des gens
de remplir leurs devoirs, on leur donnera la pufillanimité, la terreur des
maladies, & on déterminera des perfonnes qui auroient pu être utiles à la
fociété en travaillant, à ne s'occuper
que de leur confervation. Ce ne font
certainement pas là les effets que produira généralement la lecture de ce Livre : fi l'on profite des avis & des confeils qu'il renferme, on évitera tous les
excès qui peuvent rendre le corps malade & l'efprit vitieux, & qui privent
la fociéte d'un plus grand nombre de
fes membres que ce Livre ne peut faire
de malades imaginaires & de pufilla-

nimes ; par exemple , je ne dis point de ne pas travailler , au contraire , j'en montre l'utilité pour la ſanté , & les dangers de l'inaction, mais je conſeille de ceſſer quand on eſt fatigué , parcequ'il vaut mieux interrompre ſon travail une heure pour recommencer après & mieux faire, que de continuer une heure de plus, pendant laquelle on fait mal, parcequ'on eſt las, & qui donne lieu à une maladie longue, cruelle & funeſte : peut-on mettre en parallele le bien qui revient de cette heure de travail de trop, avec le tort que cauſent les maladies, les infirmités, & avec la mort.

Tout ce que nous avons dit ne tend certainement qu'à faire éviter des maux réels plus ou moins grands par quelques attentions faciles & plus ſouvent favorables à l'économie que couteuſes ; à rendre les hommes ſages, prudens, ſobres, tempérans, vertueux, vigoureux ; en un mot, à les conſerver long-tems dans cet état de ſanté parfaite, qui eſt néceſſaire pour bien remplir leurs devoirs ; je dis néceſſaire, parcequ'un homme malade, infirme, délicat, foible, ou qui ſouffre, n'eſt pas capable de ſupporter les fatigues de la guerre, les travaux du cabinet, ni de bien faire toute autre choſe : d'où l'on doit conclure qu'on est obligé de faire tout ce qu'on peut pour conserver sa santé, puisque de-là dépend la maniere dont on s'acquittera de ses devoirs.

L'évidence de cette vérité est telle, que je croirois perdre mon tems & celui des Lecteurs, si j'en donnois des preuves; cependant s'il se trouve quelqu'un qui en doute, je l'invite à consulter le Discours du célebre Formey, sur l'obligation où l'on est de se procurer toutes les commodités de la vie. Lorsqu'il sera convaincu par le raisonnement de ce Philosophe moraliste de la nécessité d'écarter de la portée de nos sens, & des idées de notre esprit, tout ce qui altere, inquiette, aigrit, & fait des impressions fâcheuses, ou désagréables, pour être tout entier à ce que nous faisons; il sentira l'obligation de fuir toutes les causes des maladies, & de prendre des précautions pour les prévenir; quand on veut, comme on le doit, être le plus utile, & le moins à charge qu'il est possible à la société.

A ces motifs puissans de se soustraire aux dangers, on peut en ajouter encore un qui ne l'est pas moins.

La vie & la santé étant des dépôts

que nous a confiés la Divinité, leur
confervation doit être mife au nombre
des devoirs les plus facrés & les plus
indifpenfables.

En donnant le fecond Volume des
dangers , je publierai féparément pour
le Peuple un expofé clair & précis des
principaux dangers auxquels il eft expofé dans les Villes, & dans les campagnes,
avec les moyens faciles de les éviter.
Je le differe jufqu'à ce tems, parceque
ces dangers étant relatifs aux différens
arts & métiers qui fe trouveront dans
le fecond Volume , & qui font le fujet
de mon travail actuel , j'en aurai découvert alors un plus grand nombre.

TABLE

DES CHAPITRES, ARTICLES

OU PARAGRAPHES.

Préface.   page v

Chapitre premier. De l'air,   §. 1

Dangers De l'air froid & sec,   2

De l'air froid & humide,   8

De l'air chaud & sec,   13

De l'air chaud & humide,   18

De l'air trop pesant,   23

De l'air trop leger,   25

Des variations dans l'état de l'air,   26

Des changemens de saisons,   27

Du printems commençant,   28

De l'automne commençante,   29

De l'air des grandes Villes, Paris pris pour exemple,   30

Pendant & après les inondations,   39

Des exhalaisons minérales,   41, 42, *suppl.*

Des brouillards,   43

Des brouillards de Paris,   45

Des vents,   46

Des orages,   48

Des chambres très échauffées par le feu,   49

De l'air des chambres très échauffées par la transpiration,   51

De l'air chargé des vapeurs de la chandelle, de l'huile, de la tourbe,   52

De l'air des grandes assemblées,   53

Dangers des poeles neufs, ou qui ont été long-
tems dans des lieux humides,   §. 54
De brûler de la braise dans des lieux fer-
més,   55 & suppl.
De brûler du charbon dans des lieux fer-
més,   56 & suppl.
De brûler des bois peints en verd, en blanc
dans des lieux qu'on habite,   57
De l'air des puits, cloacques, sépultures
fermés depuis long-tems,   58
Des fouilles, remuemens de terres & des-
sechement de marais,   suppl. §. 59 b
De l'air des Eglises,   60
D'enterrer dans les Eglises,   suppl. 61 b
Des cimetieres dans les Villes,   61 c
Du préjugé qu'on ne doit pas quitter le
mauvais air,   62
De l'air dans les épidémies,   63
De la transpiration des plantes, 64, 65,
                                    & suppl.
Des vapeurs qui s'élevent des liqueurs en
fermentation,   66, & suppl.
D'être exposé à un vent fort,   67
D'avoir une partie du corps plus exposée
au vent que les autres,   ibid.
De se trouver dans un courant d'air, ou
comme on dit entre deux vents,   68
De s'exposer au froid quand on a fort
chaud,   69
De toucher ou d'être trop près des corps
froids & humides,   70
De se tenir au soleil l'été,   71
Des coups de soleil,   suppl. 71 b
De se tenir au soleil le printems, l'au-
tomne,   72
D'être trop près d'un grand feu,   73
D'échauffer une partie du corps plus que
les autres,   74

Dangers des habitations expofées aux grands vents, §. 75

Des habitations dans les lieux bas, 76

Des habitations dans des terreins de fable, 77

Des habitations qui n'ont pas affez d'air, 78

Des habitations trop enfoncées, ou appuyées contre un terrein élevé, 79 & *fuppl*

Des fumiers, mares ou eaux qui croupiffent près des habitations, 80

De la mal-propreté des habitations, 81 & *fuppl.*

Des foffes d'aifance ou lieux, 82

Des fumiers confervés dans les maifons, 83

Des puifarts ou cloaques dans les maifons, 84

D'habiter des maifons neuves avant qu'elles foient fuffifamment feches, 85

D'habiter des maifons neuves fechées promptement par art, 86

D'habiter des maifons nouvellement peintes en huile ou en vernis, 87

De ne pas reprendre fes habits en quittant le travail de corps, 88

De s'expofer à l'air froid & humide, 89

De fe tenir en chemife à l'air quand on n'en a pas l'habitude, 90

CHAP. II. De l'eau confiderée relativement aux ufages de la vie, 91

Dangers des eaux du ciel, 92

Des eaux de citernes 93

De l'eau de neige, de grêle, de glace, 94

De l'eau de puits, 95

Des eaux de fources ou de fontaines, 96

Dangers des eaux qui reposent sur des coquilles
    folÏiles ou paÏÏent deÏÏus,   §. 97
        De l'eau de mares, d'étang, de marais &
        des petites rivieres,   98
        De l'eau de la Seine,   99
Moyens de corriger les mauvaiÏes eaux.
        1°. De l'eau trouble,   100
        2°. De l'eau corrompue,   101
        3°. Des eaux dures & ÏeleniteuÏes,   102
Dangers des puits & fontaines qui Ïont très près
    des habitations,   103 , & Ïuppl.
        Des fontaines où on lave le linge, Ïuppl.
                                            103 b
        Des eaux où on fait rouir le chanvre, le
        lin ou autre écorce,   104 & Ïuppl.
        Des eaux de rivieres pendant & après les
        longues ÏécherelÏes,   105
        De l'eau qui coule ou repoÏe dans des vaiÏ-
        Ïeaux de plomb,   106

CHAP. III. Des boiÏÏons artificielles.

Dangers du moût ou vin muté,   107
        Des vins appellés rapés,   108
        Des vins où il y a de la chaux, du Ïoufre,
        des coquilles, &c.   109
        Des vins où il y a du plomb, de la lithar-
        ge, de l'arÏenic, du Ïublimé corroÏif,
                                            110
        Des vins & des cidres qui Ïont acerbes &
        aÏtringens,   111
        Des comptoirs garnis de plomb, & de la
        cuvette de plomb des Marchands de
        vin,   112
        De la bierre forte trop nouvelle,   113
        De la bierre où le houblon n'a fait qu'in-
        fuÏer,   114
        De la bierre alterée par le mélange de
        pluÏieurs matieres,   115

Dangers de la bierre préparée avec de mauvaiſes eaux,   §. 116

Du cidre fait avec de mauvais fruits, mal préparé ou alteré par quelque mélange,   117

Dangers des ratafiats, liqueurs ſpiritueuſes, 118, & Suppl.

Du thé,   119
Du caffé,   120
Du chocolat,   121

CHAP. IV. Du pain, des viandes, poiſſons, fruits, &c.

Dangers des grains gâtés,   122
Du grain ergoté,   123
Du grain qui a le bout ou le noir,   124 & ſuppl.

Des grains charbonnés, cariés, qui ont la boſſe,   124 b ſuppl.
Du pain qui n'a pas fermenté & levé ſuffiſamment,   125
Du pain fait avec de l'eau des puits de Paris,   Suppl. 125 b
Du pain chaud,   126
Du pain gâté, moiſi,   127
De manger de la chair gâtée,   128
De la chair des animaux malades,   129
De manger des poiſſons malades, & ceux qui ſont trouvés morts,   130
Dangers des œufs de quelques poiſſons,   131
Des poiſſons cruſtacés, dans les grandes chaleurs,   132
Des moules,   133
Des poiſſons malades ou trouvés morts que l'on fait ſécher,   134
Du cochon malade,   135
Des viandes & poiſſons ſalés & fumés,   136

Dangers des fruits qui ne font pas mûrs , §. 137
Des premiers fruits ou précoces , & de ceux qui doivent leur maturité prématurée aux piquûres des infectes , *Suppl.* 137 b
De l'abondance extraordinaire , & de la nouveauté de quelques alimens , 138
De ne pas connoître les plantes qui fervent d'alimens , & de ne pas favoir les diftinguer de celles qui font·nüifibles & qui leur reffemblent , 139
Des champignons , *Suppl.* 139 b
Du gibier empoifonné , 140 & *fuppl.*
Du laitage , 141
Du lait auquel on a mêlé de la farine, 142

CHAP. V. De la quantité des alimens , de leur qualité , du tems des repas.

Dangers de la trop grande quantité des alimens , 143
De la replétion ou de manger jufqu'à fatiété , 144
De ne pas manger affez , 145
De la trop grande diverfité des alimens , 146
De manger long-tems les mêmes efpeces d'alimens , 147
Des acides , 148
Des alkalis , 149
Des alimens gras , huileux , 150
De la viande noire , 151
Des affaifonnemens , 152
De manger trop vîte & avec voracité , 153 , & *fuppl.*
Des longs repas , 154
D'être trop long-tems fans boire & fans manger , 155
Des repas trop rapprochés , ou de ne pas

laisser assez d'intervalle entre les repas,
§. 156

De ne faire qu'un repas par jour, 157

Des grands soupers, *suppl.* 157 b

De boire souvent jusqu'à s'enyvrer, 158

De boire trop vîte, 159

D'avaler des alimens solides ou fluides, trop chauds, 160

De boire à la glace ou très froid, 161

De la trop grande quantité de boisson ou de fluides, 162

De la trop petite quantité de boisson ou de fluides, 163

De boire hors des repas, 164

De conserver des liqueurs acides, aigres, ou qui s'aigrissent facilement, dans des vaisseaux de cuivre ou de plomb, 165

De préparer & de laisser séjourner des alimens dans des vaisseaux de cuivre ou de plomb, 166

Dangers des vaisseaux d'étaim pour la préparation & la conservation des alimens, 167

Des vaisseaux étamés, 170

De préparer les alimens à un feu de bois couvert de peinture, où il entre de la céruse ou du verd-de-gris, 171

CHAP. VI. Des habillemens.

Dangers des chaussures trop larges, 172

Des chaussures qui serrent trop les pieds, 173

Des talons très hauts, 174

Des corps durs ou de baleine, 175

Des cols, colets, jarretieres, ceintures, &c. qui serrent trop, 176 & *suppl.*

De ne se pas couvrir la tête suffisamment, 177

Des perruques, 178

Dangers d'avoir la poitrine découverte, 179

D'avoir froid à l'estomac, au ventre, aux pieds pendant & aussi-tôt après le repas, 181

Du fréquent changement d'habit, 182

Des habits très chauds, 183

Des camisolles de laine, 184

Des habits pesans, 185

De la coeffure en cheveux, 186

De conserver sur soi des habits mouillés, 187

Chap. VII. De la veille, du sommeil,

Dangers des veilles trop longues, 188

Du sommeil trop long, 189

De changer les heures naturelles & ordinaires du sommeil & de la veille, 190

De dormir couché sur le ventre & sur le dos, 191

D'être couché la tête renversée en arriere, 192

D'être couché les extrêmités inférieures beaucoup plus hautes que les superieures, 193

Des lits durs, 194

Des lits mollets, 195

De coucher dans une chambre très chaude, 196

Des dortoirs trop exactement fermés, 197

D'être trop couvert dans le lit, 198

D'être trop peu couvert dans le lit, 198

De dormir nud, 199

De dormir la nuit à l'air, 200

De se couvrir dans le lit avec des choses pesantes, 201

Du sommeil inquiet agité, 202 & *Suppl.*

Des arts bruyans, 103

Dangers des punaises & des puces, §. 204

Dangers de faire coucher plusieurs personnes dans le même lit, 205

CHAP. VIII. Des attitudes, des travaux & des exercices du corps & de l'esprit, de l'inaction de l'un & de l'autre.

Dangers de se tenir long-tems debout, 206

De la vie sédentaire ou d'être long-tems assis, 207

De la position où le corps est courbé, 208

De la position courbée pour les grandes tailles, 209

Du travail & de l'exercice excessif, 210

Du travail & de l'exercice pour les personnes foibles, 211

Du travail du corps & de l'esprit continué long-tems quoique foible, 212

Des courses à pied, 213

De lire & déclamer, 214

Dangers de l'exercice du cheval ou de l'équitation, 215

De la chasse, 216

De la danse, 217

De sauter de haut en bas, 218

Des balancemens ou jeux de balançoire, 219

Des jeux où l'on tourne, 221

Du jeu appellé le cheval fondu, 222

De chanter, crier, 223

De nager, 224

De cesser tout-à-coup une vie très exercée, 225

Des mouvemens violens & subits, 226

Du dessus de viole, 227

De la harpe, 228

Des instrumens à vent, flute, basson, 229

Dangers de l'exercice trop tôt après le repas, §. 230

Dangers de la grande application soutenue long-tems, 231

De l'étude & de l'application trop tôt après le repas, 232

Du défaut de mouvement d'exercice ou de l'inaction, 233

CHAP. IX. Des senfations, des paffions, de l'habitude, des antipathies.

Dangers de l'action réciproque du corps sur l'efprit, & de l'efprit sur le corps, 234

Dangers des senfations très vives, 235

Des senfations médiocres, continuées long tems, 235

Des odeurs fortes, 236

Du chatouillement, 237

De la douleur, 238, & *suppl.*

De l'amour des fexes, 241

De la colere, 239

De la frayeur, de la peur, 240

De la crainte, 242

De la joie, 243

Du chagrin, de la triftesse, 244

De la haine, de la jaloufie, 245

Des paffions étouffées, 246

De tenter de vaincre les répugnances & les antipathies de quelqu'un, sur-tout s'il n'eft pas jeune, 247

De rompre subitement les anciennes habitudes, 248

D'annoncer brufquement des nouvelles frappantes, 249

CHAP. X. De la tranfpiration de la fueur, de la falive, des urines, &c.

Dangers de l'excès de la tranfpiration infenfible, 250

Dangers de la suppression, de la transpiration insensible, §. 251

Des sueurs, 252

De la suppression subite des sueurs, 253

D'arrêter les sueurs extraordinaires des pieds, des aisselles, de la tête, & de ne pas faire des remedes quand elles s'arrêtent naturellement, 254

De prodiguer sa salive & de cracher trop, 255

D'avoir habituellement le ventre très lâche, 256

Du dévoiement accidentel, 257

De la constipation, 258

De se retenir d'aller à la selle, 259

De retenir son urine, 260

De faire des efforts pour uriner & aller à la selle souvent, 261

De retenir les vents, Suppl. 261 b

De faire fréquemment des efforts pour rendre des vents, Suppl. 261 c

De s'opposer à la sortie des vents par en haut, Suppl. 261 d

De l'amas d'humeur dans les oreilles, 262

Du célibat, 263

Des plaisirs de l'amour, 264

Des mariages où les époux sont trop jeunes, 265

De marier des personnes dont les âges sont trop disproportionnés, 266

Des plaisirs de l'amour pour les gens âgés, 267

Des plaisirs de l'amour, eu égard au moment où on les prend, 268

De la manstupration pour les hommes, 269

De la manstupration pour les femmes, 271

Des pollutions nocturnes, 273

CHAP. XI. De la négligence des attentions nécessaires pour la propreté, & des soins mal entendus, &c.

Dangers de négliger le soin de ses dents, 274
    De quelques moyens employés dans la vue de conserver les dents, 275
    De ne mâcher que d'un côté de la machoire, 276
    De rompre des corps durs, & de tirer avec les dents, 277
    De certains alimens pour les dents, 278
    De ne se point peigner, 279
    En se nettoyant les oreilles, 280
    De ne se pas laver les mains, 281
    De se laver les mains trop souvent, 282
    De se laver les mains avec de l'eau fort chaude, ibid.
    De se laver les mains avec de l'eau très froide, 283
    De toucher quelque partie du corps nue avec des mains mal-propres, 284
    De ne se point laver les pieds, 285
    De ne pas tenir propres certaines parties du corps, 286
    Du bain chaud, 287
    Du demi bain, 288
    Du bain de pieds, 289
    Lorsqu'on est à la garderobbe 290, Suppl.
    De se tenir long-tems sur les lieux, Suppl. 290 b
    Des dépilatoires, 291
    D'appliquer des poudres & des pommades sur la peau, 292
    Des eaux pour le teint, 293
    Du rouge, 294, & Suppl.
    Du blanc ou fard, 295
    Des mouches, 296

CHAP. XII. Du baiſer, des filles publiques, des animaux vénimeux, enragés & en colere, des efforts, des coups, &c.

Dangers du baiſer,   §. 297
    Des filles publiques,   298
    Des animaux venimeux,   300
    De la vapeur des fourmis,   *Suppl.* 300 b
    Des petits chiens, & de devenir enragés
        par communication,   301
    Des chiens, des chats malades,   302
    De gagner la rage,   303
    Des morſures des animaux qui ſont en
        colere,   306
    D'avaler des corps durs, pointus, irritans,
                                                           307
    Des efforts pour porter, traîner, ſoule-
        ver,   308
    Des coups, commotions, ébranlemens,
        ſecouſſes,   309
    Pour la voix,   310
    De l'uniformité conſtante dans la maniere
        de vivre,   311
    De l'embonpoint,   312
    De la vieilleſſe prématurée,   313
    De couper les cors des pieds & d'y appli-
        quer des cauſtiques,   314
    De quelques tours ou attrapes,   315
    Des chûtes ſur le derriere,   316
    De faire voir à quelqu'un ſon grand pere,
                                                           317
    De manger par raiſon,   318
    De frapper ſur le dos d'une perſonne qui
        touſſe,   319
CHAP. XIII. Des remedes de précaution, des maladies imaginaires, de la lecture des livres de Médecine.

Dangers des remedes pris mal-à-propos,   320

ARTICLES ET PARAGRAPHES.   XXXV

Dangers des faignées de précaution,   321

    Des faignées périodiques, repétées même par néceffité,   .   322

    Des purgations de précaution,   323

    Des purgations fans préparation,   324

    Des purgations réitérées fans néceffité,   325

    Des vomitifs,   326

    Des eaux minérales,   327

    Des bouillons, du lait, &c.   328

    Des fueurs,   329

    Du tabac en poudre,   330

    Du tabac à fumer,   331

    Du tabac mâché,   332

    De la limonade,   333

    De la boiffon chaude,   334

    Des lavemens chauds,   335

    Des lavemens froids,   336

    Des frictions,   337

    Du jeûne trop long & trop exact dans les indifpofitions,   338

    De ne prendre que de l'eau dans le commencement des maladies,   339

    Des livres de Médecine,   340

    Des maladies imaginaires,   341

    Des maladies héréditaires,   342

SUPPLEMENT.

Dangers des champignons,   *fuppl.* 139 b

    Des fruits, primeurs ou précoces, & piqués par des infectes,   *fuppl.* 137 b

    De l'eau de puits pour le pain,   125 b

Fin de la Table.

APPROBATION de M. de Jussieu,
Docteur-Regent de la Faculté de Méde-
cine de Paris, Démonstrateur des Plan-
tes au Jardin du Roi, & Membre des Aca-
démies des Sciences de Paris, Londres, &c.

J'AI lu, par ordre de Monseigneur le Chancelier, un manuscrit intitulé, le *Conservateur de la Santé, ou Avis sur les Dangers,* &c. l'Auteur expose en détail & avec beaucoup de soin, les differentes cau.es qui peuvent altérer la santé : il enseigne en même-tems les moyens de se garantir de ces causes, les effets qu'elles produisent & comment il faut y remedier ; cet Ouvrage m'a paru interessant, & je juge qu'il merite d'être imprimé. A Paris ce 28 Septembre 1761.   DE JUSSIEU.

l'impreſſion dudit Ouvrage, ſera remis dans le même état où l'Approbation y aura été donnée, ès mains de notre très cher & féal Chevalier Chancelier de France le Sieur de LAMOIGNON, & qu'il en ſera enſuite remis deux Exemplaires dans notre Bibliotheque publique, un dans celle de notre Château du Louvre, un dans celle dudit Sieur de LAMOIGNON, & un dans celle de notre très cher & féal Chevalier Garde des Sceaux de France le Sieur FEYDEAU DE BROU, le tout à peine de nullité des Préſentes; du contenu deſquelles vous mandons & enjoignons de faire jouir ledit Expoſant, & ſes ayans cauſes, pleinement & paiſiblement, ſans ſouffrir qu'il leur ſoit fait aucun trouble ou empêchement : Voulons qu'à la copie des Préſentes, qui ſera imprimée tout au long au commencement ou à la fin dudit Ouvrage, foi ſoit ajoutée comme à l'Original : Commandons au premier notre Huiſſier ou Sergent ſur ce requis, de faire pour l'exécution d'icelles, tous actes requis & néceſſaires ſans demander autre permiſſion, & nonobſtant Clameur de Haro, Charte Normande & Lettres à ce contraires; CAR tel eſt notre plaiſir. DONNE' à Paris le neuvieme jour du mois de Mars, l'an de grace mil ſept cens ſoixante-trois, & de notre Regne le quarante-huitieme. Par le Roi en ſon Conſeil.

LE BEGUE.

Regiſtré ſur le Regiſtre X V de la Chambre Royale & Syndicale des Libraires & Imprimeurs de Paris, N°. 490, fol. 409, conformément au Réglement de 1723. A Paris ce 12 Avril 1763.

LE BRETON, Syndic.

LE
CONSERVATEUR
DE LA SANTÉ,
OU
AVIS A TOUS LES HOMMES;

Sur les dangers qu'il leur importe d'éviter
pour se conserver en bonne santé
& prolonger leur vie.

CHAPITRE PREMIER.

De l'Air.

§. 1. L'ATMOSPHERE, cette partie de l'air
qui enveloppe le globe terrestre, & le pénétre dans ses plus grandes profondeurs,
est peut-être la masse la plus composée &
la plus héterogene de la nature. Elle est
formée des parties très subtiles & très élastiques de l'air proprement dit, des particules ignées, & des corpuscules de tous les

A

corps de la nature fur lefquels l'air agit, foit par fes parties intégrantes, foit par les particules ou exhalaifons de tout genre qu'il foutient, & qui par leur union & leur combinaifon, & même l'influence des aftres forment des menftrues de différentes efpeces, capables de diffoudre ou d'attaquer tous les corps des regnes animal, végétal & minéral.

Peut-être eft-ce à toutes ces hétérogénéités que font dus les effets que l'air produit fur les animaux & les végétaux, qui ne peuvent vivre ou végéter dans le vuide : peut-être cette vertu fi finguliere de l'air eft-elle attachée à ce cahos de matieres diverfifiées à l'infini, puifque rien ne vit & ne végete dans un air trop fubtil ou trop purifié.

L'air qui nous entoure preffe tous les points de la furface de notre corps ; il s'y introduit par les paffages de la refpiration & des alimens ; il fe mêle à toutes nos humeurs par le moyen du chyle ; il eft abforbé par les pores inhalants de la peau ; il fait éprouver aux fluides & aux folides de notre corps des altérations perpétuelles dans leur mouvement, leur confiftance, leur nature ; enfin la part qu'il a à leurs différens états eft telle, qu'on peut le regarder comme la plus puiffante caufe de tout ce qui lui arrive. Nous avons fans ceffe à crain-

dre ou à esperer des changemens dont il
est susceptible ; il entretient la santé , ou il
la détruit.

La salubrité & la malignité de l'air
dépendent de la qualité & de la quantité
des parties qu'il soutient : & si , dans quelque état qu'il soit , condensé ou rarefié ,
froid ou chaud , sec ou humide , leger ou
pesant , une ou plusieurs de ces qualités
sont excessives relativement à nous ; l'é-
conomie animale est bientôt dérangée , &
les maladies qui en sont la suite condui-
sent aux infirmités & à la mort.

Dangers de l'air froid & sec.

§. 2. L'air froid & sec condense ou
resserre tous les corps solides & fluides
qui sont à portée de recevoir son impression. En effet, qui est-ce qui n'a pas eu
occasion de remarquer , qu'un anneau que
l'on a de la peine à ôter du doigt quand on
a chaud & pendant l'été , ne tient plus
lorsqu'on a froid & pendant l'hiver. On
peut juger par cette diminution de volume qu'éprouve une très petite portion du
corps , de celle qui s'opere sur tout le corps,
& de la différence qui se trouve dans l'état
des fluides & des solides dont nous sommes
formés, pendant la présence ou l'absence
du froid. Si la constitution de l'air froid
& sec subsiste long-tems & à un violent

dégré, la sécheresse & l'élasticité des fibres augmentent, le diametre des vaisseaux diminue par leur resserement, la circulation s'accelere, le frottement des fluides sur les solides est très fort, & conséquemment la chaleur devient considerable dans les parties internes du corps principalement, tandis qu'elle diminue dans les parties externes, & dans toutes celles qui ne reçoivent que peu de vaisseaux sanguins.

La transpiration insensible est diminuée : une partie de la sérosité qui donne la fluidité à toutes nos humeurs s'en séparant, ou elle s'échappe par les voies de l'urine, & des intestins, ou elle est errante & portée tantôt sur une partie interne, tantôt sur une partie externe. Les fluides devenus épais & visqueux obstruent les petits vaisseaux, le sang poussé par la violente action des solides, dans des lieux qui ne lui sont pas destinés, s'y arrête, s'y amasse, les distend, les fait rompre.

§. 3. C'est à ces effets que sont dus les toux, pleurésies, peripneumonies, esquinancies vraies, les fiévres aigües, ardentes, les irritations des nerfs, les douleurs vives de côté, les hémorrhagies, les rhumatismes, maladies qui attaquent alors les gens robustes, principalement ceux qui font quelque travail ou exercice fort, qui font usage d'alimens âcres, échauffans, difficiles à digérer, épais, visqueux, de boissons fortes & spiritueuses, ceux qui ayant fort chaud s'exposent au froid ou boivent froid.

§. 4. Les moyens de se défendre des maladies que le froid sec rend si fréquentes, sont de s'habiller chaudement, de faire usage de boissons chaudes, délayantes & relâchantes, d'alimens aisés à digérer, qui donnent un chyle doux, qui se mêle facilement au sang ; de ne jamais s'exposer à l'air froid, sans avoir pris quelque chose de chaud, breuvage ou aliment.

§. 5. J'ai dit que les gens robustes d'un tempéramment sec, & d'une forte santé, étoient les plus sujets à ressentir les effets funestes de la température froide & seche ; c'est parceque leur sang est plus proche de l'état inflammatoire, leurs humeurs plus épaisses, leurs fibres plus élastiques : mais comme il arrive souvent dans la nature que ce qui nuit à l'un est salutaire à un autre, les circonstances où ils se trouvent étant opposées, les personnes qui ont les fibres trop lâches, peu de chaleur, le sang & les autres humeurs trop séreuses, la circulation lente, la transpiration peu considerable, sont rapprochées par l'action de l'air froid & sec, de l'état de santé ; elles se sentent plus fortes, agiles, gaies, actives. Si cet état de l'air subsiste fort long-tems,

& qu'elles ne prennent pas des précautions pour en diminuer les effets, elles ont les mêmes maux à craindre que nous avons rapportés, & plusieurs autres encore à cause de leur sensibilité & de leur foiblesse naturelle ; comme les rhumatismes, l'obstruction des glandes, l'épaississement de l'humeur des bronches, les fluxions, les douleurs vagues, & tous les symptômes que produisent les nerfs irrités par le froid & les humeurs séreuses.

§. 6. Ceux qui ont le plus à souffrir, dans la température où l'air froid & sec est excessif & dure long-tems, sont les gens du peuple de cette grande Ville, que les différens arts qu'ils exercent, & les moyens qu'ils employent pour gagner leur vie, exposent davantage à l'air, & rendent plus sujets aux maladies. Leur pauvreté ne leur permet pas de se garantir du froid par le feu & les habits, de se chauffer, de ne se pas exposer à l'air quand ils ont fort chaud, de ne prendre que des nourritures douces : leur intempérance, leur goût pour le vin & les liqueurs fortes, & leurs imprudences continuelles, tout concoure à rendre leur sort plus malheureux, & à les rendre victimes de tous les maux dont nous avons parlé.

§. 7. Voilà le moment où les gens riches peuvent montrer leur humanité, & la bonté de leur cœur, jouir du plaisir le plus utile & le plus senfible pour des hommes bien nés, en se rendant les bienfaicteurs de ceux qui ne different d'eux que par leur pauvreté : qu'ils habillent les pauvres, qu'ils leur permettent de venir se chauffer chez eux, ou qu'ils leur donnent du bois.

Ce n'eft point au peuple qu'il faut parler de préfervatifs, de précautions ; ils n'en peuvent prendre, ou ne le veulent pas. S'il eft donc quelque moyen de les conferver malgré eux ; ce feroit de tenir la main à ce que les Marchands de vin & d'eau-de-vie n'en donnaffent à chacun qu'une quantité qui ne pût pas leur nuire ; de faire des diftributions de boiffons chaudes, d'établir des chauffoirs publics, d'habiller les pauvres, & d'obliger ceux qui ne le font pas à être fuffifamment habillés.

Dangers de l'air froid & humide.

§. 8. Dans la température froide & humide, le corps abforbe ou pompe par tous les pores dont fafurface eft couverte, & par les poulmons, une humidité qui relâche les fibres, irrite les nerfs, empêche la tranfpiration infenfible & celle des poulmons, diminue la chaleur néceffaire à la vie & aux opérations du corps. La circulation fe ralentit, les fecretions & les excretions ne fe font plus, ou qu'imparfaitement ; les

vaiſſeaux ſont ſurchargés, le corps eſt accablé par ſon propre poids & celui de l'air :
l'humeur ſéreuſe s'épaiſſit, devient viſ-
queuſe, incapable de circuler, obſtrue les
vaiſſeaux, rend les mouvemens difficiles ;
tous les vaiſſeaux des poulmons s'engor-
gent, ceux de l'air par l'humidité de l'atmoſphere, ceux du ſang & de la lymphe
par l'épaiſſiſſement de ces humeurs, ceux
de la tranſpiration par la matiere de cette
excrétion qui ne peut s'évacuer.

§ 9. Pour peu que cette température de
l'air dure, on voit regner les toux, les
fluxions, les catharres ſuffoquans & autres, les attaques d'aſthme, les maux de
dents, les pleuréſies, les peripneumonies
vraies & fauſſes ou bâtardes ; les enflures
des jambes, des pieds, les maux de gorge
de toute eſpece, les fiévres catarrhales,
les intermittentes opiniâtres, les douleurs
erratiques, gouteuſes, rhumatiſmales, l'hydropiſie, le ſcorbut, &c.

§. 10. Voulez-vous prevenir tant de
maladies, ou au moins empêcher leurs
cauſes d'agir avec tant de force ſur vous ;
il eſt aſſez facile d'y réuſſir, en vous
couvrant bien, en quittant les habits
devenus humides, en ſéchant l'air des
lieux que vous habitez, par le moyen du
feu, en faiſant beaucoup d'exercice, en
uſant ſouvent des frictions, des fumiga-

tions aromatiques : en prenant des alimens fecs, comme les viandes roties & grillées, des mets affaifonnés avec les aromats & les épices, des boiffons fortifiantes, & s'abfte-nant de tout ce qui relâche ou délaye beau-coup, comme les boiffons chaudes & aqueufes.

§. 11. C'eft dans un tel état de l'air, fub-fiftant longtems, que le peuple eft digne de compaffion, furtout dans cette grande Ville, où les rues font remplies d'eau & de boue formée par les neiges qui ne cou-lent point, & par les immondices de tout genre. Ses habits font incapables de le dé-fendre du froid; ils forment par leur hu-midité comme un bain d'eau glacée, prin-cipalement à ceux que leurs occupations expofent à l'air & à la pluie,& qui font con-tinuellement les pieds & les jambes cou-verts d'eau & de boue. Ceux qui exercent des arts fédentaires font la plûpart dans des lieux bas ou très élevés, où le froid les tranfit & les glace. Le peuple n'eft pas mieux la nuit ; couché dans des endroits humides parcequ'ils font bas, ou ouverts de tous côtés, & peu couvert, il ne peut jouir du repos qu'il a fi bien mérité.

§. 12. Les moyens de diminuer les fui-tes fâcheufes de cet état de fouffrance, fe-roient d'établir des chauffoirs publics, de donner des habits, des fouliers, des bas aux pauvres : de retirer ces malheureux chez foi : de faire clore leurs chambres : de rendre les rez-de-chauffée qu'ils habitent moins humides ; de leur donner du bois pour fe fécher ; de faire des hangars où ceux qui attendent qu'on ait befoin de leur fervice fuffent à couvert de la pluie, & d'enlever les neiges & les boues avec la plus grande promptitude. *Voyez* §. 7.

Dangers de l'air chaud & fec.

§. 13. L'air qui eft modérement fec & chaud eft le plus propre à conferver la fanté & à prolonger la vie, en favorifant toutes les fonctions du corps ; mais fi une chaleur exceffive fe joint à une grande féchereffe, que n'avons nous pas à redouter de cette conftitution de l'air, lorfqu'elle dure long - tems. Je vais en rapporter quelques effets ; qu'on voudra bien fe repréfenter exceffifs comme les caufes qui les produifent. L'air fec & chaud produit la raréfaction & l'expanfion des fluides du corps, la circulation accélerée, le paffage du fang dans des vaiffeaux qui ne lui font pas deftinés, l'extenfion des folides jufqu'à leur faire perdre leur élafticité, la diffipation de la férofité qui favorife la circulation, donne de la foupleffe aux fibres & les unit, il produit la fonte des matieres graffes

& huileuses, l'évaporation de leur partie la plus tenue, l'acreté de celle qui reste, une fermentation ou mouvement intestin qui corrompt & détruit la nature des fluides & des solides du corps, il est la cause de la roideur & de la sécheresse des fibres, de l'épaississement des fluides, de leur circulation ralentie, arrêtée même dans quelque partie, des sécretions & des excrétions diminuées, viciées ou supprimées.

§. 14. Tels sont les effets de l'air chaud & sec respiré pendant longtems, & les causes de la foiblesse, de l'épuisement, des crachemens, vomissemens, pissemens de sang, saignemens de nez, des dyssenteries, coliques bilieuses, *cholera morbus*, ou trousse galant, des fievres aigües, ardentes, malignes, de la folie, des pleurésies, fluxions de poitrine, esquinancies vraies, & autres inflammations qui deviennent extrêmement fréquentes dans la constitution dont nous parlons.

§. 15. On aura moins à redouter les effets d'une pareille constitution, si on a l'attention de renouveller & de rafraichir l'air qu'on respire, en ouvrant du côté du nord soir & matin, en habitant des lieux bas & garantis du soleil ; en y jettant un peu d'eau pour rafraichir l'air, ou en y tenant des branches d'arbres garnies de leurs feuilles, qui auront le pied dans l'eau,

& qu'on renouvellera tous les jours. Il eſt à propos de faire peu d'exercice , & ſur-tout point au ſoleil , ni dans des lieux ſablés & pavés ; on uſera d'alimens aiſés à digerer , délayans , rafraichiſſans , de légumes , de fruits ; on boira peu de vin , point de liqueur échauffante , mais de la bierre mêlée avec de l'eau , du cidre léger , de la limonade , des amandées , ou de l'orgeat , de l'eau rendue acide avec des ſirops de groſeille , de limon , du vinaigre.

§. 16. La chaleur & la ſéchereſſe de l'air , dont nous examinons les dangers , ſont beaucoup augmentés dans cette ville, par la grande quantité des feux qui y ſont continuellement allumés , par les réflections des rayons du ſoleil ſur les murs , les toîts , le pavé , par la ſtagnation de l'air , la tranſpiration des hommes & des animaux , les exhalaiſons ou vapeurs qu'envoyent perpétuellement les ſubſtances animales ou végétales qui ſe corrompent très promptement dans une atmoſphere qui ne ſe renouvelle pas. L'air trop chaud, ſuffit à peine pour la reſpiration , le viſage eſt frappé par des vapeurs ou, comme on les appelle , des bouffées d'air brulantes , on a de la difficulté à agir : toutes les ſurfaces externes ou même internes , comme la bouche , le goſier , les poulmons , ſont ſéches. Les maladies inflammatoires de la poitrine,

surtout, sont fréquentes & funestes parmi
le peuple qui y est le plus sujet, parce qu'il
passe les journées entieres au soleil, ou exposé à l'air.

§. 17. Il faut alors, pour conserver la
santé publique, faire jetter de l'eau dans
les rues, le plus souvent qu'il est possible,
laisser couler les fontaines, fournir les
marchés de légumes & de fruits rafraichis-
sans, comme cerises, groseilles & tous les
fruits rouges & aqueux, la laitue, l'oseil-
le, les épinars, &c. en telle quantité que
tout le monde puisse en avoir, & que le
bon marché les fasse acheter au peuple, ou
même les lui donner; l'empêcher de travailler tout le jour au soleil; faire vendre
au lieu de vin & d'eau-de-vie, de la petite
biere & du cidre leger.

Dangers de l'air chaud & humide.

§. 18. L'air qui subsiste longtems chaud
& humide, sans que les vents l'agitent &
le renouvellent, est le plus grand ennemi
d'une partie de la nature : la fermentation,
eu le mouvement intestin qu'il excite, produit la corruption des substances animales,
& bientôt après leur destruction. Un tel
état de l'air a été la cause la plus commune, ou peut-être la seule, des pestes, &
l'est encore tous les jours des maladies épidémiques & contagieuses.

§. 19. Ses effets pernicieux font la perte de l'élafticité des folides, ou leur relâchement, la raréfaction des fluides que rien ne retient plus, toute la circulation ralentie, arrêtée même tout-à-fait dans quelques parties, la tranfpiration infuffifante ; les fecretions & excretions ne fe font plus, ou qu'imparfaitement, les humeurs n'étant point épurées des matieres étrangeres font incapables de fervir, elles deviennent âcres, irritantes, fe corrompent ; le corps eft furchargé, le fang eft fans confiftance, ou les parties qui le compofent font défunies, l'efprit eft appefanti, le corps fans force, le cœur fans courage ; voilà quelles font les caufes des fiévres lentes putrides, des fiévres lentes nerveufes, des dyffenteries, des fiévres malignes, double tierces, bilieufes, des maladies contagieufes, épidémiques, peftilentielles.

§. 20. Il n'y a peut-être pas de lieu dans le monde, où tant de circonftances concourent à augmenter la température chaude & humide, & fes funeftes effets, que dans cette ville. L'air y étant retenu par la hauteur des maifons, ne s'y renouvelle pas facilement, il eft échauffé par le grand nombre de feux qui font continuellement allumés ; l'humidité ne peut être chaffée des endroits bas, où le foleil ne pénétre pas, & où il n'y a point de courant d'air, l'atmofphere eft remplie & infectée de la tranfpiration d'un nombre prefque infini d'hommes & d'animaux fains & malades, des exhalaifons qu'envoient continuelle-ment les excremens des animaux, les im-mondices occafionnées par nos befoins, les boucheries, les marchés aux herbes, aux poiffons, les églifes & cimetieres, les la-trines, & une infinité d'arts comme les Ta-neurs, Corroyeurs, Amidoniers, Vuidan-geurs, Teinturiers, Bouchers, Bourreliers, Boyaudiers, Chaircuitiers, Chandeliers, Chapeliers, &c.

§. 21. De tous les moyens que l'on peut employer, pour fe garantir des impref-fions de l'air chaud, humide, & corrom-pu, les meilleurs font d'entretenir avec foin la propreté autour de foi, d'ouvrir de grand matin & le foir du côté du nord & de l'eft, de ne point donner accès au fo-leil où l'on fe tient, d'aller vivre à la cam-pagne jouir de la fécurité que fes habitans ne goûtent pas, parcequ'ils ne font point réflexion à leur bonheur. Mais j'oubliois que je ne dois pas parler de fuir le danger à des gens qui ne peuvent fe déplacer, fans manquer à leur devoir : qu'ils fe garantif-fent donc de la grande chaleur par les moyens que j'ai dits §. 15, qu'ils diffipent l'humidité en faifant un peu de feu, qu'ils corrigent la corruption en brûlant des bois

ou des herbes aromatiques , du vinaigre ,
des paſtilles odorantes , des parfums.

Rien n'eſt plus utile que de vivre ſobre-
ment , & d'alimens ſecs , de les aſſaiſonner
avec un peu de vinaigre & d'épices , de
boire des vins fortifians, des boiſſons un
peu acides , faites avec les ſirops de limon ,
de groſeille , de vinaigre ; les frictions &
l'exercice aux heures moins chaudes &
en plein air , ſont très ſalutaires.

§. 22. La Police doit redoubler ſes ſoinr
dans de telles circonſtances ; faire nétoyes
la Ville , & emporter promptement , &
avec la plus grande attention , les boues ,
ordures & fumiers , empêcher qu'on ne
garde des animaux inutiles , & qu'il n'y
ait des eaux croupies, éloigner les marchés
& les artiſans dont les ouvrages corrompent l'air , ou du moins leur défendre de
faire alors des choſes qui infectent l'atmoſphere , comme de tuer dans la Ville , d'y
faire croupir de l'urine , de tremper des
peaux , de préparer l'amidon , de vuider ou
de remuer les cloaques& les latrines.

Dangers de l'air trop peſant.

§. 23. L'atmoſphere qui enveloppe la
terre, a plus ou moins de peſanteur, à raiſon de la quantité & de la qualité des va-

peurs & exhalaifons qu'il foutient : peut-
être même y en a-t-il encore quelqu'autre
caufe, mais quoi qu'il en foit , cet air preffe tous les points de la furface externe , &
beaucoup de la fuperficie interne de notre
corps. La preffion fur un corps de moyenne taille , dans un état moyen de l'air , peut
s'évaluer à plus de 32000 livres. On fent
qu'un poids fi confidérable détruiroit la
forme & l'organifation de nos corps , fi une
réfiftance égale n'en empêchoit point les
effets ; mais les folides , & l'air renfermé
dans tous les fluides , ou fimplement avec
eux , foutiennent par leur élafticité l'effort
de la preffion de l'air extérieur ; & tant
que l'équilibre entre ces deux forces eft
confervé , nos corps ne fouffrent point d'altérations , de la part de cette propriété do
l'air.

Mais les variations de la pefanteur de
l'air font auffi fréquentes que celles de fa
chaleur & de fa féchereffe ; & l'on peut
faire monter à plus de 3982 livres la différence qu'on obferve dans ce pays-ci , de
la plus grande pefanteur de l'air à la moindre. Lorfque de tels changemens fe font
en peu de tems , & fans paffer par des degrés infenfibles , ou lorfque l'air refte long-
tems à un des deux extrêmes , nos corps
ont à craindre les effets fuivans de la trop
grande legereté , & de la trop grande pefanteur de l'air.

§. 24. Lorsque l'air est très pesant, & c'est l'état ordinaire de celui des grandes Villes, & en particulier de Paris, leur atmosphere étant remplie de vapeurs ou exhalaisons de toute espece §. 16, 20, 31, quand il y a long-tems qu'il n'a regné de grand vent de Nord ou d'Est; lors, dis-je que l'air est trop pesant, sa pression retrécit la capacité des vaisseaux, exprime les humeurs des parties qui les contenoient, & il les pousse dans d'autres qui ne sont point faites pour les recevoir: les vaisseaux sanguins des poulmons étant fortement comprimés par ceux de l'air, le sang y circule avec peine, ainsi que dans tout le reste du corps; on sent de la difficulté à respirer, de l'angoisse, des maux de tête, de la lassitude, &c.

Ce sont ces effets de la pesanteur de l'air qui augmentent la difficulté de respirer des asthmatiques, qui en causent une plus ou moins forte aux gens infirmes, à tous ceux qui ont la poitrine délicate & foible ou malade, & aux personnes qui ne sont point accoutumées à l'air de Paris. Leur salut est dans l'éloignement.

Dangers de l'air trop leger.

§. 25. Lorsque l'air est trop leger, il perd son élasticité, & celui qui est dans l'intérieur du corps entre en expansion; tous les fluides se rarefient, les solides n'étant plus comprimés leur refiftent peu, fe dilatent autant qu'ils peuvent l'être, & même fe rompent. La circulation des humeurs, leur fecretion & leur excretion ne fe font point, ou qu'imparfaitement; l'air eft infuffifant pour élever les poulmons; le fang, ne les traverfant point librement, circule difficilement dans tout le refte du corps, il s'amaffe & s'arrête même dans quelques parties. C'eft à ces effets que l'on doit attribuer les éruptions, les tumeurs, les crachemens de fang, les inflammations de la poitrine, la difficulté de refpirer, que l'on éprouve lorfque l'air eft très leger, & quand on fe trouve dans des lieux fort élevés, fur des montagnes très hautes. Les perfonnes qui ont la poitrine foible, délicate, aifée à irriter, qui l'ont eu affeétée plus ou moins, précédemment, ayant eu des fluxions de poitrine, crachemens de fang, &c. les afthmatiques, & tous ceux qui refpirent avec peine, doivent éviter avec foin les lieux élevés, où l'air eft très leger, ce qu'on appelle un air vif, tel eft aux environs de Paris l'air de S. Germain.

Dangers de l'inconftance de l'état de l'air.

§. 26. Les états de l'air, où le froid, le chaud, le fec, l'humide, la pefanteur, la

legereté font exceſſifs , nuiſent principalement dans deux circonſtances. 1°. Lorſqu'ils durent long tems, & ils produiſent
alors les effets funeſtes que nous avons
rapportés , ſouvent auſſi ce n'eſt qu'après
que la cauſe ne ſubſiſte plus qu'on les obſerve. 2°. Lorſqu'ils ſe font ſentir ſubitement & fortement, ſans avoir paſſé par
des dégrés inſenſibles qui y aient préparé
les corps. Plus il y a de variations dans les
qualités de l'air, plus elles ſont ſubites &
actives, & plus nos corps ſouffrent. Si les
changemens de l'atmoſphere ne ſe font que
du froid au chaud , ou du ſec à l'humide,
de la legereté à la peſanteur, on aura à
craindre , dès le premier moment , les
maux qui réſultent de la raréfaction &
de la condenſation des fluides, de la dilatation & du reſſerrement des ſolides & que
nous avons décrits dans les §. précédens :
mais ſi chacun de ces états dure peu de
tems, & qu'ils ſe ſuccedent très rapidement, le jeu continuel de condenſation &
rarefaction , de tenſion & de relâchement,
fatigue les ſolides , détruit leur élaſticité
& leur aptitude au mouvement : la tranſpiration, la circulation , les ſecretions &
excretions ſe dérangent, & il en réſulte
toute ſorte de maladies.

Il eſt donc de la plus grande importance
pour conſerver ſa ſanté, de ſe garantir des

changemens fubits de l'air, ou du moins d'en détruire bientôt les mauvais effets, par les moyens que nous avons donnés dans les §. précédens : alors il faudra entretenir la tranfpiration, faire un exercice moderé, manger peu, & feulement des chofes aifées à digerer, éviter tout excès.

Dangers des changemens de faifons.

§. 27. Les deux faifons les plus temperées & les plus agréables parconféquent, ne font pas accompagnées de moins de maladies, que les excès de température dont nous avons parlé. Celles qui fe manifeftent alors en très grand nombre viennent de deux caufes : premierement, de la grande & prompte variation de l'état de l'air d'un jour à l'autre, & même plufieurs fois dans le jour : voyez ce que nous avons dit § 26 fur l'inconftance du tems, des changemens qu'operent dans nos corps le froid & le chaud fubits & confiderables. Secondement, de l'état où fe trouvent alors les fluides & les folides du corps; état qui eft l'effet de la faifon qui a précedé, & de la façon dont on s'y eft conduit.

Dangers du printems commençant.

§. 28. La chaleur que le printems rame-

ne , rarefie les fluides , relâche les folides
que l'hiver avoit condenfés. Elle excite une
fermentation dans toutes les humeurs bonnes ou mauvaifes que le froid a empêché
de fortir & d'être corrigées , ou qui ont été
produites & retenues par le régime qu'on
a fuivi. On a dans ce cas à redouter, au
commencement du printems , les effets de
l'abondance & de la rarefaction du fang ,
& de tous les fluides du corps ; de l'effervefcence de la bile , de l'excrétion qui
fe fait de toutes les humeurs qui s'étoient
amaffées & épaiffies précédemment dans
les glandes & dans tous les vaiffeaux ; les
maux de tête, laffitudes, perte d'appétit,
hémorrhagies , fiévres de toute efpece ,
pleuréfies, maux de gorge, péripneumonies
vraies , fauffes & bilieufes, coliques, rhumatifmes , maladies de peau , &c. Les
moyens dé prévenir ces maladies font
un bon régime dans l'hiver , de la fobriété dans le printems , les boiffons délayantes & rafraîchiffantes , les nourritures
douces & legeres : l'ufage des légumes fur-
tout eft très falutaire , leur qualité favoneu-
fe eft propre à defobftruer les glandes &
faire couler la bile , & les autres humeurs
amaffées & épaiffies pendant l'hiver ; un
exercice moderé , ne pas s'expofer au foleil, ne pas boire de liqueurs ni beaucoup
de vin.

Dangers de l'automne commençante.

§. 29. On voit regner dès le commencement de l'automne autant de maladies que dans le printems, & elles sont plus graves & plus funestes : ces maladies sont produites par deux genres de causes, 1°. par les effets de la transpiration que le froid supprime ; 2°. par l'état d'âcreté & d'épaississement des humeurs qui est une suite de la chaleur de la saison qui a précedé, des alimens qu'on y a pris, & du régime qu'on a suivi ; & parceque la dépuration & la coction des humeurs ne se font plus comme dans le chaud, qu'elles s'amassent & s'alterent jusqu'à ce que la nature ait pris pour la conservation de la vie des moyens différens de ceux qu'elle employoit l'été. Telles sont les causes des rhumes, fluxions, rhumatismes, diarrhées, dyssenteries, érésipeles, maladies de peau, fiévres intermitentes, malignes, petechiales. Les moyens que l'on a de prévenir les maladies de l'automne sont, de se garantir des effets funestes de l'été, de prendre des habits chauds, un peu avant que le froid se fasse sentir, de se purger s'il y a des signes d'humeurs abondantes & viciées dans les premieres voies, d'user des végétaux délayans, savoneux, légumes & fruits murs, de faire de l'exercice, d'em-

ployer les frictions, & de s'accoutumer peu
à peu au froid.

Je ne parle point ici des dangers de l'été
& de l'hiver, parceque le printems & l'automne y préparent : les dangers de leur commencement appartiennent à ces deux saisons ; & quant à ceux du froid excessif de
l'hiver & de la chaleur de l'été, nous en
avons traité dans les §. 2, 22.

Dangers de l'air des grandes Villes : Paris pris pour exemple.

§. 30. Ce n'est pas seulement par une sécheresse, une humidité, une chaleur, ou un
froid excessifs, que l'air peut être nuisible
à nos corps ; il le devient encore dans les
grandes Villes par la quantité, & la qualité
des vapeurs ou exhalaisons dont leur atmosphere est rempli. Les parties hétéroge-
nes que l'air soutient, & que l'on doit regarder comme malfaisantes, sont les exhalaisons animales & végétales, corrompues ou prêtes à le devenir, & les corpuscules de quelques minéraux. Nous ne traiterons dans cet article que des vapeurs
animales & végétales : il sera parlé ailleurs
du danger de respirer un air chargé de parties minérales.

§. 31. L'atmosphere de Paris reçoit la matiere de la transpiration des
hommes

hômmes fains & malades, d'une multitude d'animaux de toute efpece, qui ont
prefque tous une odeur forte, & qui approche beaucoup de la corruption. Elle
reçoit les exhalaifons qu'envoyent continuellement les cimetieres, où les corps
font fouvent à peine recouverts de terre, &
dont la terre eft très fréquemment remuée ;
les boues, les latrines, les fumiers, les
excrémens d'un nombre infini d'animaux ;
les urines, les eaux des Teinturiers, des
Blanchiffeufes ; les immondices des
Bouchers, Chaircutiers, Dégraiffeurs,
Tanneurs, Potiers de terre, Amidonniers, Savoniers, Chandeliers, Relieurs, & de tous les arts qui employent
des matieres animales, dont l'odeur eft
forte ou qui fe putréfient : elle reçoit celles
qui s'elevent des cuifines, des marchés
aux herbes, aux poiffons, des étables &
tueries des Bouchers, des hôpitaux,
des lieux où fe confervent les chiffons,
ou mauvais linges amaffés pour faire du
papier, des Fripperies de vieux habits,
des corps inhumés dans les Eglifes,
des habitations mal-propres des gens du
peuple, des vuidanges que l'on fait toutes
les nuits des latrines, dont les matieres
par leur long féjour & le mélange de toute
forte d'immondices, mais fur-tout des eaux

de favon chez les Blanchiffeufes, Teinturiers, &c. ont contracté l'infection la plus
affreufe. Voilà la lifte d'une partie des
chofes qui corrompent, & empeftent continuellement l'air dans l'intérieur de la
Ville.

§. 32. L'air du dehors n'eft pas moins impur. On dépofe dans tout le tour à une petite
diftance de la Ville les boues, les immondices & les vuidanges de toute la Ville,
on y porte tous les animaux morts, & on
les y laiffe corrompre à l'air qui leur fert,
pour ainfi dire, de fépulture. Les marais,
ou terreins qui font deftinés aux légumes,
aux environs de Paris, font engraiffés, fé-
condés, par une grande quantité de fumier,
par les immondices & les vuidanges des
latrines; toutes ces matieres putréfiées forment autour de la Ville un atmofphere
empefté qui vient augmenter la corruption & l'impureté de l'air que l'on refpire
dans la Ville, parcequ'il y eft pouffé continuellement de quelque côté par le vent.

Il fe joint quelquefois à toutes ces caufes de la corruption de l'air, une qui feule
peut produire tous les maux poffibles quand
elle eft à un certain degré : c'eft la ftagnation
des eaux, pendant & après les grandes inondations.

§. 33. Que l'on ne vive pas dans une
fécurité dangereufe, en s'imaginant que

toutes les exhalaifons malfaifantes dont nous avons montré les caufes toujours agif-fantes, fe difperfent dans l'efpace immenfe de l'air, & ne peuvent nuire à ceux qui habitent cette Ville.

Paris a un atmofphere particulier en tout tems, excepté pendant les grands vents. Cet atmofphere eft formé par un air rendu très pefant par la quantité des corpufcules ou exhalaifons qu'il foutient, & que leur poids empêche de s'élever fort haut, c'eft ce qui forme ce nuage dont Paris paroît couvert & enveloppé dans le tems le plus ferain, lorfqu'on regarde cette Ville d'un peu loin. Il ne faut point chercher d'autre caufe de la mauvaife odeur qui frappe les Etrangers qui y arrivent , & ceux qui y rentrent après avoir été abfent quelque tems , des rougeurs & maux d'yeux qu'ils éprouvent, du mauvais teint ou de la couleur pâle & plombée des Parifiens, de leur peu de vigueur, de la fréquence du fcorbut, de la promptitude avec laquelle les chairs crues fe corrompent , les chairs cuites fe moififfent, les étoffes & les draps perdent leur luftre, le papier & le linge fe jauniffent, les maifons neuves jauniffent & fe noirciffent , les métaux polis fe terniffent & fe rouillent.

§. 34. Plus il fait chaud, plus l'air eft calme, & plus la corruption de ces exha-

laisons est prompte, est grande & nuisible
à nos corps, ou elle est reçue avec l'air,
& communiquée à nos humeurs par le
moyen du chyle & des pores absorbans
dont sont remplies toutes les surfaces externes ou internes que l'atmosphere touche. Ce n'est pas de l'air seulement que
nous respirons, mais des miasmes corrompus dont la nature, le mélange, les altérations qu'ils éprouvent, rendent l'air un
vrai poison qui détruit lentement les gens
les plus robustes, cause des maladies putrides, qui deviennent souvent épidémiques &
contagieuses ; ou dispose tellement nos humeurs à la corruption, qu'il y a dans presque toutes les maladies des symptômes de
leur putridité; & que dans presque toutes
le Médecin doit avoir égard à ce vice
général des humeurs, si le salut de son
malade & sa propre réputation lui sont
chers. C'est à cet air mal sain, que l'on
doit attribuer le développement tardif &
imparfait des enfans, leur mauvaise santé,
la pâleur de leur physionomie, le grand
nombre d'enfans qui meurent avant huit
ans, d'enfans qui sont rachitiques & con-
trefaits, tant de maladies chroniques opiniâtres, qu'accompagne si souvent un état
scorbutique du sang; les pâles couleurs
des filles, le mauvais teint de presque tous
les habitans ; la difficulté avec laquelle

les bleſſures & les plaies ſe guériſſent, le peu de ſuccès des opérations les mieux fai- tes ; la fréquence de la gangrenne chez les vieillards , & du ſcorbut dans tous les états & tous les âges.

§. 35. J'en ai aſſez dit ſur les cauſes qui rendent l'air de Paris mal ſain , & ſur ſes funeſtes effets. Je paſſe aux moyens d'em- pêcher & de corriger la corruption de l'air , & de ſe garantir des maux qui en ſont la ſuite. Il ſeroit à ſouhaiter que ces moyens fuſſent en auſſi grand nombre & auſſi efficaces que les cauſes que nous avons à combattre ; mais je ne puis le promettre : c'eſt un motif puiſſant qui doit déterminer à les employer tous , & à en inventer d'au- tres.

Une partie de ce que l'on va lire regarde entierement la Police publique ; c'eſt aux Magiſtrats qui en ſont chargés que je l'a- dreſſe ; peut être verront-ils au premier coup d'œil des choſes difficiles à exécuter, ou même impoſſibles ; mais je ſuis perſuadé que la prudence , l'expérience , l'autorité leur en fourniront les moyens , s'ils ſont animés par l'amour du bien public & qu'ils s'opiniâtrent à le faire , malgré les obſta- cles. Il y a des exemples de tout ce que je propoſe, qui en prouvent la poſſibilité, on n'a qu'à imiter.

§. 36. Il ſeroit à propos d'établir , dans

tous les endroits élevés de la Ville, des
réservoirs d'eau considerables qui puffent,
une ou deux fois le jour, en donner une
affez grande quantité pour laver toutes les
rues. Cette eau formeroit le torrent, dans
les rues qui ont beaucoup de pente : quant à
celles qui en ont peu, chacun feroit obligé
de balayer devant fa maifon, dans le moment de l'écoulement de l'eau ; par ces
moyens les immondices des rues feroient
portées auffi loin qu'on le fouhaiteroit, &
la Ville feroit très propre. On profiteroit
auffi de ces momens de l'écoulement des
eaux, pour y jetter toutes les ordures de
chaque maifon, ce qui rendroit poffible
de fupprimer entierement les latrines, qui
font une caufe continuelle & des plus puif-
fantes du mauvais air de cette Ville.

On pourroit encore conftruire fous les
rues des aqueducs qui auroient beaucoup
de pente, & des ouvertures ou regards à
de petites diftances ; les immondices des
rues & des maifons y feroient emportées par l'eau, ou y feroient jettées ; &
l'eau qui pafferoit continuellement dans
ces égoûts les entraîneroit. On admira
long-tems à Rome un ouvrage de cette nature, commencé par Tarquin le fuperbe
& fini par Publ. Agricola : Tite-Live en
parle comme d'une des merveilles du
monde : fept rivieres fe rendoient dans

des égoûts ou aqueducs très grands conftruits fous les rues, & entraînoient comme des torrens , tous les immondices de la Ville.

§. 37. Il feroit à propos que les fumiers des chevaux fuffent emportés tous les matins de bonne heure hors de la Ville ; & qu'on n'eut dans les maifons d'autres animaux que les chevaux.

On devroit établir hors de la Ville & au-deffous fur le bord de la riviere les marchés publics d'herbes , de poiffons, les tueries & étables des Bouchers,& des Chaircutiers , les Marchands de chevaux , les boucheries , les cimetieres , & tous les arts de mauvaife odeur , dont nous avons fait l'énumération §. 3 3 , & les hôpitaux , du moins pour la plus grande partie. On pourroit conftruire des lieux d'aifance ou commodités publiques de diftance en diftance qu'une eau coulante tiendroit toujours propres , on y porteroit toutes les ordures des maifons & les excrémens ; & il feroit défendu de jetter dans les rues & les cours rien d'infecte , ou qui put le devenir , urines, ordures de cuifines , &c. Il faudroit élargir les rues étroites celles des quartiers de la Cité , de la Greve , &c. empêcher que l'on ne bâtît des maifons élevées de plus de quatre étages ordinaires ; porter les morts loin de la Ville : on feroit les funérailles comme aujourd'hui, les corps feroient dépofés dans un caveau à côté de l'Eglife, & tous les foirs & matins on les tranfporteroit hors de la Ville; il faudroit faire porter les immondices de la Ville plus loin qu'on ne les met, & dans des endroits tellement fitués, que la Ville, fut garantie, par des montagnes, du vent dont la direction pourroit y apporter les vapeurs. Ce ne feroit pas pouffer l'attention pour la fanté publique trop loin, que d'empêcher de fumer les terres qui environnent Paris de très près, avec les vuidanges des foffes d'aifances, ou tout autre engrais très putride. Lorfqu'il y a eu des débordemens qui ont porté l'eau de la Seine dans les caves des maifons, dans des foffés comme ceux de la Baftille, du Cours, &c. on doit faire vuider celle qui eft reftée & nettoyer les lieux où elle a été. *Voyez* le §. 39. fur le danger des inondations.

§. 38. Quant aux attentions particulieres que chacun peut & doit avoir pour fe garantir des effets du mauvais air, elles fe réduifent à éviter les quartiers où les maifons font très élevées, les rues étroites & humides, le voifinage des arts de mauvaife odeur, les chambres au rez-de-chauffée le voifinage des foffes d'aifance & des égoûts; à renouveller l'air des appartemens le matin, à y conferver toujours un peu de feu, excepté dans les grandes chaleurs, à y brûler du bois de genievre, des herbes odoriférantes, du vinaigre, à tenir les lieux qu'on habite très propres, à vivre avec beaucoup de fobriété.

Dangers pendant & après les inondations.

§. 39. Il arrive de tems en tems que la riviere de Seine fe déborde ; fes eaux s'avancent dans la Ville, & elles pénétrent dans un grand nombre de maifons, dans les foffés près de la Baftille, du Cours, &c. chariant quelquefois avec elles les immondices qu'elles ont rencontrés : alors elles nuifent par la grande humidité qu'elles produifent dans les maifons où elles fe trouvent, & dans celles qui font voifines ; cette inondation dure fort peu de tems ordinairement ; la riviere rentrant dans fon lit, la plus grande partie des eaux fe filtre à travers les terres & fuit celle de la riviere ; ou elle s'imbibe & s'enfonce plus profondément en terre : mais il y a des caves, des fouterrains, des foffés dont le fol glaifeux, & les murs couverts d'un enduit impénétrable retiennent l'eau, qui fe corrompt d'autant plus vîte, que les endroits où elle eft renfermée, contiennent des matieres qui y font propres, & qu'il y fait chaud. D'ailleurs les endroits même dont l'eau eſt écoulée demeurent humides, & les ſubſtances végétales & animales qui y étoient avant l'eau ou y ont été dépoſées, ſe corrompent. Il s'éleve des endroits que l'eau a quittés, ou dans leſquels elle eſt retenue & ſe corrompt, des exhalaiſons qui diminuent l'élaſticité de l'air, augmentent ſa peſanteur, & le rendent mal ſain par le mêlange de parties héterogenes, aqueuſes & autres. Les effets de cette altération de l'air ſeront le relâchement exceſſif ou la perte de l'élaſticité des ſolides, & la diminution de leur action ſur les fluides, la circulation des humeurs rallentie, arrêtée même dans les plus petits vaiſſeaux; les obſtructions, la diminution ou même la ſuppreſſion de la tranſpiration après les inondations : on a obſervé que les maladies devenoient alors extrêmement communes dans le quartier de la Baſtille.

§. 40. Dans de telles circonſtances, la Police publique ne doit pas permettre d'habiter les maiſons où l'eau ſéjourne longtems. Il eſt néceſſaire de vuider avec des pompes celle qui eſt reſtée dans les caves, les foſſés, après que la riviere eſt rentrée dans ſon lit, & de faire enlever les immondices & la boue qui y ont été apportées ou qui s'y ſont formées : on doit ſécher les maiſons en y faiſant du feu, ou en laiſſant une libre entrée à l'air ſec.

Dangers des exhalaisons minérales.

§. 41. Les corps les plus pefans & les plus durs, comme les minéraux, peuvent être alterés, changés par la nature & par l'art au point de s'élever & de fe répandre dans l'air en petites particules, fous la forme de poussiere, de fumée & de s'y foutenir. Ces différens corps portés par l'air dans le poulmon, l'eftomac, &c. font du mal, foit par leur forme, foit par leur nature : c'eft ainfi que le mercure, le cuivre, l'étain, le plomb, le cobolt, l'orpiment, le bifmuth, l'arfenic, & différentes préparations de ces fubftances minerales, le minium, la cerufe, le verd-de-gris, font portés dans l'atmofphere lorfqu'on les broie, qu'on les réduit en poudre, qu'on les emploie pour la peinture ou dans d'autres arts, qu'on les mêle avec des efprits acides : en un mot, lorfque par quelque caufe que ce foit l'atmofphere que l'on refpire eft rempli des particules minerales ; elles occafionnent les irritations violentes à la poitrine, les toux, les coliques d'eftomac & des inteftins, les mouvemens convulfifs, la paralyfie, les tremblemens. Il ne faut pour s'en convaincre qu'interroger ou voir les Ouvriers qui travaillent ou employent ces différens mineraux ; la pâleur, la maigreur de leur vifage, le trifte état de leur extérieur, vous perfuadera fans doute, avant qu'ils vous aient fait frémir par le récit des maux qu'eux ou leurs camarades ont foufferts.

§. 42. Ces arts meurtriers ne rendront point à la vérité tout l'air de la Ville corrofif & mortel : mais croit-on que ceux qui demeurent dans leur voifinage, qui vivent & refpirent dans cet atmofphere corrofif, ne foient pas expofés aux mêmes accidens que les Ouvriers dont nous avons parlé ? ils les éprouveront moins vifs & moins promptement, mais ils feront certainement une impreffion d'autant plus dangereufe, que les maux qui en feront la fuite, prendront des racines plus profondes avant que de fe manifefter, & que l'on reconnoîtra plus difficilement la caufe qui les aura produit. C'eft fans doute ce qui eft arrivé plus d'une fois dans cette grande Ville. J'en rapporterai un exemple. Deux femmes qui demeuroient dans la même maifon qu'un Potier de terre, étant devenues phtifiques demanderent confeil : les remedes les plus propres à procurer du foulagement en pareil cas ne produifirent aucun effet fenfible, pendant tout le tems qu'elles refterent dans le même endroit. On leur confeilla de changer d'habitation : elle le firent ; & de ce moment leur mal diminua, & les remedes jufqu'alors inutiles eurent le plus heureux succès. Dois-je dire maintenant qu'il faut éviter le voisinage de ces artistes. Ce moyen n'est pas toujours pratiquable pour tout le monde. C'est à la Police qui veille à nous défendre contre ceux qui font le mal à dessein, à éloigner des malheureux, qui, pour ne nous pas vouloir de mal, ne nous en font pas moins que les premiers, & qui font d'autant plus dangereux qu'on s'en défend moins, parcequ'on ignore le danger.

Que l'on éloigne donc des Villes ceux qui fondent le plomb, les Doreurs, les Ouvriers en cuivre, en étain, ceux qui mettent les glaces au teint, qui broyent les couleurs ; en un mot, tous ceux qui par les pratiques de leur art, favorisent les exhalaisons minerales qui peuvent nuire à la santé.

Dangers des brouillards.

§. 43. Les brouillards qui sont extrêmement communs dans notre climat, ont des effets contraires à la santé suivant leur nature. Il y en a qui font des nuages ou vapeurs aqueuses suspendues dans la plus basse région de l'air : ces brouillards portent l'humidité & la déposent par-tout où ils ont accès ; les corps durs & lisses sont couverts de gouttes d'eau, elle coule sur les murs, tous les corps poreux en sont imbi-

bés: les gens expofés à ces brouillards refpirent l'eau avec l'air, la reçoivent par
tous les pores de leur peau, leurs habits
s'en imbibent, & leur forment un bain
froid : rien n'eft plus commun alors que
la toux, l'enrouement, les catharres, &
toutes les maladies caufées par la fuppreffion de la tranfpiration & l'abforption de
l'eau ; fur-tout fi cet état de l'atmofphere
dure long-tems, & alors il fera humide &
froid, ou humide & chaud. *Voyez* les effets
de ces qualités de l'air & les moyens de s'en
garantir ou d'en diminuer l'action §. 2. & f.

§. 44. Les brouillards ne font pas toujours fimplement aqueux, ils font auffi
compofés d'exhalaifons en plus ou moins
grande quantité, quelquefois même ils ont
une mauvaife odeur, & on voit fur les plantes, & principalement fur l'eau des gouttes
d'une huile ou d'une eau rouffe, graffe, âcre
qui ronge & détruit les fleurs & les jeunes
pouffes de tous les végétaux un peu tendres,
à moins qu'auffitôt après un tel brouillard,
il ne vienne une grande pluie, qui, lavant
tout ce que le brouillard a touché, n'y laiffe
rien qui puiffe nuire. Ces brouillards font
très nuifibles à la fanté ; car outre les maladies de fuppreffion de la tranfpiration qu'ils
produifent comme les brouillards aqueux ;
leur âcreté caufe des maux de gorge, d'yeux,
de poitrine, par fon irritation & le dépôs

de cette matiere, qui fait tant de mal aux végétaux. Les brouillards des lieux bas & marécageux font nuifibles par la quantité des exhalaifons putrides qu'ils contiennent. Lorfqu'ils regnent pendant long-tems , ils caufent des fiévres intermittentes opiniâtres.

Dangers des brouillards de Paris.

§. 45. Les brouillards que l'on éprouve fi
fouvent à Paris ne font pas moins dangereux.
Lorfqu'il n'y a pas affez de vent pour emporter au loin les exhalaifons qui s'élevent
continuellement , elles demeurent fufpendues dans l'atmofphere à une petite hauteur jufqu'à ce que la quantité en foit tellement augmentée que l'air ne puiffe plus
les foutenir , ou qu'un nuage aqueux , def-
cendant dans la région la plus baffe de l'air
qui nous environne , chaffe devant lui ou
entraîne ces exhalaifons. C'eft ainfi que fe
forment les brouillards épais que l'on remarque à Paris pendant l'automne & l'hiver , qui ont une fi mauvaife odeur , qui
font mal aux yeux , à la gorge qui excitent
la toux , caufent les fluxions , &c.

Ces brouillards peuvent nuire , 1°. en
fupprimant la tranfpiration du poulmon &
de tout le corps par leur humidité & leur
force ; 2°. par l'irritation que produifent fur
les poulmons , les yeux , &c. les exhalaifons
qu'ils portent avec eux , & par le mêlange
qu'il s'en fait au chile pendant la digeftion ,

& en tout tems à toutes nos humeurs par l'abfoption ; on doit donc les éviter avec foin ; & fi on eft obligé de s'y expofer , il faut fe bien garnir, prendre auparavant quelque boiffon chaude & délayante , en reprendre encore après , changer d'habits.

Dangers des vents.

§. 46. Il eft conftant que les vents font une des principales caufes des variations du chaud & du froid, du fec & humide , de la legereté & de la pefanteur de l'air, qui agiffent perpétuellement fur nos corps, & d'une façon qui intereffe fi fort notre fanté. Chacun doit donc être attentif aux effets que les vents produifent fur lui : je dis chacun, parcequ'indépendamment des qualités exceffives qu'ils donnent à l'air , & dont nous avons rapporté les dangers avec les moyens de s'en garantir ; les vents font encore falutaires & nuifibles fuivant les tempéramens & les lieux où l'on fe trouve. Il y a tel pays où le vent du Midi eft nuifible , & tel où il eft falutaire : il y a tel tempérament que le vent du Nord rend malade , & tel qui ne fe porte jamais mieux que quand il fouffle, & ainfi des autres vents & des autres tempéramens. Dans ce pays-ci le vent de Nord eft froid , le vent du Midi chaud , le vent d'Eft fec, le vent d'Oueft humide. Plus le vent de Nord s'approche du Couchant , plus il eft humide en même-tems qu'il eſt froid : plus il s'approche de l'Eſt, plus il eſt ſec en même tems que froid : eſt-il Sud, s'il eſt près de l'Eſt il eſt chaud & ſec, s'il eſt près de l'Oueſt il eſt chaud & humide. Je puis dire que toutes ces aſſertions ſont exactes ſans que je prétende qu'il n'y ait aucune exception, mais elles ne ſont ni aſſez fréquentes ni aſſez éloignées des idées que j'ai données pour entrer ſur ce ſujet dans aucun détail.

§. 47. Le vent de Nord eſt nuiſible à ceux qui ont la poitrine délicate, foible, aiſée à irriter, le genre nerveux très ſenſible, qui ſont ſujets aux rhumatiſmes, à la toux, aux pleuréſies, eſquinancies, extinctions de voix. Le vent de Sud l'eſt aux gens qui font beaucoup d'humeurs de mauvaiſes qualités, aux bilieux, aux mélancoliques, aux vaporeux.

Le vent d'Eſt eſt nuiſible à ceux qui ſont ſujets à l'aſthme convulſif ou ſec, aux maladies de la poitrine, aux inflammations, difficultés d'uriner. Le vent d'Oueſt l'eſt aux catharreux, aux fluxionnaires, à ceux qui ont la goutte ou des rhumatiſmes, l'aſthme humide.

Lorſqu'on aura reconnu quels ſont les vents contraires à ſon temperament, on évitera de s'y expoſer, ou on en corrigera les effets par les moyens propoſés dans les articles qui regardent l'état de l'air qu'accompagnent ces vents.

Dangers qui précédent & accompagnent les orages.

§. 48. Les orages sont ordinairement précedés & accompagnés d'un état de l'air qui met les gens infirmes, délicats, ceux sur-tout dont le genre nerveux s'irrite aisément, dans un état violent d'inquiétude & d'agitation du corps & de l'esprit. Les personnes les plus robustes même sentent beaucoup de pesanteur & de mal-aise, éprouvent une sensation désagréable dans tout leur être. Cette impression est si forte, si contraire au bien être de la nature, que l'on entend les animaux qui sont dans les étables pousser des cris, & l'on voit tous ceux qui ne sont pas renfermés, abandonner leurs plaisirs, leurs besoins, & fuir avec précipitation. C'est peut-être à la quantité de la matiere électrique répandue dans l'air, & à son action sur nos corps, que sont dus ces phénomenes. L'atmosphere est alors dans l'état que nous avons décrit en parlant de la température chaude & seche. L'air trop rarefié ne peut servir à la respiration, parcequ'il n'a plus d'élasticité : loin de diminuer notre chaleur externe, le feu qu'il porte avec lui desseche, brûle tout ce qu'il touche ; les fluides se rarefient, circulent difficilement & fermentent : toutes les fonctions du corps, animales, vitales, naturelles ne se font point, ou se font imparfaitement.

Il eſt à propos, dans ces inſtans, de ceſſer le travail & l'exercice, ſoit celui du corps, ſoir celui de l'eſprit, de ne point manger, de ſe tenir dans des lieux frais, de boire des liqueurs acides.

Dangers des chambres très échauffées par le feu.

§. 49. Il faut que l'air qui eſt reçu dans les poulmons ait de l'élaſticité, c'eſt-à-dire, la faculté de ſe rarefier & d'enfler les poulmons. Plus l'air eſt échauffé, moins il lui reſte d'élaſticité ; & s'il l'eſt au même degré que notre ſang, ou preſque autant, il n'entrera point dans la poitrine ; les poulmons ne s'enfleront pas, le ſang ne paſſera pas des veines dans les arteres, la circulation s'arrêtera : tel eſt l'effet d'un dégré extrême de la chaleur de l'air ; il peut même cauſer la mort dans le moment : c'eſt à quoi l'on s'expoſe, en entrant dans les étuves des rafineries de ſucre, les ſéchoirs pour la garance, les étuves à bled, les endroits exaĉtement fermés où il y a du feu.

§. 50. Mais il eſt pluſieurs autres dégrés de chaleur moins conſiderables, où quoique l'on ne ſoit pas frappé de mort dans le moment, on peut dire cependant que la vie eſt dans un danger certain. L'air d'une chambre, eſt-il tellement échauffé, ſoitpar un poele, foit par une cheminée, foit par un grand nombre de lumieres & de perfonnes qu'il n'eft pas capable de rafraîchir le fang dans les poumons, de renouveller l'atmofphere qui entoure le corps, de diminuer la chaleur de la peau en la touchant : cet air n'entrera point dans la poitrine, il y entrera rarement & en petite quantité : les mouvemens d'infpiration & d'expiration fe feront trop rarement & imparfaitement, le fang & toutes les autres humeurs du corps s'échaufferont de plus en plus, fe rarefieront, formeront une efpece de plénitude. Delà la chaleur jufqu'à fuer, le mal de tête, la laffitude, la difficulté de refpirer, la fyncope, les naufées, le fommeil. Mais ce ne font là que les accidens du moment : fi l'on eft affez fort pour ne les point éprouver, ou affez imprudent pour qu'ils n'ayent point fait changer de conduite, & que l'on perfifte à refpirer un air trop chaud, la tranfpiration fera exceffive ; les humeurs du corps s'épaiffiront, la circulation fe rallentira, le fang s'engagera, s'arrêtera même dans les plus petits vaiffeaux; il fe formera des concrections polypeufes, des inflammations, des obftructions. Pour prévenir les accidens & les maux qui font la fuite de la trop grande chaleur de l'air, il faut que la chaleur des appartemens ne foit pas au-deffus du vingtieme dégré du thermomettre de M. de Reaumur.

Dangers de l'air des chambres échauffées par la tranfpiration.

§. 51. L'air d'une chambre qu'on habite peut devenir nuifible fi on ne le renouvelle pas ; parcequ'étant chargé des particules animales qui fortent de la furface du corps par la tranfpiration & des cavités internes par le nez , la bouche, les oreilles, il fe corrompt très vîte. Si un homme , fe trouvoit renfermé dans une chambre qui ne contînt que foixante & quatorze pouces cubiques d'air , cet atmofphere feroit infecté en un efpace de tems très court. Dès qu'un feul homme peut corrompre l'air au point de l'infecter , on fent combien eft dangereux celui où il y a plufieurs perfonnes renfermées. Auffi dès que l'on entre dans ces endroits , fur-tout fi ceux qui y fontfe font un peu agités , on fent une odeur animale très forte , & que ne peuvent fupporter les gens délicats & infirmes. On penfe bien que la corruption fera plus grande, plus prompte & plus nuifible s'il y a des animaux, des chiens , des chats, des finges, dont la tranfpiration forte approche beaucoup de la putréfaction & qui y rendent leurs excrémens ; que fera-ce s'il y a dans cet endroit des malades dont les émanations font déja corrompues & contagieufes , & que toutes ces exhalaifons foient encore échauffées par du feu & des lumieres.

Un air ainsi chargé de corpuscules putrides, les porteroit avec lui & les déposeroit dans les poulmons, dans l'estomac, dans toutes les cavités du corps où il a accès, & même sur la surface; & ces particules mêlées au sang des poulmons, au chile, dans l'estomac, & emportés de toutes les autres parties par les vaisseaux absorbans jusques dans la circulation, ne tarderoient pas à causer la corruption des humeurs, produiroient des fiévres putrides, malignes, &c.

On doit renouveller l'air au moins une fois le jour dans une chambre que l'on habite tout le jour: & il faut le faire plusieurs fois, & d'autant plus souvent, qu'il y a un plus grand nombre de personnes, que la température de l'air est plus chaude, que ceux qui y sont renfermés, sont moins sains; que l'air est échauffé par le feu ou les lumieres, qu'on agit davantage; en un mot, qu'il y a des causes qui contribuent à corrompre l'air, que leur action est grande, & que ceux qui le respirent sont sensibles.

Dangers de l'air chargé des vapeurs de la chandelle, de l'huile, de la tourbe, &c.

§. 52. L'air devient insuffisant pour la respiration & nuisible par les corpuscules dont il est chargé dans les endroits fermés, où il y a de la fumée, où on brûle de la chandelle, de l'huile, sur-tout si elle est rance, de la tourbe , ou terre limoneuse , de la terre bitumineuse , du limon rempli de racines , des mottes : ces mêlanges de matieres miné-rales & végétales remplissent l'atmosphere de corpuscules huileux, gras, sulfureux : ces corpuscules, très irritans, étant reçus dans le poulmon & l'estomac , causent la toux des nausées & du dégoût.

Lorsqu'on est obligé de faire usage de ces matieres nuisibles, il faut qu'il y ait une communication libre du dehors au-dedans des lieux qu'on habite, afin que l'air s'y re-nouvelle ; ou faire ensorte que la fumée & la vapeur des choses qn'on brûle ne se répande pas dans l'air : & pour cela on aura des che-minées dont l'ouverture soit basse : & on mettra au-dessus de la chandelle & des lam-pes des especes de petits entonnoirs de fer blanc qui feront l'office de cheminées ; l'en-tonnoir rassemblera les vapeurs & les con-duira hors de la chambre au moyen d'un tuyau qui lui sera adapté.

Dangers de l'air des grandes assemblées.

§. 53. On doit sentir, d'après ce que nous avons dit §. 49. & suiv. sur les mauvais effets de l'air des chamb. s où habitent plusieurs per-sonnes, & qui n'est pas renouvellé , combien doit être dangereux l'air des lieux où il se trou-ve un grand nombre de personnes rassemblées avec beaucoup de lumieres pendant quel-

que tems, quand l'air du dehors n'y a pas un
libre accès, comme les Eglises, les Spectacles,
cet air se corrompt & perd son élasticité
par la transpiration & la chaleur de tant de
personnes : il est une cause des syncopes défaillances, caldialgies, nausées qu'on éprouve
dans ces lieux, principalement quand on se
trouve placé à la hauteur où les exhalaisons
sont suspendues dans l'air, comme aux tri-
bunes, aux galleries des Eglises & aux loges
les plus élevées des Spectacles.

On peut aisément empêcher que l'air des
lieux où il se trouve beaucoup de personnes
ne leur devienne nuisible, en y donnant à
l'air du dehors un libre accès, & sur-tout en
ouvrant dans des points opposés & à l'endroit
le plus élevé, pour établir des courans d'air.

Dangers des poîles neufs ou qui ont été long-
tems dans des lieux humides.

§.54.Les poîles où l'on brûle du bois sont très
utiles & sains ; ils échauffent à peu près également tout l'air des pieces où ils sont, au
lieu que les cheminées n'échauffent qu'à une
petite distance, à moins qu'il n'y ait un
grand feu : aussi les poîles conviennent-ils
mieux aux personnes qui ont des rhumatismes ou qui y sont sujettes, & en général à
toutes celles dont la transpiration se supprime
aisément, dans toutes ou dans certaines.

parties

parties du corps : mais il y a des circonftances où les poîles font extrêmement
nuifibles ; c'eft lorfqu'on allume un poîle
neuf pour la premiere fois , ou un poîle
vieux qui eft refté long-tems dans un lieu
fort humide. Dans ces deux cas le feu
chaffe ou même porte avec lui dans l'air
de petites particules de la matiere dont
le poîle eft fait : ce fera du fer, du cuivre,
de la cérufe, des parties arfénicales, fuivant que le poîle fera de fer, de terre émail-
lée du cuivre de fonte. Ces émanations
font prouvées par l'odeur forte , & fouvent
infupportable , par les naufées , les
maux de tête que l'on reffent les premieres fois qu'on allume des poîles neufs
dans des chambres fermées , & par des
expériences , dont il réfulte que l'air qui
paffe par les métaux acquere une mauvaife qualité. On peut donc regarder comme certain, qu'un tel air entrant dans la
poitrine & dans l'eftomac , caufera des
douleurs, de la toux , des naufées. Le
moyen de remedier à ces accidens eft de
fortir des chambres où on les éprouve &
de refpirer l'air libre : celui de les prévenir , eft de tenir ouvertes les fenêtres des
chambres où font les poîles pendant les
premieres vingt-quatre heures , que l'on y
fera un grand feu.

C

Dangers de la braise brûlée dans des lieux fermés.

§. 55. Un grand nombre de gens du peuple, soit par économie, soit au défaut de cheminée dans le lieu qu'ils habitent, se chaufent & préparent leurs nourritures avec de la braise qui brûle dans des poeles de cuivre ou de terre. On croit communément qu'il n'y a rien à craindre de son usage & tous les hivers cette sécurité est la cause de la mort de plusieurs personnes. Quoique la braise, soit celle des Boulangers que l'on distingue en grosse & menue, soit celle que l'on retire des cheminées, ne soit pas à beaucoup près aussi meurtriere que le charbon proprement dit, elle est certainement très dangereuse, & cause les mêmes accidens que la vapeur du charbon, lorsqu'on en a une grande quantité bien allumée dans une chambre qui n'est pas très grande, dont le plafond n'est pas fort élevé, & dans laquelle il n'y a point de cheminée, ni aucun autre endroit par lequel l'air du dedans ait communication avec celui du dehors, & par lequel il puisse se renouveller; ceux qui sont dans ce cas en sont d'autant plutôt & plus dangereusement incommodés, qu'ils sont infirmes, délicats. On se conduira dans les accidens causés par la braise comme il est dit dans le §. suiv. & pour s'en préserver, il faut

avoir très peu de braise allumée, qu'elle
soit couverte avecun peu de cendre, &
si on est obligé d'en avoir beaucoup & très
allumée, on la mettra sous une cheminée,
ou on ouvrira la chambre, pour que l'air du
dehors entre & renouvelle celui du dedans.

Dangers du charbon allumé dans des lieux fermés.

§ 56. Quoique presque tout le monde soit
instruit du danger qui accompagne l'usage du charbon allumé, on voit cependant tous les jours les exemples funestes
du mal que fait la vapeur du charbon, tant
est grande l'imprudence des hommes, &
leur négligence pour conserver leur vie.
Les gens qui, soit pour se chauffer, soit
pour préparer leurs alimens, soit pour les
arts qu'ils exercent, brûlent du charbon
dans des chambres fermées, de façon que
l'air du dehors n'y a point d'accès ou n'est
pas suffisamment renouvellé, éprouvent
d'abord les accidens suivans : un mal aise,
de la difficulté à respirer, un poids qui
presse leur poitrine, de l'assoupissement, de
la pesanteur de tête, des nausées, des vomissemens, des vertiges, des convulsions,
une difficulté ou impossibilité de crier, de
se mouvoir, qui les conduit à la mort,
tandis qu'il leur semble rêver. Ces accidens
sont plus ou moins prompts, plus ou moins
violens, selon la quantité des vapeurs, &

la conftitution de celui qui y eft expofé.

On ne doit jamais , pour quelque raifon que ce foit, même pour un inftant, fe tenir dans un lieu où il y a du charbon allumé , fans qu'il y ait une communication libre de l'air du dedans à celui du dehors ; mais il faut pour cela une large ouverture , ou mieux encore deux qui foient oppofées.

Que l'on ne croie pas qu'il fuffife qu'il y ait une cheminée dans la chambre , quand même le charbon fe trouveroit deffous : mille circonftances peuvent rendre cette précaution infuffifante.

Les moyens que nous indiquons ici ne fuffifent point encore pour garantir les perfonnes foibles , délicates , les afthmatiques , les vieillards , des accidens que caufe le charbon allumé , ni même de la mort : il faut qu'elles ne fe trouvent jamais dans un lieu où il y en a.

Voyez les moyens de remedier aux accidens caufés par le charbon dans le *Supplément.* On doit être extrêmement attentif à ne point brûler de charbon qui eft humide, fes effets font beaucoup plus dangereux.

Dangers de brûler des bois peints en verds , en blanc, &c. dans des lieux qu'on habite

§ 57. Il eft dangereux de fe fervir, pour brûler dans des lieux fermés , de bois qui a été peint en verd ou en blanc , les métaux qui entrent dans cette peinture , le verd de gris & la céruse volatilisés par l'action du feu se répandent dans l'air , & ceux qui se trouvent dans un tel air respirent ces poisons, les avalent, & bientôt ils éprouvent des douleurs de poitrine , d'estomac, de la toux, des nausées, &c.

Dangers de l'air des puits , cloaques , tombeaux fermés, depuis long-tems.

§. 58. Il n'y a point d'air plus dangereux que celui qui est en stagnation ou sans mouvement ; qui est-ce qui a assez peu vêcu ou si peu communiqué avec les hommes qu'il n'ait point entendu raconter les effets funestes de l'air des souterrains, des puits, des cloaques fermés depuis long-tems , & dans lesquels il y a eu des matieres animales ou végétales qui se sont corrompues.

Si on entre dans ces endroits, ou seulement qu'on se trouve placé de façon à respirer la vapeur empoisonnée dans le moment où on les ouvre pour la premiere fois, on est frappé dans l'instant comme par la foudre, & renversé , sans pouls , sans respiration, sans mouvement, sans sentiment, & presque toujours on perd la vie dans ce moment : si cependant il se trouve quelqu'un qui puisse donner du secours lorsque l'accident arrive , qu'on se hâte , mais avec beaucoup de précaution pour ne pas s'expofer au même danger , de retirer le malheureux de l'air qui l'a réduit en cet état , de le mettre à l'air libre & froid ; qu'on lui fouffle dans la bouche en fermant le nez , pour que l'air entre dans les poulmons , qu'on le faigne du bras , du pied , qu'on lui chatouille le gofier avec une plume , qu'on lui pince & pique la plante des pieds , qu'on lui donne des lavemens âcres de tabac , de fené , de vin émétique , jufqu'à ce que quelque indice de vie ; comme le renouvellement du pouls , ou de la refpiration , du mouvement , ou du fentiment , indiquent qu'il revient à la vie ; ou que la pâleur , le froid , & le défaut des fignes précédens convainquent qu'il eft mort.

§. 59. Pour fe garantir de ces accidens funeftes , on ne doit jamais entrer ou defcendre dans les lieux dont nous avons parlé , au moment où on les ouvre pour la premiere fois après qu'ils ont été longtems fermés , ni même fe préfenter alors à l'ouverture ; il faut auparavant ufer de quelques-unes , ou mieux encore de toutes les précautions fuivantes ; 1°. il faut faire enforte que l'Ouvrier qui pratique les ouvertures , les faffe avec des outils très longs , de façon qu'il ne puiffe pas refpirer la premiere vapeur qui en fortira : fi ce font des portes de caves de tombeaux , on prendra la même précaution , on les en-

foncera avec des batons fort longs ; 2°. il
faut laisser passer quelques jours sans s'approcher de ces endroits, & donner le tems
à l'air de s'y renouveller ; 3°. pour savoir
si on peut s'exposer sans danger, on por-
tera dans le souterrain au bout d'une longue perche d'abord un flambeau, ensuite
une chandelle qui seront allumés, & que
l'on promenera en haut & en bas, les vapeurs malignes étant quelquefois canton-
nées : s'ils ne s'éteignent pas, ou même
que la lumiere ne diminue pas, on pourra
s'hasarder à aller dans ces endroits.

C'est une très bonne pratique que de
jetter dans des lieux empestés, comme
ceux dont nous parlons, du bois ou de la
paille enflammés, & d'y brûler de la poudre à tirer : le feu corrige l'air & donne
lieu à un renouvellement beaucoup plus
prompt qu'il n'auroit été.

Dangers de l'air des Eglises.

§. 60. Il est peu de lieux où l'air soit
plus mal sain que dans les Eglises, dans
lesquelles on enterre beaucoup de monde,
comme cela arrive dans les Eglises des
grandes Villes, & sur-tout dans les Pa-
roisses de Paris. Ni les malheurs, comme
peste, maladies épidémiques & contagieuses, que ce dangereux usage a produit, ni
l'incommodité habituelle que l'on en res-

fent par la mauvaise odeur, ni les accidens fréquens qui arrivent dans les Eglises, comme les syncopes, cardialgies,
nausées qu'on y éprouve, ni les représen-
tations des Médecins, n'ont encore pu faire
changer un usage qui n'a aucun avantage
pour les morts, & qui attaque ou menace
perpétuellement la santé des vivans. Il
s'exhale des corpuscules putrides des corps
jusqu'à ce qu'ils soient entierement dé-
truits, à l'exception d'une très petite quantité de terre. Que l'on se représente quel
volume d'air peut être corrompu par les
exhalaisons d'un cadavre, de cinquante, de
cent & plus, qui ne sont ensevelis qu'à
une très petite profondeur : ce ne sera
plus de l'air, mais des vapeurs, des miasmes cadavereux, que nous respirerons,
que nous avalerons dans les Eglises, &
qui entreront par tous les pores dans notre
corps. Nous aurons lieu de nous étonner de ce que nous n'éprouvons pas encore plus souvent les effets funestes de l'air
des Eglises, & nous retrouverons la cause
des épidémies, des maladies contagieuses,
& de mille maux dont nous ignorions l'o-
rigine.

Cette odeur cadavereuse est quelquefois si forte dans l'été, & quand on remue
la terre pour faire des fosses, que personne
n'y peut résister ; & je ne doute pas que

l'on n'y fût suffoqué, si la construction des Eglises ne favorisoit pas l'élévation des miasmes les plus subtils & les plus pernicieux par conséquent. Si l'on doute encore des funestes effets des vapeurs & exhalaisons cadavereuses ; que l'on regarde les physionomies pâles, maigres, desséchées & tristes des Fossoyeurs, & que l'on compte combien ils passent d'années dans leur métier. Mais il n'est pas nécessaire d'apporter un plus grand nombre de raisons, d'abolir l'usage pernicieux d'enterrer dans les Eglises. Tout le monde convient de la nécessité de le faire & demande une loi de Police ; pourquoi donc a-t-on tant tardé à la porter, ou plutôt à la renouveller ? les Peuples les plus sages de l'antiquité, ceux dont nous avons reconnu les lumieres en adoptant la plus grande partie de leurs loix, les Grecs & les Romains, avoient défendu d'enterrer non-seulement dans les Villes, mais même à une plus petite distance que soixante pieds des maisons, sans le consentement du Propriétaire.

§. 61. On auroit tort de croire que l'air des Eglises où l'on enterre dans des caves est pur, il est à la vérité moins dangereux, mais l'espace où l'on met les corps étant beaucoup plus petit que les Eglises, on remue très souvent des cadavres à demi corrompus ; les caves n'étant point pavées &

C v

la chaleur y étant plus confidérable , les exhalaifons cadavereufes y font continuelles & empeftées : ces caves ayant communication avec l'Eglife , les miafmes s'y répandent perpétuellement.

Dangers des cimetieres dans les villes. Voyez *le Supplément.* & le §. 37.

Dangers du préjugé qu'on ne doit pas quitter le mauvais air.

§. 62. C'eft un préjugé fort commun & une erreur de croire que quand on fort d'un mauvais air , par exemple, d'un lieu où il regne une maladïe épidémique , on s'expofe à tomber malade plutôt que fi l'on reftoit dans le même air. Deux chófes ont donné lieu de penfer ainfi : les faits fans nombre qui prouvent le danger de rompre des habitudes fubitement , & quelques exemples de gens qui ont été attaqués de maladies qu'ils avoient fui. Je répons à cela premierement , que le cas dont nous parlons eft une exception à la regle qu'on ne doit changer fubitement aucune habitude , parceque comme il faut de deux maux éviter le plus grand , le plus preffant , il faut quitter le mauvais air : quant aux exemples de gens , qui après avoir quitté le lieu de la maladie , en ont ce-

pendant été attaqué , c'eſt parcequ'ils l'a-
voient déja contractée , & qu'ils en ont
porté le germe ou le commencement où
ils ont été.

Dangers de l'air dans les épidémies.

§. 63. Lorſqu'il regne des maladies épidémiques, dont l'air corrompu eſt la cauſe
la plus ordinaire, & le moyen par lequel
elles ſe multiplient, la prudence & le
ſoin que l'on doit avoir de ſa vie exigent
que l'on prenne des précautions, qui ſans
empêcher de remplir ſes devoirs dans la
ſociété & de vaquer à ſes affaires, mettent
à l'abri de l'action de la cauſe de la maladie & de la contagion, ou diminuent
leurs effets, ou du moins diſpoſent le
corps à n'en être pas ſi fortement attaqué.

On s'éloignera des malades auxquels on
ne ſera pas néceſſaire : ſi on ne le peut par
raiſons de devoir, d'amitié, de charité,
&c. on évitera de reſpirer l'air qu'ils ont
infecté par leur haleine, leur tranſpiration,
ſenſible ou inſenſible, leurs excrémens; on
ne ſe ſervira point de ce qui leur aura ſervi, linges, habits, gobelet, couteau,
&c. on renouvellera ſouvent l'air des
chambres des malades. Il faut éviter
avec le plus grand ſoin de manger, de

boire, de travailler avec excès ; en un mot, de rien faire qui puisse causer de la foiblesse, du désordre dans l'économie animale, rien ne rendant plus susceptible de recevoir la contagion, & de gagner les maladies, que le dérangement de la transpiration & de la digestion. Le meilleur préservatif est la bonne & forte santé.

Il ne faut pas faire alors de remedes de précaution quand on se porte bien, ils affoiblissent les deux principales fonctions dont nous avons parlé, qui disposent à la maladie quand elles ne se font pas bien : j'entends la digestion & la transpiration. Cependant si l'on a besoin d'une saignée, d'une purgation au jugement des Médecins, non-seulement il n'est pas nuisible, mais il est à propos de les employer ; en ôtant à la nature le sang dont le poids l'accable, ou les humeurs viciées qui alterent les autres, la santé deviendra meilleure & plus forte.

On évitera sur-tout de fermer dans ce moment les cauteres, ulceres, & d'arrêter les écoulemens purulens. Il sera à propos d'assaisonner les alimens avec un peu de vinaigre ; on peut aussi en mêler à la boisson en petite quantité. Il est très utile de purifier l'air des lieux qu'on habite, en brûlant du vinaigre, des herbes ou bois aromatiques , de la poudre à tirer, du foufre.

Dangers de la tranfpiration des végétaux.

§. 64. Les végétaux font entourés, ainfi que nous l'avons dit des animaux, d'un atmofphere qui eft rempli, premierement, de l'eau qui s'échappe en affez grande quantité par les pores innombrables dont les feuilles & les jeunes pouffes des plantes font percées pour la tranfpiration fenfible & infenfible. Cette eau eft une des caufes de la fraîcheur & de l'humidité des bois ; elle forme cette vapeur ou ce brouillard que l'on voit le foir : c'eft ce qui rend alors la promenade & le repos dans les bois nuifibles aux perfonnes délicates, infirmes, & à tous ceux qui font fenfibles aux impreffions de l'air frais & humide.

§. 65. L'eau n'eft pas la feule chofe nuifible dans l'atmofphere des plantes , il contient encore les corpufcules qui en fortent, avec la tranfpiration fenfible & infenfible , qu'un mouvement inteftin en chaffe, que l'air & les corps dont il eft rempli en enlevent en les touchant, & que le foleil en attire. Ces émanations & abrafions des végétaux , font en plus ou moins grande quantité fuivant le genre de la plante, fa force, fon expofition , le terrein où elle est , le dégré de chaleur qu'elle éprouve : elles sont de la même nature que la plante dont elles faisoient partie , & elles produisent les mêmes effets, quelquefois même de plus violens & de différens , parceque ces corpuscules forment les principes les plus actifs , &, à la faveur de leur peu de volume, ils pénetrent plus que n'auroit fait la plante entiere.

Les émanations des végétaux peuvent nuire de plusieurs façons.

1°. Elles produisent les effets des odeurs fortes.

2°. Comme ces émanations ont les mêmes effets que les plantes dont elles proviennent celles des plantes résineuses , sont irritantes, affectent les poulmons , la gorge , l'odorat : celles des plantes narcotiques, stupéfiantes, comme le strammonium, la mandragore , la jusquiame , les pavots, causent des maux de tête, des vertiges , l'assoupissement , le dégoût ; celles des toxicodendron ou herbe à la puce , font l'effet des piquûres d'insectes , produisent des érésipeles au visage. *V. le Supl.*

Dangers des vapeurs qui s'élevent des liqueurs en fermentation.

§. 66. Il s'éleve des liqueurs qui sont dans le moment de la fermentation spiri-

tueufe ou vineufe, une vapeur que rien
ne peut contenir, & qui eſt extrêmement
dangereuſe : elle tue ſouvent avec autant
de promptitude que la foudre, ceux
qui la reſpirent en une certaine quantité :
ſoit qu'en privant l'air de ſon élaſticité,
ainſi que la foudre & la vapeur du charbon, elle le rende inſuffiſant pour la reſpiration, ſoit qu'elle renferme un eſprit
d'une nature particuliere qui offenſe les
nerfs, & les met en convulſion ; ſoit
enfin qu'elle cauſe l'inflammation des poulmons. Quoi qu'il en ſoit de la cauſe, celui
qui eſt frappé de cette vapeur demeure
ſans mouvement, ſans reſpiration, ſans
poulx ; il a le viſage rouge ou violet, &
il périt. Combien de fois a-t-on vu des
hommes renverſés en préſentant la tête
ou ſe mettant au-deſſus des cuves où la
bierre, le vin, le cidre ſont en fermentation, & en entrant dans des celliers, où
on prépare & où ſe conſervent ces liqueurs,
quand ils ſont fermés ſi exactement que
l'air ne s'y renouvelle pas : le moins qui
puiſſe arriver dans ces circonſtances ſi l'on
eſt ſecouru auſſi tôt, c'eſt d'avoir des
maux de tête violens & opiniâtres. Les
perſonnes délicates, infirmes, celles qui
ont le genre nerveux ſenſible, peuvent
éprouver les mêmes accidens dans les endroits où cette vapeur n'eſt ni aſſez forte

ni en affez grande quantité pour nuire à
des perfonnes robuftes ; ainfi elles ne doivent jamais s'y expofer fans néceffité ab-
folue, & alors même elles ne doivent pas
y refter long-tems de fuite. *V. le Suppl.*

Dangers d'être expofé à un vent fort.

§. 67. Notre corps échauffe, par le
moyen de la tranfpiration & par le contact, une certaine quantité d'air qui lui
forme une atmofphere de chaleur, dont le
dégré dépend de la temperature de l'air,
de celle du corps & de fa fphère d'activité.

Lorfque l'on eft expofé au vent, il renouvelle perpétuellement l'air qui nous
environne, & fi celui qui prend la place
du premier eft moins chaud que lui, la
tranfpiration s'arrêtera & produira tous
les maux dont nous avons parlé tant de
fois ; c'eft la raifon pour laquelle à égale
température de l'air, on a beaucoup plus
froid quand il y a du vent & quand on y
eft expofé que quand il n'y en a point, ou
qu'on en eft garanti. Il faut en conféquence éviter le vent, foit qu'on s'exerce, foit
qu'on foit en repos, s'habiller plus chaudement, fur-tout fi on eft fenfible au froid
lorfqu'on eft obligé de s'y expofer.

Il fuffit pour reffentir les incommodités
caufées par les vents, qu'il y ait quelque-

partie du corps qui en reçoive une impreſſion plus forte que les autres ; la tranſpiration arrêtée dans cette partie donnera lieu aux douleurs de rhumatiſme, aux fluxions ; & pour peu que cette poſition dure & que l'on ſoit infirme, délicat, la correſpondance, la relation des différentes parties du corps, l'influence du déſordre d'une fonction ſur les autres, rendront les accidens généraux, & on aura mérité, par la ſuppreſſion de la tranſpiration dans une partie, celle de tout le corps, & les maux qui en ſont la ſuite.

Dangers de ſe trouver dans un courant d'air.

§. 68. Il n'y a point de circonſtances où l'on ſoit plus expoſé au danger qui eſt inſéparable de ce renouvellement perpétuel de notre atmoſphere remplacé par un air froid, que lorſqu'on ſe trouve placé dans un courant d'air, ce qu'on appelle être entre deux vents ; les effets de cette poſition ſont d'autant plus pernicieux & d'autant plus prompts, que l'air paſſe avec rapidité, qu'il eſt plus chargé d'humidité, que l'on tranſpire davantage, que l'on avoit plus chaud auparavant. Les ſuites de cette imprudence ſeront les rhumatiſmes aigus, ou chroniques, généraux ou particuliers, les fluxions.

Dangers de s'expofer au froid quand on a fort chaud.

§. 69. Lorfqu'ayant fort chaud, on fe repofe dans un endroit froid ou humide, qu'on s'expofe au grand vent, qu'on fe place entre deux vents, ou dans un courant d'air, la tranfpiration s'arrête tout-à-coup, & fe rejette fur des parties dont le mal intéreffe la vie. La fueur qui a mouillé la chemife fe refroidit : ce linge forme comme un bain d'eau froide fur tout le corps, qui fupprime la tranfpiration, & caufe des fluxions, des rhumatifmes, la fievre, les pleuréfies, péripneumones.

L'air frais qui entre dans les poulmons où le fang eft rarefié, l'arrête, le condence, produit de vives irritations, & il s'enfuit des maladies inflammatoires, des toux, catarrhes, &c. On doit donc ou changer de linge quand on a mouillé le fien en fuant beaucoup, ou le fécher près du feu, mais ce moyen eft moins fûr ; ceffer le travail ou l'exercice par dégrés ; éviter tout ce qui peut opérer un changement fubit ; prendre des habits chauds, fe tenir dans un lieu chaud, prendre des boiffons chaudes, & qui en agitant un peu le fang, entretiennent la chaleur & la tranfpiration.

Dangers de toucher ou d'être trop près des corps froids & humides.

§. 70. Les perſonnes infirmes, convaleſcentes, délicates & ſenſibles aux impreſſions de l'air froid, doivent éviter avec ſoin de tenir leurs pieds long-tems ſans mouvement ſur un carreau humide, ſur du marbre, & de s'appuyer contre des murs humides & épais, comme ſont ceux des Egliſes, ou même ſeulement de ſe mettre très près de ces murs, parceque l'air qui les touche ſe charge de leur humidité, la porte & eſt froid à une petite diſtance lorſque rien ne l'agite.

Dangers du ſoleil pendant l'été.

§. 71. Une cauſe qui produit ſouvent des maladies dont on ne reconnoît pas toujours bien l'origine, c'eſt l'action continue & forte du ſoleil ſur nos corps pendant l'été ; elle deſſeche les fibres, rarefie le ſang & les autres humeurs, diſpoſe aux inflammations & les fait naître.

Quelque robuſte que l'on ſoit, on doit craindre les effets de la grande chaleur du ſoleil, & en garantir tout le corps, mais principalement la tête. Les Voyageurs, Ouvriers, les Chaſſeurs, les Militaires, ſe ſerviront de tous les moyens que l'induſtrie & la crainte du danger leur apprendront. Outre l'ombre, la ventilation ou le renouvellement d'air, & l'interception des rayons du soleil ; ils feront bien d'user de boissons un peu fraîches, acides & relâchantes. *Dangers des coups de soleil.* V. le Supplément.

Dangers de se tenir au soleil au printems & dans l'automne.

§. 72. Les vieillards, les enfans, les personnes délicates qui sont souvent affectés par des causes legeres qui sont insuffisantes pour nuire à d'autres, ne s'exposent pas au soleil, sans danger, & ils ont des maladies qu'on ne peut attribuer qu'à l'action de cet astre ; c'est sur-tout au printems & dans l'automne qu'il peut faire beaucoup de mal. Le froid qui se fait sentir matin & soir condense les humeurs ; si alors on s'expose au soleil, le sang se rarefie dans les parties les moins garanties des impressions de cet astre : il y est attiré comme par un vesicatoire, il s'y engorge, s'épaissit, s'enflamme : de-là chez les enfans les maux de tête, les convulsions, les vomissemens, la toux même ; chez les vieillards l'apoplexie, les coups de sang ; chez les personnes délicates, le rhume de cerveau, mal de gorge, gonflement des glandes du col, &c.

L'action du soleil est encore plus dan-

gereufe fur les perfonnes qui font en repos que fur celles qui font en mouvement, fur celles qui dorment que fur celles
qui veillent, parceque plus le fang circule
lentement, & plus les effets font prompts
& confidérables. *Voyez* Avis au Peupae.

Dangers d'être très près d'un grand feu.

§. 73. Lorfqu'on fe tient long-tems
près d'un grand feu, on peut en être incommodé de plufieurs façons. Le feu def-
feche les fibres, les roidit, arrête la tranfpiration, la circulation & attire le fang
dans les parties qu'il échauffe, l'y raréfie
au point de le faire extravafer, ce qui
forme les taches aux jambes, dont l'effet
eft de rendre plus dangereufes & plus difficiles à fe fermer les ouvertures qui fe
font à la peau.

C'eft de la même façon, c'eft-à-dire,
en rarefiant le fang, qu'il caufe l'affoupif-
fement & le fommeil ;& fi cette rarefaction eft pouffée à un point extrême, il peut
s'enfuivre une apoplexie, fur-tout s'il y
a déja quelques difpofitions à cette maladie par l'état des humeurs, l'âge, &c. Il
eft principalement funefte de dormir la
tête trop près du feu.

Si l'on eft très près & en face du feu,
l'air qu'on refpire eft extrêmement fec,
rempli de particules de feu, il irrite la

poitrine, & étant insuffisant pour la respiration, il peut causer bien des maux.
Voyez §. 49 & suiv.

Dangers d'échauffer une partie du corps beaucoup plus que les autres.

§. 74. Il arrive fort souvent qu'en échauffant une partie du corps beaucoup plus que
les autres, soit au feu, soit au soleil, soit au
moyen des habits, les fluides se rarefient
dans cette partie; l'irritation qui y est produite attire de toutes parts les humeurs,
la circulation est irréguliere: de-là les
douleurs, rougeurs, l'érésipele, l'inflammation, &c.

Dangers des habitations exposées aux grands vents.

§. 75. Les habitations, qui par leur position sur des montagnes, dans des gorges
ou vallons, sont exposées aux grands vents
presque continuels, sont plus ou moins
nuisibles, selon les vents qui y regnent;
si c'est le vent d'Ouest ou de Sud ordinai-
tement humides, on a à redouter les maux
qui sont la suite de la transpiration supprimée: il peut arriver la même chose
si c'est un autre vent, mais qui en passant
dans des endroits humides, dans des bois,

‹ fur les eaux, fur les marais, fe charge
d'humidité ou d'exhalaifons mal-faînes ; fi
cette humidité eft jointe au froid ou au
chaud s'il regne un autre vent. *Voyez*-en
les effets §. 46.

Quant aux moyens de fe garantir des
vents, on en inventera fuivant les lieux ;
un mur, un bois, pourront en défendre
des ouvertures pratiquées aux côtés op-
pofés aux vents qu'on craint, des dou-
bles chaffis & les autres moyens décrits
dans les §. 4, 10, 15, &c. feront très
utiles pour en diminuer les effets.

Dangers des habitations dans les lieux bas.

§. 76. Les habitations qui font humides,
foit par la nature du fol, comme les terreins où la glaife retient l'eau à la furface
de la terre, foit par la fituation dans un
lieu bas dominé par des montagnes, en-
touré de bois, de marais, d'eaux dorman-
tes ou qui coulent très lentement, font
très dangereufes : on a à redouter dans de
telles habitations, tous les maux que peuvent produire la tranfpiration fupprimée,
le relâchement des folides, l'état fcorbuti-
que des humeurs. On y éleve difficilement les enfans, ils font fujets aux obftructions du bas ventre, aux gonflemens
des glandes, aux écrouelles, à la fiévre ;

ils prennent peu d'accroiſſement ; les filles y ſont attaquées de pâles couleurs qu'elles gardent quelquefois étant mariées ; les femmes avortent aiſément, foht des fauſ-ſes couches, ſont malades pendant leur groſſeſſe, ont pendant leurs couches des maladies ſouvent funeſtes, & fréquem-ment des ſuites de couches qui les rendent malheureuſes le reſte de leur vie qui n'eſt -pas de longue durée : les hommes ſont ſouvent malades, les fiévres intermitten-tes , les hydropiſies générales, les enflures des jambes, les fluxions, la chute des dents, les éréſipeles, les infirmités de la vieilleſſe avant le tems ordinaire leur font trouver longue une vie qui eſt preſque toujours dans ces lieux plus courte d'un ſixieme au moins que dans les lieux ſains. Ne feroit-il point poſſible au Gouverne-ment d'empêcher que l'on ne bâtît dans -des lieux mal-ſains ; & quant aux villes ou villages, maiſons, qui l'ont été dans de tels lieux, d'ordonner lorſqu'ils fe-ront dans le cas d'être reconſtruits, de le faire ailleurs : cela ne feroit qu'un in-convénient beaucoup moindre que les maux qui réſultent de la ſituation mal-ſaine, parcequ'il eſt preſque toujours des ſituations ſaines à une très petite diſtance de celles qui ne le ſont pas.

Dangers

Dangers des habitations dans des terreins de sable.

§. 77. Les habitations dans des terreins de sable deviennent dangereuses lorsqu'il regne de grandes chaleurs accompagnées de sécheresse : les corps recevant du soleil de la chaleur à proportion de leur densité & de leur dureté, contribuent encore à augmenter la chaleur, & la sécheresse de l'air qui alors attire avec force toute l'humidité de nos corps, & y porte avec lui des particules ignées, d'où résulte la dissipation de la sérosité nécessaire aux humeurs pour leur circulation & leur dépuration, l'épaississement de la lymphe, la roideur & la sécheresse des fibres, les maladies inflammatoires de la poitrine, de la tête, l'âcreté des humeurs & sur-tout de la bile.

Ces habitations n'étant nuisibles que dans une saison de l'année qui est rarement très chaude dans ce pays pendant plusieurs jours, & étant les plus saines de toutes les positions ; je ne conseille point d'en changer ou de les éviter ; il suffira d'employer quelques précautions pour se garantir de leurs effets, en plantant au Midi & à l'Est un bois qui défende de la grande ardeur du soleil & des vents de Midi & d'Est, en ouvrant

les côtés du Nord & de l'Ouest, & fermant
exactement les autres , en usant d'une
diete délayante , rafraîchissante & en em-
ployant tous les autres moyens que nous
avons prescrit à l'article de l'air chaud.

Dangers des habitations non airées.

§. 78. L'air des chambres que l'on n'ouvre point, & dans lesquelles il y a habituellement plusieurs personnes enfermées,
devient mal sain par la quantité des vapeurs dont il se charge. Une partie du peuple des villes & tous les paysans habitent
de petites chambres au rez-de-chaussée,
dont le plancher est fort bas, & il y est
renfermé pendant plusieurs mois, sur-tout
l'hiver avec toute sa famille , souvent
plusieurs animaux quelquefois des malades, & presque toujours des enfans qui
sont mal-propres ; il y a des provisions de
de bouche anciennes qui ont une odeur
forte , ou même sont gâtées. Lorsque
le mauvais tems ne les empêche pas de
sortir , ils rapportent des habits mouillés
qui augmentent la mauvaise odeur & l'humidité de l'air : d'ailleurs ils n'ouvrent que
très rarement leurs fenêtres.

L'air qu'on respire dans ces habitations
est humide & chargé de vapeurs mal saines , il cause aux femmes, aux artisans &

à tout le peuple sédentaire des villes, les
maladies de peau, de poitrine, l'état scorbutique des humeurs, les rhumatismes.
Les sorties fréquentes des paysans, leur
vie sobre, leurs alimens sains, leur constitution forte les mettent à l'abri, sinon de
la disposition à ces maladies, du moins des
symptômes qui les démontre existentes.

Il est un moyen très facile de prévenir
les mauvais effets que produit nécessaire-
rement l'air renfermé, c'est d'ouvrir tous
les jours les fenêtres, de donner lieu à un
courant d'air en ouvrant de deux côtés
opposés, d'entretenir les maisons propres.

Dangers des habitations trop enfoncées,
ou appuyées contre un terrein élevé.

§. 79 Les habitations qui sont enfoncées
ou un peu creusées en terre, & plus basses
que le terrein qui les environne, ou qui
sont appuyées de quelque côté contre un
terrein élevé sont mal-saines ; telles sont
les situations ordinaires des maisons des
paysans ; elles rendent les maisons très
humides, sur-tout, si comme cela se trouve fréquemment, elles ne sont point pavées ni carelées : l'eau qu'on y répand,
les ordures qui s'y font, l'eau des terreins voisins, celle des fumiers & des ma-
ses qui s'y filtre, sur - tout dans de

grandes pluies, les excrémens des animauxqui font apportés aux pieds, &c. en rendent l'air très mal fain, les provifions de bouche s'y corrompent, on voit de la moififfure par-tout : le payfan robufte ne fent pas d'abord les influences de cette habitation marécageufe, mais elles agiffent à la longue, & on en voit furtout les mauvais effets les plus fenfibles fur les femmes en couche, les enfans, les malades ; il feroit aifé de remedier à cet inconvénient en élevant le fol de la maifon de quelques pouces au-deffus du niveau des terres les plus voifines par une couche de fable, de petits cailloux, de brique pilée, de charbon ou d'autres chofes femblables, bien feches & qui prennent difficilement l'humidité & en évitant de bâtir contre un terrein plus élevé que le fol de la maifon. Il ne feroit pas moins utile de conftruire les maifons de maniere que la façade ou les portes & fenêtres regardaffent les points de l'horifon, qui font entre le Sud & l'Eft ; cette expofition peut empêcher une partie des mauvais effets des caufes dont nous venons de parler ; & comme la négligence, l'ignorance ou l'imprudence des hommes, les expofent tous les jours aux dangers dont nous parlons, il feroit néceffaire que la Police publique leur ôta le moyen de fe faire du mal, en les obligeant aux attentions que nous avons recommandés. *V. le Suppl.*

Dangers des fumiers & mares ou eaux croupissantes trop proches des habitations.

§. 80. Il est fort ordinaire dans les villages d'avoir dans des cours quelquefois très petites & fort près des habitations des courtines, ou amas de fumiers, des mares, qui sont l'écoulement des étables & écuries. Ces fumiers & ces eaux croupies corrompent l'air des environs, & leurs exhalaisons font portées continuellement par le vent dans les chambres habitées & les rendent très mal-saines ; ceux qui y sont habitués ne s'en apperçoivent point, mais ils doivent être assurés que les causes que nous venons de nommer produisent les maladies putrides, malignes, les fiévres intermittentes, &c. Il n'est pas de moment où il y ait plus à craindre que dans celui où l'on enleve les fumiers, & où l'on remue l'eau des mares, l'agitation éleve des vapeurs en grande quantité, & cause quelquefois des maladies à tous les gens de la maison & aux voisins ; c'est ce qui arrive aussi fort souvent dans les tems chaud de l'été où l'eau croupit davantage, & les exhalaisons font plus abondantes. *V. l'Avis au Peuple.*

Dangers de la mal propreté des habitations.

§. 81. On voit prefque toujours les maifons des gens du peuple & des payfans très mal-propres ; les enfans, les animaux , l'humidité, le défaut de carreau ou de pierre, la fituation baffe, la rareté des ouvertures, les provifions de toute efpeces, les arts & le commerce de ceux qui les habitent , l'eau qu'on y jette, la quantité de meubles comme coffres ou armoires , fous lefquelles on ne balaye jamais, rarement le fait-on dans le refte de la chambre, font des caufes qui contribuent à la mal-propreté , & la mal-propreté rend l'air mal fain ; auffi voit-on dans ces endroits de la moififfure partout, on y fent un mauvais goût , les provifions de bouche s'y corrompent. *Voyez le Supplément.*

Dangers des foffes d'aifance.

§. 82. Il y a un grand nombre des maifons de cette ville , dans lefquelles les foffes d'aifance font mal placées, & les ouvertures multipliées , de façon que l'air y eft perpetuellement infecté des exhalaifons qui en fortent par tant d'endroits à la fois. Cet air corrompu altere néceffairement la santé de ceux qui habitent ces maisons ; l'état de cachexie , les maladies de la poitrine , le défaut d'appétit , les fiévres intermittentes , le scorbut , les maux des yeux en font la suite : c'est à la Police publique à remédier à ce mal , en ordonnant qu'on sera obligé quand on bâtira de consulter un Architecte qui choisisse le lieu de la maison , où ceux qui l'habiteront seront moins incommodés des exhalaisons , & qui en marque la construction telle , qu'il se trouve à la partie supérieure de la voute de ces fosses d'aisance , une cheminée ou canal qui reçoive les vapeurs & les porte au plus haut de la maison : on ne doit pas permettre de faire des ouvertures à chaque étage , mais seulement au dernier.

Dangers des fumiers conservés dans les petites cours.

§. 83. On conserve dans beaucoup de maisons les fumiers pendant plusieurs jours, jusqu'à ce qu'il y en ait assez pour faire une voiture. Si ces fumiers sont dans de petites cours , comme cela est souvent , où l'air ne se renouvelle point , les vapeurs qui s'élevent continuellement du fumier , rendent l'air de ces maisons très mal sain ; il seroit à propos que l'on obligeât tout le

monde à faire emporter chaque matin le
fumier de la nuit, comme cela ſe pratique
dans quelques maiſons, ou du moins il
faudroit que le fumier fut enfermé dans un
petit bâtiment terminé à ſa partie ſupé-
rieure, par une eſpece de cheminée appuyée
ſur un mur ; ce moyen peu couteux ſuffi-
roit pour que l'on ne reſſentit pas dans la
maiſon la mauvaiſe odeur du fumier, &
que l'on n'en reſpira pas les exhalaiſons.

Dangers des puiſarts ou cloaques dans les maiſons.

§. 84. Dans beaucoup d'endroits où il
y a peu de pente pour l'écoulement des
eaux, on pratique des puiſarts qui ſont
des troux plus ou moins profonds qui ſervent à recevoir les eaux de pluie & les
immondices des maiſons, cette eau ſe
croupit & il ſort de ces puits perpétuellement une odeur déteſtable, ſi forte qu'on
ne peut avoir long tems le nez au-deſſus :
ces vapeurs élevées continuellement infectent l'air, & le rendent très mal ſain,
on ne devroit permettre aucun puiſarts,
cloaques, trou à fumier dans les villes, &
ailleurs, ils devroient être éloignés des
habitations.

Dangers d'habiter des maisons neuves.

§. 8 5. C'eſt une choſe très commune dans les villages & dans les villes, que de voir qu'à peine une maiſon eſt bâtie, on y vient habiter. Rien de plus dangereux que cela ; il eſt entré dans les mortiers une très grande quantité d'eau qui en ſort continuellement, & produit une humidité qui cauſe des rhumes, rhumatiſmes, ſciatiques pour le reſte des jours.

Le danger devient encore bien plus grand lorſqu'on a employé de la chaux & du plâtre ; il s'exhale de ces ſubſtaces avec l'eau dont on s'eſt ſervi pour les employer, des corpuſcules âcres, corroſifs, qui étant reçus avec l'air dans les poulmons, cauſent des toux, des obſtructions au poulmon, des irritations violentes, & qui étant avalés avec les nourritures, produiſent des nauſées, vomiſſemens, coliques.

Il n'eſt pas néceſſaire pour produire ces effets funeſtes, qu'une maiſon ſoit neuve, il ſuffit que le lieu qu'on occupe ſoit recrépi ſur-tout en plâtre, en tout ou en partie ; principalement ſi l'on y reſte long-tems, ſans que l'air ſe renouvelle comme dans une chambre à coucher, un cabinet de travail.

*Dangers des maisons neuves sechées prompte-
tement & par art.*

§. 86. Pour habiter plutôt les maisons
neuves, on y fait pendant plusieurs jours
un grand feu qui enleve une partie de
l'humidité & desseche la superficie des
murs & des crépis. On croit alors pouvoir
demeurer avec sécurité dans ces maisons
qui paroissent seches, mais comme il n'y
a que la surface à quelques lignes d'épais-
seur qui le soit, l'eau qui est dans les
couches plus profondes, est bientôt attirée
au dehors, & se répandant dans l'air avec
les corpuscules nuisibles du plâtre & de la
chaux, elle le rend très dangereux. Lorsqu'il survient de l'humidité dans l'air &
qu'on ouvre ces appartemens, les murs reprennent ou absorbent beaucoup d'eau, qui
retrouvant encore des sels âcres du plâtre & de la chaux, que le dessechement
précipité n'a point enlevé ; elle les dissous
de nouveau, & les porte dans l'air de la
chambre.

Les hommes de tous les états riches ou
pauvres, font tous les jours les victimes
de cette imprudence. L'histoire est remplie de faits dans ce genre, qu'il est inutile de rapporter ici, parceque nous en-
voyons arriver fréquemment de sembla-

bles auprès de nous ; combien de gens qui ont eu des rhumatismes, des maladies de poitrine, des douleurs vagues internes & externes, le scorbut, &c. pour avoir couché ou travaillé dans des appartemens où il y avoit des plâtres ou de la chaux qui n'avoient pas séché, ou comme on dit, qui n'avoient pas sué suffisamment.

Le seul moyen d'empêcher les suites fâcheuses de l'imprudence sur cet article, est de défendre d'habiter les maisons neuves avant trois ans, commes l'avoient fait les Romains, & de faire transporter des Officiers de Police dans tous les endroits où on a reconstruit seulement en partie pour les fermer & en garder les clefs, autant de tems qu'il faut pour que l'on puisse y habiter sans danger.

Dangers d'habiter des maisons nouvellement peintes.

§. 87. C'est sur-tout dans les villes que l'on a à redouter les effets de cette cause. Les gens aisés font peindre leurs appartemens avec des vernis qui font des composés d'huile de térébenthine, d'esprit de vin & de résines. Le peuple veut aussi être peint, & il fait colorer sa boutique avec des huiles d'une odeur forte & rances. L'huile qu'on em‑

ploie s'exhale prefque toute entiere, fes par-
cules rances font âcres & corrofives ; l'efprit de vin des vernis eft auffi emporté
en partie par l'air , & avec lui des partie réfineufes qui font des fubftances très
âcres & irritantes. Les peintures attaquent
& nuifent de plus d'une façon.

1°. Les odeurs donnent des maux
de tête violens , & fi l'impreffion a été
forte, ils durent fouvent bien long-tems
après que la caufe a ceffé d'agir ; ce font
fur tout les perfonnes délicates , celles qui
ont le genre nerveux , fenfibles ou celles
qui par leur état actuel font fufceptibles
d'impreffion, comme les convalefcens ,
les malades, & les femmes en couche qui
en fouffrent beaucoup.

2°. Les particules âcres & irritantes des
odeurs fortes portées par l'air dans les poulmons , l'eftomac, & mêlées à toutes nos
humeurs par le moyen d'un chile qui en
eft rempli, & de l'abforption , caufent de
vives irritations à la poitrine & à tout le
genre nerveux, des toux, des maux de
tête , des naufées, des vomiffemens, des
coliques. On doit attendre pour entrer dans
les appartemens peints, que l'odeur en foit
prefque totalement paffée, & qu'elle ne fe
renouvelle pas aux changemens de la température de l'air , du moins à un dégré qui
puiffe faire du mal, ce qui arrive lorfqu'on

a séché les peintures promptement & au moyen d'un grand feu. On observe alors ce que nous avons déja dit pour le plâtre, l'humidité de l'air pénetre dans le bois, sur-tout quand les peintures ne sont pas bien faites ; la chaleur de l'appartement attire de nouveau, cet air au - de-hors, il sort chargé de quelques particules des ingrédiens de la peinture ; c'est la raison pour laquelle les odeurs des appartemens se renouvellent de tems en tems.

Dangers de ne pas reprendre ses habits en quittant le travail.

§. 88. Une des précautions que doivent avoir les personnes quifont quelque exercice ou travail violent, c'est de remettre leurs habits en les quittant & de se couvrir un peu davantage qu'ils n'étoient en travaillant, sur-tout quand ils ont très chaud. Ils doivent aussi avoir cette attention au coucher du soleil, à l'heure à laquelle l'air devient plus humide, principalement dans les endroits bas, près des marais, des prés, des rivieres parcequ'une partie des vapeurs élevées par le soleil retombe, & qu'il sort de la terre une humidité considerable qui causent des fluxions, des rhumes, rhumatismes.

Dangers de s'expofer à l'air froid & humide quand on eft délicat, infirme, convalefcent.

§. 89. Les perfonnes délicates, infirmes, qui relevent de maladies, font plus fufceptibles que les autres d'être frappées par les impreffions de l'air, fur tout par le froid & l'humidité. On ne fauroit trop leur recommander de s'en garantir avec le plus grand foin, de fe couvrir la tête, la poitrine, de fe tenir les pieds chauds, de ne point s'expofer à l'air fans avoir pris quelque boiffon chaude : ils doivent furtout être attentifs à fe couvrir davantage, lorfqu'ils fortent que lorfqu'ils font dans la chambre. Tout le monde fentira bien qu'il y a toujours de la différence entre l'air du dehors & celui du dedans, elle eft d'autant plus grande, que dans les grands froids on fait un plus grand feu, & quoi que l'on foit très habillé en fortant, fi on ne l'eft pas plus qu'on ne l'étoit dans la chambre, on eft prefque toujours fûr de s'incommoder & de fouffrir bientôt tous les maux que caufe la tranfpiration arrêtée.

Dangers de se tenir en chemise, à l'air, quand on n'en a pas l'habitude.

§. 90. C'est une imprudence qui se commet très fréquemment, & par toutes sortes de personnes pendant les jours les plus chauds de l'été, que de se mettre en chemise & de s'exposer ainsi à l'air ou de se tenir dans des lieux frais ; il est même des personnes qui quittent leur lit la nuit parcequ'elles y ont trop chaud, se tiennent à l'air en chemise ou habillés trop legerement. On paye presque toujours fort cher le plaisir leger que l'on ressent pour un moment ; si l'on n'est pas averti le jour même du mal que l'on s'est fait par la toux, le rhume, les douleurs dans les membres, une fluxion de poitrine, on doit s'attendre à des rhumatismes chroniques, sciatiques, mauxde poitrine, &c.

CHAPITRE SECOND.

De l'Eau.

§. 91. APRES l'air il n'est rien dont
on fasse en général plus d'usage que de
l'eau : elle nous est presque également
nécessaire pour vivre ; aussi la mauvaise
eau est après l'air la cause la plus fréquente des maladies, & sur-tout de celles qui
sont communes à plusieurs personnes.
Si l'on ne s'en sert que quelquefois, les
effets seront des digestions difficiles ou
mauvaises, des dispositions aux maladies ; mais par l'usage continu des mauvaises eaux, les enfans sont arrêtés dans
leur croissance ou développement ; les infirmités de la vieillesse viennent avant le
tems ordinaire, & on est à tout âge victime d'une infinité de maladies internes &
externes. Les Romains avoient si bien senti
la nécessité d'avoir de bonnes eaux pour les
usage de la vie, qu'ils n'avoient rien né-
gligé pour s'en procurer, & qu'il étoit
défendu sous des peines très graves de les
gâter ; on ne pouvoit s'en servir que pour
boire ou préparer les alimens : il y avoit
d'autres eaux pour les autres usages, pour

les animaux, le blanchiſſage, les bains, les arts, &c.

On ne doit trouver dans l'eau ni goût, ni odeur, ni couleur ſenſible ; on ne peut cependant nier qu'elle ne faſſe une impreſ-ſion que les ſeuls buveurs d'eau recon-noiſſent, & veulent trouver pour dire qu'une eau eſt bonne.

Elle doit être legere, tranſparente, ſans couleur, ſans odeur, ſans ſaveur, s'échauf-fer & bouillir facilement, s'évaporer fort vîte, ſe refroidir de même, faire lever la pâte, fondre en peu de tems le ſavon, cuire vîte les légumes, appaiſer la ſoif ; paſſer promptement par les voies de l'uri-ne, ne pas dépoſer, faire de bon pain, être propre aux infuſions & aux décoc-tions, en diſſolvant & ſe chargeant des principes des plantes, & les conſervant ſans altérer leurs qualités : elle doit auſſi être propre à la vegétation & au blanchiſ-ſage du linge.

Dangers des eaux du ciel.

§. 92. Une partie des eaux qui ſont ſur la terre eſt élevée continuellement dans l'air d'où elle retombe enſuite en forme de brouillard, de roſée, de pluie, de neige, de grêle, &c. Cette eau n'eſt pas auſſi pure qu'on ſe l'imagine, car elle eſt chargée

de la tranſpiration & des exhalaiſons des
hommes, des animaux, des vapeurs qui
ſont le produit de la putréfaction, de la
tranſpiration, de la fermentation, des
végétaux & des animaux; en un mot,
d'une immenſité de petits corpuſcules, de
tous les corps qui ſont ſous le ciel, que le
ſoleil, l'air & mille autres cauſes en détachent, & qui ont été portés dans la région des nuages, ou que la pluie a ramaſſé
dans l'atmoſphere en tombant; toutes ces
choſes empêchent que l'eau du ciel ne ſoit
pure & la rendent plus ou moins nuiſible
ſuivant leur nature & leur quantité : c'eſt à
cela que l'on doit attribuer leur corruption ſi prompte ſur-tout dans l'été & dans
l'automne, parceque les exhalaiſons des
ſubſtances animales & végétales corrompues, ſont bien plus abondantes dans cette
ſaiſon, & que le ſoleil augmente encore
dans l'air le dégré de putréfaction qu'elles
avoient déja.

Lors donc qu'on ne peut avoir que de
l'eau de pluie, on ne prendra pas la premiere eau qui tombe, ni la premiere qui
coule des toîts, parcequ'elles ſont chargées des corps étrangers de l'atmoſphere &
des ordures des toîts, dont la quantité &
la mauvaiſe qualité ſont proportionnés à la
longueur de la ſéchereſſe, & au degré de
chaud qui ont précedé la pluie.

Dangers des eaux de citernes.

§. 93. Dans les pays où l'on n'a point d'eau bonne pour la boiſſon & les autres uſages de la vie, on ſe ſert de l'eau des pluies que l'on conduit & que l'on conſerve dans des réſervoirs ſouterrains qu'on appelle des citernes, dont chaque maiſon eſt pourvue. Ces eaux peuvent devenir très nuiſibles ſi l'on n'a pas ſoin de tenir les citernes très propres, de les nétoyer de tems en tems du dépôt que l'eau forme, de conſerver les toîts très propres, & tous les lieux où l'eau coule & d'où elle ſe rend dans les citernes; de ne point y donner entrée à l'eau des neiges, de la glace qui, & par leur nature & par leur ſéjour ſont mal-ſaines & mal-propres, ainſi qu'à celles des grandes pluies.

On fera bien outre ces précautions, de faire paſſer dans du ſable l'eau des pluies avant qu'elle ſe rende dans la citerne.

Il eſt important que les matieres dont la citerne eſt formée, ne puiſſe communiquer à l'eau aucune mauvaiſe qualité.

Dangers de l'eau de neige, grêle, glace.

§. 94. L'eau de la neige ou de la grêle fondues, eſt regardée depuis long-tems comme la caufe des goitres des habitans des montagnes, leur froid occafionne la colique, les fels qui y entrent la rendent pefante, dure.

Ces eaux caufent des maux de poitrine, toux, catarrhes, affectent le genre nerveux, refroidiffent trop l'eftomac, l'irritent par leur fel nitreux ou autre : on peut prévenir ces effets en faifant bouillir les eaux glacées feules ou avec quelques plantes aromatiques ou favoneufes que nous indiquerons.

Dangers de l'eau des puits.

§. 95. Les eaux de puits, font de nature très différente, & cette diverfité vient de celle du terrein par lequel les eaux fe font filtrées, ou fur lequel elles fe repofent; mais en général elles font dures & pefantes, à proportion de la profondeur du puits.

L'eau des puits, dans le même pays, n'a fouvent pas les mêmes qualités, quoique à une très petite diftance, parceque les puits étant creufés à des profondeurs différentes, & les veines de terre étant fouvent d'une très petite largeur, ils fe trouvent dans des couches de terre de différentes nature. Si le terrein où l'eau fe raffemble eft du fable, ainfi que celui que elle a traverfé, l'eau eft bonne & agréable : mais fi elle a paffé dans de la glaife, elle paroît au goût douçeâtre & graffe. On corrige difficilement cette eau au point de la rendre falutaire & agréable : quand elle fe filtre par des veines de terre bolaire, de craie, de marne, ou qu'elle féjourne deffus, elle fe colore en blanc, en jaune, de différente maniere, elle dépofe beaucoup des matieres qu'elle tenoit fufpendues, & forme des incruftations fur les corps qui fe trouvent dans fes réfervoirs. Ces eaux ne font pas telles qu'il le faut pour entretenir la fanté ; déja chargées elles diffolvent peu par elles-mêmes, & elles formen des embaras dans le bas ventre, en portant dans le corps des matieres qui n'y pouvant circuler, fe dépofent, s'arrêtent dans les cavités & les petits vaiffeaux, & forment des obftructions.

Dangers des eaux de fources ou de fontaines.

§. 96. L'eau de fource, qui par fes effets dans la cuiffon des pois, des féves, de la viande, l'infufion de thé, la décoction de caffé, la cuiffon du pain, &c. approche le plus de l'eau de pluie, eft la plus pure & la meilleure des eaux après les bonnes eaux de riviere. Ordinairement on trouve ces avantages dans celle qui sort des montagnes, des sables, des rochers de grais, ou qui, si elle vient de terreins qui sont moins bons, traverse & fait un long trajet dans le sable où elle quitte ses mauvaises qualités ; mais lorsqu'elle passe par des pierres molles & des terres dont elle entraîne, détache ou dissout quelque chose, cette eau est ce qu'on appelle dure, & peu propre aux usages de la vie ; elle peut avoir tous les défauts que nous avons remarqué dans l'eau des puits. On ne doit pas faire usage de cette eau, ou si on n'en a point d'autre, il faut prendre les précautions qui seront indiquées dans les §. suiv.

Dangers des eaux qui reposent sur des coquillages fossiles.

§. 97. Les eaux de sources ou de puits qui traversent des bancs de coquillages, fossiles ou de terre calcaire, & celles qui se reposent sur de pareils terreins, sont chargées de ces matieres. Elles ont une odeur & une saveur animales fortes & désagréables, elles sont peu propres à fondre quelques corps que ce soit, parcequ'elles sont déja chargées ; & les infusions & décoctions qu'on fait avec, ont mauvais goût : ces eaux se corrompent fort vîte, sont pesantes & rendent la digestion difficile. Il n'est pas aisé de rendre ces eaux potables ou du moins saines, on doit ne rien négliger pour s'en procurer d'autres meilleures.

Dangers de l'eau de mares, d'étang, de marais.

§. 98. Les eaux stagnantes comme les eaux de mares, d'étang, de petits lacs, de petites rivieres, sont les plus mal saines de toutes, parcequ'elles n'ont point ou très peu de mouvement : elles sont souvent bordées ou remplies d'herbes qui les gâtent ; elles donnent naissance à une quantité prodigieuse d'insectes de toute espece, qui, soit dans leur vie, soit par leur mort, augmentent encore la corruption.

Si ces mares se trouvent dans les villages, les animaux qui y vont boire, les enfans qui jouent, la troublent continuellement. On y jette toutes sortes d'immondices : l'eau des pluies y amene l'eau des fumiers, des cours de fermes, des chemins, & une telle eau se corrompt très vite, parcequ'elle a déja un principe de putréfaction.

Ces eaux qui sont corrompues sont pesantes, peu propres à faire la digestion,

nuifent infiniment à tous les tempéram-
mens lorfqu'elles font employées pour
boiffons ou pour la préparation des alimens. Elles portent par-tout la corruption , elles caufent des embarras au foie ,
des obftructions , la confomption , l'hydropifie , les diffenteries , fiévres quartes
ou putrides , les hernies , les ulceres , les
vers , elles empêchent les enfans de croî-
tre , occafionnent une vieilleffe prématurée , & l'avortement , les fiévres
après les couches , les hydropifies , &c.
il faut donc les éviter avec le plus grand
foin.

Dans les cas où il n'eft pas poffible de
fe procurer d'autre eau , on ne doit pas
la boire fans l'avoir corrigée autant qu'il
fera pratiquable , en y mêlant du vinaigre , en y faifant bouillir des plantes qui
ont de l'odeur , racines , fleurs , fruits ,
herbes , &c.

Les eaux des rivieres un peu confiderables font ordinairement bonnes , l'agitation les attenue , les purifie lorfqu'elles ne
coulent pas fur un fond fangeux , ou qu'elles ne font pas troubles par d'autres caufes.
L'expérience a prouvé qu'elles étoient les
plus légeres , & qu'elles ne fe corrom-
poient point fi aifément que toutes les
autres eaux : elles fondent le favon , atten-

driffent

driffent les légumes , facilitent la digestion , & ont les qualités que nous avons
dit convenir à la bonne eau ; mais fi le
lit d'une riviere eft un terrein limoneux,
ou de tourbe, fi elle s'étend par des faignées
dans des prés & fur la terre végétale ,
elle n'eft pas pure & faine : lorfque c'eft
une riviere qui coule lentement , elle nourrit plus de poiffons & d'infeétes, elle eft remplie d'herbes , il y a beaucoup de ces animaux & des végétaux qui y pourriffent :
elle s'infinue dans les terres voifines où elle
prend encore des particules corrompues de
végétaux & d'animaux , ce qui la rend très
nuifible.

Dangers de l'eau de la Seine.

§. 99. L'eau de la riviere de Seine
pure eft une des meilleures eaux du Royaume. Elle a toutes les qualités que nous
avons demandées pour faire une bonne
eau : elle délaye, fond , relâche, humecte ,
&c. mais elle contraéte en paffant par Paris de mauvaifes qualités qui la rendent
mal-faine. La grande quantité des immondices de toute efpece que l'on y jette
& qui y coulent de toutes les parties de la
ville , comme les excrémens des hommes
& des animaux , les boues , les ordures des
arts & métiers , & fur-tout les eaux des
Teinturiers, Corroyeurs , Blanchiffeufes

& des Hôpitaux ; les vapeurs & exhalaisons de l'atmosphere qui se mêlent à l'eau en très grande quantité, ce qui a fait dire avec raison que les rivieres purifioient l'air des villes ; enfin, la facilité que l'eau de la Seine a de se charger, de dissoudre ces différentes substances, la rendent impure & nuisible dans l'étendue de son passage, & un peu plus loin : c'est, il n'en faut point douter, une des raisons du mauvais teint, de la constitution foible & délicate, & de la fréquence des maladies des Parisiens, de la colique & du dévoyement qu'ont presque tous ceux qui arrivent à Paris pour la premiere fois, ou y reviennent après une longue absence.

On peut remédier à ces inconvéniens de deux façons, soit en faisant puiser ou venir par des aqueducs l'eau de la riviere avant de son entrée dans la ville, soit en empêchant que les ordures & immondices de la ville, ne se rendent dans la riviere, qu'au dessous de la ville.

Moyens de corriger les mauvaises eaux.

1°. De l'eau trouble.

§. 100. Lorsque l'on n'a pour boisson que de l'eau blanche ou trouble, il suffit le plus souvent de la laisser quelques heures en repos ; ordinairement

elle s'éclaircit en dépofant au fond du vaiffeau les parties terreufes qu'elle tenoit fufpendues. Alors, ou on puife l'eau très
doucement, ou on la fait fortir par une
ouverture pratiquée à quelque diftance du
fond; on doit prendre ces précautions
pour ne pas la troubler de nouveau. Si les
corps que l'eau contient ne fe précipi-
tent pas affez promptement au fond du
vafe, il faut avoir deux vaiffeaux, par
exemple, deux tonneaux ouverts chacun
par un bout, & que l'on placera l'un à
côté de l'autre, mais de façon que l'un
foit plus élevé que l'autre, en forte que
le fond de l'un foit au niveau de l'ouverture de l'autre. On remplira le tonneau le plus élevé environ au tiers, de
fable de riviere, on y mettra l'eau qu'on
voudra éclaircir, elle fe filtrera à travers
le fable, & elle fortira pure & claire par
une ouverture pratiquée au fond de ce
tonneau, qui répondra à l'ouverture du
tonneau placé plus bas, & celui-ci fervira
de réfervoir.

On peut encore jetter du fable fin dans
cette eau & l'y agiter; lorfque le mouvement fera ceffé, le fable retombant au
fond du vaiffeau, y entraînera les faletés
que l'eau tenoit fufpendues.

On peut auffi fe fervir pour éclaircir &
purifier cette eau d'une efpece de grais

poreux qu'on appelle pierre à filtrer. On fait un creux dans cette pierre & on y verse l'eau qui se filtre, & laisse sur la pierre & dans les trous, ce qu'elle contient d'étranger ; mais ce moyen ne fournit que très peu d'eau à la fois, il exige d'ailleurs un soin continuel de nétoyer la pierre dont les trous se remplissent & ne laissent plus passer l'eau : malgré ce soin, au bout de quelque tems ils se bouchent & la pierre devient inutile.

Si les corpuscules soutenus dans l'eau ne sont que des matieres grossieres, il suffira pour la rendre utile de la faire passer par un linge ou un drap de laine sur lesquels elle déposera ces matieres ; on peut encore se servir de coton, d'éponge.

2°. *De l'eau corrompue.*

§. 101. Lorsque l'on a des eaux corrompues ou qui se corrompent très promptement, on peut empêcher ou retarder la putréfaction, corriger & rendre moins nuisibles celles qui sont déja gâtées, par les moyens suivans.

Il faut conserver cette eau dans des vaisseaux de terre qu'on tiendra dans un lieu frais, & non dans le bois qui donne à l'eau de l'odeur, accélere sa putréfaction ; ni dans les métaux, comme le cuivre, le plomb.

qui communiqueroient de mauvaifes qualités à l'eau qui, étant corrompue, les at-
taqueroit certainement : on laiffera une
communication avec l'air, fans quoi la
corruption augmenteroit : il feroit auffi
très utile de foufrer le vaiffeau où on
doit mettre cette eau en y brûlant quelques méches, comme on le pratique pour
conferver le vin, ou bien on mêlera à
l'eau quelque acide végétal ou minéral,
comme vinaigre, verjus, limon, efprit
de vitriol, efprit de foufre, ou un peu
d'eau de vie, ou du fel marin : on fera
bouillir des racines ou d'autres parties aromatiques, des végétaux, comme le *cala-
mus aromaticus*, ou jonc odorant, fcor-
dium ou germandrée, abfinthe, anis,
laurier, génevrier, canelle, meliffe, an-
gélique, coriandre, camomille, *botrys*,
en un mot, tous les végétaux aromatiques de ce pays-ci ou d'un autre : lorfqu'on
a le tems, on peut attendre que l'eau corrompue ait repris fon état naturel, ce qui
lui arrivera fi on la conferve affez long-
tems pour cela, & fi l'air y a un libre
accès.

3°. *Des eaux dures & feleniteufes.*

§. 102. Si on n'a que de l'eau dure ou
feleniteufe, comme c'eft le plus fouvent

E iij

l'eau de puits, ce qu'on reconnoîtra, parceque'elle durcit les légumes & ne fond point le favon, il faut expofer cette eau au foleil, ou la faire bouillir feule, ou avec quelques feuilles ou racines de légumes, comme laitue, poirée, chicorée, ofeille, des femences & fleurs ; fruits mucilagineux, comme graines de lin, figues, pommes, poires, fleurs de bouillon blanc, avec du pain grillé ou non grillé.

Dangers des puits & fontaines près des habitations.

§. 103. L'eau des puits, & quelquefois celle des fontaines, deviennent mal-faines par le voifinage des fumiers & des mares dans les campagnes, des égoûts, des puifarts, des foffes d'aifance dans les villes, parceque leur eau fe filtre & fe rend dans ces puits, principalement dans les grandes pluies, ces eaux peuvent caufer les mêmes maux que l'eau croupie. *Voyez* ci-deffus.

On doit donc ou éloigner tout ce qui peut ainfi gâter les puits, ou ne fe pas fervir de leur eau pour boire, & préparer les alimens ; & fi on eft dans l'impoffibilité de s'en procurer d'autre, on la corrigera, autant qu'il fera poffible, par les moyens rapportés dans les §. précédens.

Dangers des eaux où on fait rouir du chanvre.

§.104. L'eau dans laquelle on a fait rouir du chanvre, contracte une odeur forte & très défagréable, & elle en reçoit une telle qualité qu'elle devient nuifible aux hommes, & à prefque tous les animaux. Elle fait perir les poiffons, & caufe aux hommes du dégoût, des naufées, des vertiges, la diarrhée & des maladies chroniques. On devroit empêcher ici , comme en Angleterre, fous des peines très graves , de faire rouir le chambre dans les eaux courantes & dans celles que l'on puife pour les hommes & les animaux, ou qui fe rendent dans des rivieres , puits , fontaines, &c.

Dangers des eaux de riviere pendant & après les longues féchereffes.

§. 105. Il y a dans le lit & fur les bords des rivieres fur-tout de celles qui ne font pas extrêmement rapides , un grand nombre de plantes aquatiques de différens genres; (qui généralement parlant ont des qualités plus fenfibles que celles de la plupart des plantes terreftres ; car les unes ont une odeur aromatique fi forte qu'elle en devient défagrable , comme font les menthes d'eau ; les autres font remarquables par une odeur fétide & marécageuse ; telles sont les millefeuilles & les prêles d'eau : presque toutes ont une âcreté plus ou moins forte, comme sont les cressons, les poivres & les renoncules aquatiques. Quelques-unes enfin, telles que les conserves ou mousses d'eau, semblables par leur effet à celui que l'ortie cause au toucher, échauffent subitement la main qui la presse, & l'eau où elles ont infusée est âcre & brûlante.)

Lorsque les rivieres diminuent par la sécheresse, ces plantes aquatiques, & surtout la prêle d'eau *hyppuris* & la mousse d'eau *conserva* devenant plus fortes & plus nombreuses, elles communiquent à l'eau leurs mauvaises qualités ; mais les rivieres se retirant davantage, il ne leur reste plus assez d'eau pour leur végétation, elles périssent, se corrompent & infectent l'eau, effets qui sont encore favorisés & augmentés par la chaleur du soleil & de l'air : ces eaux produiront les douleurs d'estomac, nausées, maux de gorges, diarrhées, dyssenteries, fiévres, &c.

Je viens aux causes d'infection de l'eau après les sécheresses. Les rivieres en se retirant laissent en beaucoup d'endroits des mares de différente grandeur, où l'eau se corrompt & où les plantes pernicieuses,

dont nous avons parlé croiſſent d'abord
en quantité, puis elles y périſſent & ſe
gâtent avec une multitude de petits poiſſons qui y étoient reſtés.

Si cette ſéchereſſe ne dure pas aſſez long-
tems pour que ces animaux & ces plantes
ſoient détruites par la corruption & ré-
duites en pouſſiere, & que l'eau ait ſa hauteur précédente, elle ſera infectée & très
mal-ſaine. Le célebre Botaniſte M. An-
toine de Juſſieu, ayant été conſulté en
1731 ſur la cauſe d'une épidémie qui re-
gnoit à Paris, la trouva dans l'eau de la
Seine corrompue par la cauſe dont nous
parlons : il conſeilla pour remedier au
mal qu'elle produiſoit, 1°. de faire nétoyer
la riviere & les bords, des plantes qui
cauſoient l'infection de l'eau, avant les
grandes ſéchereſſes & l'abaiſſement des
eaux.

2°. De faire enſorte qu'il ne ſe formât
point ſur les bords des rivieres de ces mares dans leſquelles l'eau croupit 3°. d'a-
voir aſſez d'eau vive dans la ville pour
ſuppléer pendant les grandes ſéchereſſes à
celle de la riviere ſi elle ſe trouvoit infectée.

Il ſeroit à-propos que l'on fît nétoyer
ainſi toutes les rivieres du Royaume : c'eſt
ſans doute à cette cauſe qu'on doit attri-

E v

buer les maladies & la mort des poissons
dans beaucoup de rivieres pendant l'été.

Dangers de l'eau conservée dans le plomb.

§. 106. On a été longtems dans la sécurité la plus grande sur les vaisseaux de
plomb ; cependant il est prouvé par l'expérience des Anciens & des Modernes,
que l'eau, même celle qui est pure, qui
coule dans des tuyaux de plomb devient
dangereuse, parcequ'elle détache en cou-
lant, par le seul frottement, de petites particules du plomb, & elle en détache beaucoup lorsqu'elle charie du sable qui frotte
sur les parois des canaux : mais une autre cause concourt fort souvent à donner
à cette eau des qualités nuisibles , c'est
qu'il n'y a peut-être pas d'eau qui ne con-
tienne quelque quantité de sels qui attaquent le plomb. Celle qui vient du ciel les
prend dans l'atmosphere ; celle qui coule
sur la terre les reçoit des végétaux mineraux
& animaux, qu'elle lave. Aussi remarque-t-
on que l'eau que l'on conserve dans des vases de plomb y devient douce, ce qui ne se
peut faire que par l'union du métal à l'eau.

J'ai vu ici des personnes qui ont été
incommodées pour avoir bû la premiere
eau qui couloit d'une fontaine dont on

venoit de nétoyer le réfervoir qui étoit garni de plomb ; foit que les inftrumens dont on s'étoit fervi euffent détaché quelques portions du plomb qui avoient été diffoutes par l'eau; foit que l'eau par fon féjour dans quelques parties du tuyau, fe fut gâtée & eut diffous du plomb : quoi qu'il en foit, c'eft une chofe connue des Porteurs d'eau, que la premiere eau dont nous avons parlé eft nuifible. Il feroit donc à propos d'empêcher que l'on ne reçut les premieres eaux qui coulent des fontaines publiques, lorfque par quelque caufe que ce foit elles ont ceffé de couler quelque tems.

CHAPITRE TROISIEME.

DES BOISSONS ARTIFICIELLES.

Dangers du moût ou vin muté.

§. 107. POur faire un vin muté, on exprime legerement les grappes de raifin fur le preffoir; on met un feau de la liqueur qui en coule dans des tonneaux neufs dans lefquels on a brûlé une mêche

E vj

foufrée , on agite le tonneau : cela fait , on brûle une feconde mêche , on jette un fecond feau de vin , & ainfi de fuite juf- qu'à ce que le tonneau foit plein. On boit ce moût feul , ou on le mêle avec d'autres vins pour les adoucir.

Ces vins fermentent dans l'eftomac, fur-tout dans celui des perfonnes délica- tes : ils caufent des coliques d'eftomac af- freufes, des coliques d'inteftins, la dyffen- terie, le dévoyement. Il y a des gens même dont il offenfe le cerveau & les nerfs , & à qui il caufe des maux de tête.

Dangers des vins appellés rapés.

§. 108. On appelle rapés , vins rapés , une boiffon vineufe faite avec de l'eau que l'on jette fur des grappes de raifins lorfqu'elles fortent du preffoir , & qu'elles ont été exprimées pour faire des vins blancs ou gris, ou fur des grappes de rai- fins qui fortent de la cuve ; il refte à ces grappes quelques grains qui teignent lége- rement l'eau ; mais par la macération lon- gue les grappes s'amolliffent , & l'eau en retire un principe âcre , aftringent, & qui eft très irritant.

Ces rapés font très mal-faifans , fur-tout les premieres fois qu'on en tire , car ils

perdent de leur mauvaife qualité en même tems qu'on diminue leur force, parcequ'on y met autant d'eau qu'on en retire.

Ils caufent des conftipations, des coliques violentes, des irritations vives fuivies de diarrhées, dyffenteries, &c.

Le moyen de prévenir ces incommodités, eft de mêler beaucoup d'eau à cette
boiffon dans le commencement.

Dangers des vins où il y a de la chaux, du foufre, des coquilles, &c.

§. 109. Il y a des vins dans lefquels on
mêle de la chaux éteinte à l'air, de l'alun
brûlé, des coquilles d'huîtres calcinées,
de la cendre leffivée, du gypfe ou pierre
à plâtre, pour diminuer la force & la
quantité de l'acide qui y eft, donner plus
de force à la partie fpiritueufe. Pour conferver le vin on y mêle encore du lard, de la
chair de cochon, des bois, du fel marin, de
la fumée ou vapeur du foufre & des fubftances aromatiques. Ces différens ingrédiens n'ont une action nuifible bien mar-
quée, que lorfqu'ils font en très grande
quantité; cependant comme ces vins font
moins fains que ceux qui font naturels &
fans mêlange, la Police doit empêcher ces
pratiques, & chacun doit s'abftenir de ces
vins lorfqu'il remarque leur falfification.

Dangers des vins où on a mis du plomb, du sublimé corrosif, de l'arsenic, de la litharge.

§. 110. Il n'est point de pays où l'intérêt n'ait porté plus d'une fois les Marchands de Vin à vendre des poisons terribles en mettant dans leurs vins du plomb, de la litharge, de l'arsenic, du mercure sublimé corrosif. Celui qui le fait sans savoir qu'il compose un poison terrible, est le plus malheureux de tous les hommes ; mais il n'est pas de supplice assez douloureux pour celui qui, connoissant le danger de ces mêlanges, donne ainsi la mort à tous ceux que la confiance attire chez lui & qui le font vivre. Les douleurs, les inflammations de l'estomac, des intestins, la colique de peintre, la paralysie, la mort même en sont les suites. Lorsqu'après avoir bû du vin de cabaret on ressent des douleurs vives d'estomac, des intestins, des nausées, il n'y a point de tems à perdre, craignez le poison, cherchez le moyen de vous en assurer. Il est aisé de reconnoître s'il y a quelque falsification dangereuse dans le vin qu'on vous a offert ; il seroit sans doute de la prudence de faire cette épreuve sur le vin acheté au cabaret, & sur-tout sur celui qui y eſt vendu en détail, avant d'en boire ; mais comme la plupart de ceux qui ſont expoſés à ce danger ne le pourront ou ne le voudront pas, c'eſt à la Police publique établie pour la ſûreté & la ſécurité des Citoyens, à veiller journellement par le miniſtere des Commiſſaires ou autres , ainſi qu'elle fait pour le poids du pain , à ce qu'il ne ſe faſſe dans les Cabarets aucune falſification auſſi funeſte que le mêlange de la litharge , de l'arſenic , du ſublimé corroſif avec le vin. Lorſqu'on a mis du plomb , de la litharge ou autre préparation de ce métal dans des vins , les acides attaquent le métal, ou ſa prépa- ration , le diſſolvent, s'y uniſſent : alors les vins deviennent doux à proportion de ce qu'ils ont diſſous du métal , qui a enve- loppé leur acide & formé avec lui un ſel neutre : la quantité de ce ſel eſt proportion- née à la force & à la quantité de l'acide que contiennent les vins.

Pour connoître s'il y a du plomb , de la litharge ou autre préparation de ce mé- tal dans le vin & combien il y en a. Un moyen des plus ſûrs & des plus faciles , eſt de ſe ſervir d'eau de chaux & d'orpi- ment. Lorſqu'on verſe ſur les vins li- thargirés , de la ſolution d'orpiment dans l'eau de chaux nouvellement faite , ils ſe troublent & noirciſſent plus ou moins, à proportion qu'ils contiennent plus ou moins de plomb, qui ſe précipite ſous la forme d'une poudre noire.

Pour connoître s'il y a du ſublimé cor-roſif, on ſe ſervira des alkalis fixes & des alkalis volatils.

Une diſſolution de plomb dans l'eau-forte, démontrera le mélange de l'arſe-nic.

Dangers de mettre dans des vaſes d'étain des vins acides , & ceux qui tournent promp-tement à l'aigre. Voyez *le Supplément.*

Dangers des vins , cidres pommés , poirés, & autres qui ſont acerbes & aſtingens.

§. 111. Lorſque les raiſins, les pom-mes, poires, &c. dont on prépare des li-queurs pour boire n'ont pas mûri ſuffi-ſamment, ou ce qui eſt la même choſe lorſqu'il n'y a point dans ces fruits au-tant d'eau & de parties mucilagineuſes qu'il doit y en avoir pour étendre & adoucir le ſel eſſentiel acide de ces fruits & les rendre doux , ils ſont acerbes & aſ-tringens, acides ou acres , qualités qui ſont à un degré d'autant plus haut que les fruits ſont moins murs ou plus acerbes : l'effet de ce ſel acide pris en trop grande quantité ,

est d'irriter , de resserrer , de causer des
douleurs vives de colique dans l'estomac
& les intestins , d'épaissir la bile , d'en
fermer les passages ; d'où il doit arriver
des inflammations , des obstructions dans
le bas ventre , & sur-tout au foie & une
constipation opiniâtre si l'usage de ces liqueurs est continué quelque tems ; l'acide
passe dans le sang & parvient aux nerfs
qu'il irrite , dont il dérange les sensations
& les mouvemens , & il cause des convulsions , la paralysie.

Chacun peut se garantir de ces maux
en s'abstenant des vins & des fruits non
mûrs. La Police les préviendra pour le
peuple ignorant , économe & encore plus
gourmand , en empêchant de vendre des
fruits qui ne sont pas mûrs , ce qui est
assez aisé sur-tout dans les villes , & en
empêchant qu'on ne fasse de récolte ou ven-
danges de tous les fruits , sans une permis-
sion qui sera donnée dans chaque pays.

On doit donc être plus en garde contre ces abus, que l'année est plus abondante , parcequ'alors ou les fruits ne mûris-
sent pas, ou ne sont pas assez remplis
d'eau.

Dangers d'un usage des Marchands de vin.

§. 112. Il y a chez les Marchands de
Vin une pratique qui est tous les jours fa-
tale à plusieurs personnes. La table ou le
comptoir sur lequel on verse le vin des
brocs dans les bouteilles ou autres vases
est garni de plomb, & percé dans un lieu
où il y a de la pente, pour recevoir le vin
qui se renverse afin qu'il ne soit pas perdu;
il se rend par ce trou du comptoir dans
un vase de plomb qui est dessous. Le vin
éventé, s'aigrit ; ce changement arrive
très promptement à ceux qui ont peu de
qualités : c'est dans la vue d'empêcher
cette altération qu'on emploie le plomb
qui l'adoucit, parcequ'à mesure que l'a-
cide se dévoppe, il dissout du plomb qui
lui ôte le goût acide ou aigre : on remet
ce poison dans le tonneau, ou on le donne
au premier entrant. Il n'y a que la Police
qui puisse garantir le Peuple de ce danger, qu'on peut reconnoître par le moyen
rapporté §. 110.

*Dangers de la bierre très nouvelle & de la
bierre forte.*

§. 113. Lorsque la bierre est très nouvelle & qu'elle est est préparée pour être

ce qu'on appelle Bierre forte , qualité qu'on lui donne en l'arrêtant dans sa fermentation , lorsqu'on l'enferme dans des Bouteilles dans le moment de cette fermentation , elle est très dangereuse. Cette bierre reçue dans l'estomac y fermente , la partie spiritueuse s'y développe , elle attaque les nerfs, donne des coliques de ventre terribles , la diarrhée , la dyssenterie & la mort même.

La bierre ancienne & gâtée cause les maux que nous avons déja dit plusieurs fois être produits par la putréfaction.

Dangers de la bierre où le houblon a seulement infusé.

§. 114. Pour rendre la bierre durable , on fait entrer dans sa composition le houblon qui est une plante amere & en même-tems narcotique , c'est-à-dire, dans laquelle il y a un principe très subtil, très pénétrant qui se porte au cerveau, attaque les nerfs & assoupit. On doit faire bouillir le houblon pour qu'il ne communique à la bierre que la partie extractive qui lui est nécessaire pour être durable ; si au lieu de cela on se contente de faire infuser le houblon, la partie narcotique reste dans l'infusion & rend la bierre nuisible , elle diminue l'aptitude au fentiment & au mouvement.

Dangers de la bierre alterée par le mélange de l'yvraie, de la chaux, &c.

§. 115. On mêle encore à la bierre avec des fuites plus ou moins fâcheufes, fuivant la quantité qu'on en emploie, de l'yvraie, qui affoupit ou donne des convulfions : le *cyftus ledon*, le poivre, la térébenthine, la chaux, la fuie, dont les effets ne peuvent être que nuifibles : le houblon gâté, que l'avarice y fait quelquefois employer, porte la corruption.

Dangers de la bierre préparée avec de mauvaifes eaux.

§. 116 C'eft une opinion très commune parmi ceux qui préparent la bierre, que l'eau corrompue eft plus propre à faire de bonne bierre que celle qui eft pure : quoi qu'il en foit de ce fait, dont nous n'examinerons point ici la vérité, ni fi cette idée n'a d'autre fondement que le préjugé ancien ; cette bierre ne peut qu'être nuifible malgré le changement qui y arrive dans la fermentation ou la cuiffon, & comme elle peut caufer une partie des maux rapportés au §. des eaux croupies, on doit la défendre féverement.

Dangers du cidre.

§. 117. Le cidre peut, ainfi que le vin & la bierre, être mal-faifant par le fruit dont on s'eft fervi pour le faire, par la méthode qu'on a fuivi pour le préparer, & par des additions qu'on y a faites.

Il y a des années où les fruits fe trouvent mauvais & mal-fains, foit parcequ'ils n'ont pas muri, foit parceque quelques fubftances qui font tombées deffus, ont une qualité deftructive. Les cidres faits avec ces fruits, caufent des maladies épidémiques.

Lorfqu'on fe fert pour faire le cidre de fruits gâtés, cette boiffon produit la corruption dans les humeurs & caufe la fiévre, la diarrhée, &c.

On diftingue, comme pour la bierre, un cidre doux & un cidre fort, qu'on appelle Cidre paré. Le premier n'eft dangereux que par la quantité qu'on en boit, & les difpofitions où on fe trouve en le bûvant. Mais le cidre fort eft fujet à irriter, à porter à la tête, à bleffer les nerfs, à caufer des coliques & des vents. Les perfonnes qui ont l'eftomac foible doivent s'en abftenir, ou le boire avec beaucoup d'eau. & les autres doivent en éviter les excès.

Les cidres faits avec les poires ou les cormes, qu'on appelle cidres poirés & cidres cormés, ont les mêmes inconvéniens.

Les cidres aigris caufent les mêmes maux que levin aigre.

Dangers des liqueurs, ratafiats.

§. 118. Il y a des gens qui boivent par goût beaucoup de liqueurs fpiritueufes. Je comprend fous ce nom, outre l'eau-de-vie, dont le Peuple fait ufage, tous les ratafiats préparés avec l'eau-de-vie, l'efprit de vin : d'autres ayant bu long-tems & beaucoup des vins les plus forts, & trouvant trop foible la fenfation que le vin excite fur leur palais, ou même qu'il n'en ait plus aucune, boivent des liqueurs fortes. Ces liqueurs bues en certaine quantité affoibliffent & détruifent le corps, nervent l'efprit, abregent la vie, accelerent les infirmités de la vieilleffe, diminuent le nombre des enfans, & nuifent à ceux que cette caufe n'empêche point de naître.

Dangers du thé.

§. 119. Les effets du thé font différens fuivant l'efpece dont il eft, la façon dont on le prépare, & les difpofitions de ceux qui en ufent. Lorfqu'il eft très léger , c'eft-à-dire, qu'on a mis une très petite quantité de feuilles de thé dans beaucoup d'eau & que l'eau eft peu colorée, cette infufion n'agit que comme délayant, elle nettoie l'eftomac en entraînant ce qui y eft refté des alimens après la digeftion. Tel eft l'effet du thé chez quelques per-fonnes qui en prennent modérément quel-ques heures après le repas, ce qui leur fait dire qu'il aide à la digeftion ; cet avan-tage eft fenfible lorfqu'on a mangé con-fidérablement, & bû du vin ou des li-queurs qui rendent les alimens difficiles à digérer. Si on prend cette boiffon en gran-de quantité & très chaude , on rifque de relâcher trop les fibres de l'eftomac , & alors la digeftion ne fe feroit que diffici-lement.

Il y a des perfonnes qui font les infu-fions de thé très fortes , c'eft-à-dire , qui mettant beaucoup de thé dans l'eau bouil-lante, & la laiffant même jetter quelques bouillons ont un thé très coloré , & qui pour l'ordinaire a de l'âcreté qu'on dimi-nue avec du fucre. Cette infufion ferme les ouvertures des petits vaiffeaux & augmen-te l'élafticité & la force des fibres, elle n'eft pas fans danger : fouvent elle attaque les nerfs, & caufe des tremblemens à quel-ques perfonnes.

Il y a plusieurs especes de thé, qui
sont ou thés verds, ou thés bohés. Le
thé bohé est souvent mêlé de substances,
étrangeres, & alors l'infusion que l'on en
prépare est nuisible, elle fait éprouver à
l'estomac un sentiment de pesanteur. Le
thé verd a une saveur & un parfum assez
forts & assez agréables, c'est le principe
de l'odeur qui porte à la tête, qui assoupit & attaque les nerfs.

Pour retirer du thé verd, tout le fruit
qu'il peut produire, il faut jetter la premiere infusion de ce thé, faire la seconde legere, y mettre un peu de sucre, sur-tout du
sucre candi. Lorsqu'on le prend pour ai-
der la digestion après le repas il doit être à
l'eau pure. Si on le prend le matin, comme déjeûné, on y joindra un tiers de lait.

Cette boisson convient aux grands man-
geurs ; elle est nuisible à ceux qui mangent peu, qui menant une vie sédentaire
ont les nerfs plus aisés à irriter, & les fibres de l'estomac relâchés ; elle leur cause
de petites sueurs, des foiblesses, des
tremblemens de nerfs.

On peut conseiller le thé après les
exercices violens, la suppression de la transpiration.

Les personnes qui sont dans le cas de
prendre quelque infusion & que le thé
incommode, peuvent en préparer une qui
n'aura

n'aura pas les inconvéniens, avec la véronique, la feuille de citronier ou de limonier, la fleur de tilleul, le caillelait, l'apalachine, le botrys, &c.

Dangers du caffé.

§. 120. Le caffé, que l'on doit regarder comme un remede plutôt que comme un aliment, est devenu, soit par la mode, soit parcequ'il flatte le goût de beaucoup de personnes, de l'usage le plus commun. Non-seulement nous nous sommes privés d'un médicament excellent par l'habitude que nous avons pris d'en user en santé ; mais en le prénant sans examiner s'il convient à notre tempéramment, nous en avons fait un moyen de la détruire, je dirois presque un vrai poison. En effet, la préparation que l'on donne au caffé en le brûlant, convertissant son huile qui est douce dans l'état naturel, en une huile âcre, empireumatique ; cette décoction est irritante & échauffante, elle passe dans le sang, & par l'irritation qu'elle produit, dès qu'elle y est entrée, sur les membranes des vaisseaux, elle augmente leur élasticité à proportion de l'irritabilité des parties. Le sang s'échauffe & se rarefie ; delà dans le premier moment,

le caffé empêche le sommeil, en accélérant
la circulation, ou il l'excite & le favorise lorsqu'il fouette & rarefie le sang comme l'opium, au point de faire une compression sur
le cerveau & le principe des nerfs. Il produit tous les phenomenes d'une fievre legere, il agite le sang, il desseche les fibres, il
dissipe la partie la plus fluide des humeurs,
d'où naissent l'épaississement du sang, les
hémorrhagies, les amas de sang dans différentes parties du corps, les hémorroïdes.

Le caffé nuit souvent à la digestion, &
c'est à tort qu'on lui attribue en général la
la vertu de la favoriser, de l'accélerer.
Au reste, cette erreur naît de ce que c'est
un principe reçu dans le monde que les
choses échauffantes favorisent la digestion.
Cette regle est sujette à des exceptions; &
dans le grand nombre de fois qu'on l'observera, elle produira plus souvent des
effets pernicieux que des effets salutaires.
Il faut, sans contredit, de la chaleur pour
la digestion, mais elle doit être douce; &
si elle est plus grande, elle l'empêche en
changeant la nature & les qualités des liqueurs qui sont destinées à cette fonction.

Plusieurs Auteurs se croyent en droit
d'assurer que le caffé diminue des forces
de l'homme & le rend inhabile au com-

merce des femmes ; quelques uns vont juſqu'à prétendre qu'il ôte la puiſſance d'en-
gendrer , & qu'il y a des peuples qui en
uſent dans cette vue avec ſuccès. Cette
boiſſon eſt dangereuſe pour les perſonnes
bilieuſes ; elle donne à la bile un dégré de
chaleur nuiſible , elle augmente ou même
forme les embarras & obſtruction dans
les vaiſſeaux qui conſervent ou portent
cette humeur.

L'uſage du caffé peut produire des accidens fâcheux & même funeſtes dans les
cas de plénitude des vaiſſeaux , cauſée par
l'abondance du ſang ou la grande raréfaction de ce fluide , l'apoplexie , les hémorrhagies , engorgemens , ruptures des
vaiſſeaux , inflammations , &c.

C'eſt au caffé que bien des gens de lettres doivent les inſomnies , les tremblemens , la ſenſibilité extrême qu'ils éprouvent , la vieilleſſe & la maigreur prématurée. Sans la confiance qu'ils ont dans
les bons effets du caffé , ils feroient plus
réſervés ſur la quantité & la qualité des
alimens qu'ils prennent , & ils ſe procu-
reroient par une plus grande tempérance
une meilleure ſanté & une plus longue
vie.

C'eſt , il n'en faut point douter , à
l'uſage fréquent ou journalier du caffé

qu'on doit fouvent attribuer la pâleur, les
maux de tête opiniâtres , le défaut d'appétit ou fa dépravation , le peu de régularité , le retard & les excès dans l'écoulement des regles des jeunes perfonnes du
fexe , & chez les hommes du même âge
les hémorrhagies , maux de tête , hémorroïdes , les embarras ou obftructions du
foie.

Il produira dans un âge plus avancé, chez
les femmes , les pertes ou une trop grande
fréquences des regles, ou de l'irrégularité
ou de la déviation , outre les accidens
dont on a déja parlé : chez les femmes
groffes les pertes & les hémorrhagies , l'a-
vortement , la délicateffe , la maigreur,
la foibleffe des enfans : chez celles qui font
nouvellement accouchées , les pertes, les
fiévres avec éruption , le tranfport du lait
& fon arrêt dans quelque partie du corps
où il fera la fource de mille maux : chez les
femmes qui font dans le tems de la ceffation des regles, l'apoplexie, la fuffocation,
le tranfport du fang au cerveau , au poulmon : chez les hommes, tous les accidens auxquels la plénitude les expofe.
Voyez §. 539. *Avis au Peuple.*

Il eft, je crois, inutile d'expofer les
maux que peut caufer l'ufage du caffé aux
enfans , on en peut juger par fes effets

fur les conftitutions plus fortes des âges plus avancés.

Dangers du chocolat.

§. 121. Le chocolat, cette préparation faite avec du cacao, du fucre, & le plus fouvent des aromates, comme vanille, canelle, &c. eft un aliment agréable & nourriffant, qui convient fort aux vieillards & aux perfonnes qui ne mangeant pas beaucoup, par quelque raifon que ce foit, ont befoin de quelque aliment qui les foutienne ; mais il ne faut pas s'habituer à prendre du chocolat tous les jours, fans être fûr qu'il n'eft point contraire à fon tempérament, & aux circonftances particulieres dans lefquelles on fe trouve. Les perfonnes qui ne digerent pas facilement les alimens gras, fentent un poids fur leur eftomac lorfqu'ils en ont mangé : le beurre du cacao empâte & affoiblit les fucs digeftifs, diminue beaucoup l'appétit, fur-tout fi on a préparé le chocolat au lait & avec des jaunes d'œufs.

Le chocolat, principalement celui dans lequel il entre des aromates, échauffe trop les tempéramens qui ont naturellement beaucoup de feu, les tempéramens bilieux, fecs, & tout le monde lorfqu'il fait très chaud, il est aussi très nuisible aux jeunes gens de l'un & de l'autre sexe ; & il peut causer les mêmes maux que nous avons attribués au caffé comme échauffant. *Voyez* §. précédent.

CHAPITRE QUATRIEME.

Du Pain, des Viandes, Poissons, Fruits, &c.

Dangers des grains gâtés.

§. 122. Lorsque le grain eſt en tas dans un endroit humide & chaud, ou ſeulement humide, il s'y excite une chaleur conſiderable, il fermente, & prend une odeur forte & mauvaiſe, qui, pour peu qu'il reſte dans le même lieu quelque rems, le conduit à la corruption. Le pain que l'on fait avec ce grain n'eſt plus ſi nourriſſant, & il peut outre cela cauſer des maladies putrides, la gangrene, les maladies convulſives. On peut empêcher le grain de ſe gâter & de devenir nuiſible, ou en le tenant toujours très ſec, à quoi l'on réuſſit en le conſervant dans des lieux élevés & ſecs, en le remuant ſouvent & par un rems ſec, enfin en l'étuvant : ſi cés moyens ont été inſuffiſans, & que par quelque circonſtance que ce ſoit, on ſoit néceſſité à employer ce grain, on doit le bien faire ſécher au four avant de le faire moudre, & même lui donner un léger dé-

gré de torréfaction qui corrigera fes qualités nuifibles.

Dangers du grain ergoté.

§. 123. Plufieurs grains, mais fur-tout
l'orge & le feigle, font fujets dans quelques Provinces à être piqués par un infecte, tandis qu'ils font encore dans l'épi. Il
fe forme alors fur ces grains piqués une
petite excroiffance que l'on nomme ergot
à caufe de fa reffemblance avec cette partie animale : le pain, la bouillie, faits
avec le grain ergoté, fur-tout s'il eft nouveau, font très nuifibles à l'homme &
aux animaux ; & fi l'on en mange un peu
long tems, il furvient des fiévres putrides, malignes, des fiévres avec affoupif-
fement, des engourdiffemens, & fouvent
la gangrene, qui faifant beaucoup de progrès à l'intérieur fans fe manifefter, caufe
la chûte des membres avant qu'on ait
penfé à traiter ce mal. L'inftinct des animaux leur fait refufer cette nourriture.
La raifon doit engager les hommes, à
examiner fi leur grain a l'ergot, & dans
ce cas à le rejetter, ou du moins à le garder
pour ne s'en fervir que lorfqu'il fera
vieux, puifque ces effets font d'autant plus
pernicieux qu'il eft plus jeune.

Quant aux maux que produit l'ufage

du bled, orge, feigle ergoté. *Voyez*-les,
avec la maniere de les guerir, dans l'Avis
au Peuple. §. 528.

Dangers du grain qui a le bout ou le noir.

§. 124. Lorfque le grain eft marqué par
l'extrêmité d'une petite tache noire qui eft
l'effet de la moififfure, il eft, dit-on, nuifible pourla fanté fi on le convertit en pain,
& il produit des fiévres putrides, malignes,
intermittentes. *V. le Supplem.*

Dangers du pain qui n'a pas fermenté & *levé fuffifamment.*

§. 125. La farine dont on fe fert pour
faire le pain a befoin de fermenter pour
devenir un aliment nourriffant & fain, &
fans cette précaution, le pain ne fe digere
pas ; il fermente & aigrit dans l'eftomac,
il produit des vents, la colique & des obftructions. Si le pain n'a pas levé affez, il ne
peut être bien cuit, il eft trop compact ou
mat & ne fe digere pas.

Dangers du pain chaud.

§. 126. Le pain qui eft affez récemment
forti du four pour être chaud, ne fe broye
pas dans la bouche, il s'épaiffit, fe roule
en boule au lieu de fe mâcher, imbibe
peu de falive, c'eft pourquoi il fe digere
difficilement, forme un poids fur l'efto-

mac, les sucs digestifs ne pouvant atta‑
quer cette masse compacte ; & lorsqu'il
vient à se digerer, il fournit un chile vis‑
queux, épais, & donne beaucoup de vents.

Dangers du pain gâté, moisi.

§. 127. Lorsque l'on garde le pain fort
long-tems dans un endroit humide il s'y
moisit, & pour peu qu'il fasse chaud, il
entre en fermentation & se corrompt très
vîte ; alors au lieu d'un aliment doux, on
en a un amer, de mauvais goût & point
nourrissant ; si on en use long-tems il est la
cause de plusieurs maladies putrides.

Dangers de manger la chair gâtée.

§. 128. Le Peuple est souvent détermi‑
né à manger de la chair gâtée des animaux
les plus communs, par la modicité du prix,
proportionné à ses facultés. Non - seu‑
lement ces alimens ne nourrissent pas,
mais la chaleur du corps augmentant en‑
core le dégré de putréfaction qu'ils ont
déja, ils portent la corruption dans toutes
nos humeurs en un espace de tems très
court, & causent la diarrhée, la dyssente‑
rie, le scorbut, les fiévres putrides & in‑
termittentes. Comme on ne peut pas es‑
perer que le Peuple sera arrêté par la crain‑
te de la maladie qu'il ne sent pas encore ;

c'eſt à la Police à empêcher la vente de toutes les viandes gâtées, pour le mettre dans l'impoſſibilité de ſe faire du mal.

Plus d'une fois l'augmentation des maladies du Peuple, les rechûtes dans la convaleſcence, ſont venues d'avoir mangé des viandes de cette nature ou du bouillon qui en a été fait ; tâchez de le perſuader, que de tels alimens lui ſeront nuiſibles, & qu'il y ſubſtituera avec avantage, ſur-tout l'été, les bouillons d'herbes, les eaux d'orge, de ris, les légumes.

Dangers de manger la chair des animaux malades.

§. 129. On voit de tems en tems regner parmi les animaux de toute eſpece des maladies épidémiques, & il arrive preſque toujours que dans les pays où ces animaux ſont employés pour ſervir de nourriture, les perſonnes qui en mangent ſont attaquées de maladies putrides, malignes, épidémiques : l'hiſtoire fait mention même de pluſieurs peſtes qui n'avoient point d'autre origine. Toute la prudence du Peuple ne peut les garantir de cette cauſe de maladie ; c'eſt à la Police à empêcher qu'il ne ſe vende aucun des animaux parmi leſquels il y a quelque maladie épidémique & contagieuſe.

Quoiqu'il n'y ait pas les mêmes maladies à craindre de l'usage des animaux
morts de toute autre maladie, que celles
qui sont épidémiques ou contagieuses, on doit éviter avec soin de manger de ces animaux morts de quelque maladie que ce soit, ou qui en avoient une
lorsqu'on les a tués ; c'est ce dont la Police peut encore garantir les Citoyens plus
que toute leur attention, en faisant examiner tous les animaux qui doivent être
tués, & rejettant, dans le gibier & la vo-
laille qu'on ne peut avoir que morte, les
pieces que leur maigreur fera soupçonner.

Dangers de manger des poissons malades, ou trouvés morts.

§. 130. Il périt quelquefois en même
tems une très grande quantité de poissons
dans les rivieres par la gelée ou le mélange
de quelque substance qui leur est contraire
en grande quantité ; peut être même sont-
ils sujets comme les autres animaux aux
maladies contagieuses. Dans ces circonstances le Pêcheur ayant beaucoup de poisons sans peine, le donne à bon marché,
c'est une raison pour que le Peuple en fasse
sa nourriture ; si cela dure plusieurs jours
il est presque impossible qu'il ne survienne
des maladies occasionnées par cet aliment

de mauvaiſe qualité, & elles feront d'autant plus fréquentes & graves, que ce Peuple fera moins accoutumé à faire uſage de poiſſon.

La Police doit donc veiller à ce qu'il ne ſe vende point de poiſſons morts de maladies ou morts d'accidens depuis un tems aſſez conſidérable pour qu'il ait pu ſe gâter.

Dangers de quelques œufs de poiſſons.

§. 131. On a remarqué que les œufs de quelques poiſſons avoient des qualités nuiſibles. De ce genre ſont les œufs de lamproye, de barbot, de tanche ; je ne puis rien aſſurer ſur ce ſujet d'après des expériences nouvelles, mais comme les les Anciens s'accordent à dire que les œufs que nous venons de nommer ſont funeſtes à ceux qui les mangent, nous croyons qu'on n'en doit point uſer juſqu'à ce que de nouvelles épreuves ayent démontré la fauſſeté du ſentiment ancien.

Dangers des cruſtacées dans les tems chauds.

§. 132. Il y a des poiſſons dont la nature eſt telle qu'ils ſe corrompent avec la plus grande promptitude lorſqu'il fait un peu chaud : de ce genre ſont tous les cruſtacés comme les homars, écreviſſes, ſalicoques,

les huîtres ; la Police doit mettre ces poiſſons dans le nombre de ceux qu'elle ne
permettra pas que l'on apporte , dans les
tems chauds de peur que malgré ſa vigi-
lance on ne les mange gâtés.

Mais quand même ils ſeroient frais ,
on doit prudemment s'en abſtenir alors ,
parcequ'ils ſont par leur nature âcres ,
irritans , échauffans.

Dangers des Moules.

§. 133. Les moules ont pluſieurs fois produit des accidens qui les ont fait regarder
comme vénimeuſes. Des Auteurs rapportent
que des perſonnes qui avoient mangé des
moules, ont eu des convulſions, des anxietés , des nauſées accompagnées d'éruptions
cutanées ; ces ſymptômes prouvent , ſelon
eux , la préſence du venin , ainſi que
la guériſon operée par les vomitifs & les
antidotes. On attribue ces effets à une
mauvaiſe qualité communiquée aux moules par les eaux croupies , & à une petite
eſpece de crable ou araignée de mer qui
ſe trouve dans la coquille de la moule.
J'ai été pluſieurs fois témoin des accidens
que l'on attribuoit aux moules ; mais il ne
m'a point été poſſible en faiſant les plus
exactes perquiſitions , de reconnoître ces

a caufes auxquelles on les attribue : je fuis
a même perfuadé que les effets dépendent
a du tempérament & des difpofitions des
a perfonnes qui en mangent, & rarement de
a la qualité , puifque de plufieurs perfonnes
a qui ont mangé du même plat tous n'é-
a prouvent pas les mêmes fymptômes : il y
a en a à qui ils arrivent toujours, & d'autres à qui ils n'arrivent jamais.

Les écreviffes, les falicoques produifent
auffi les mêmes phénomenes dans quelques tempéramens.

Dangers des poiſſons fechés.

§. 134. Il y a des Provinces entieres,
qui dans certaines faifons ne vivent que
de poiffons féchés. Si on emploie , pour
fecher , les poiffons ou malades ou morts
depuis quelque tems , ceux qui s'en nour-
riront prendront des caufes de mort ou
de maladies en avalant la corruption , qui
eft pour l'ordinaire à un dégré plus funefte
encore, dans les poiffons que dans la viande.

Ce danger eft de ceux auquel la Police
feule peut porter remede.

Dangers des préparations de cochon falé & fumé.

§ 135. On fale, & on enfume la chair de
cochon pour la vendre au Peuple. Si ceux

qui font ces préparations prennent par
ignorance ou par intérêt des animaux malades, ce qui eſt très commun parmi cette
eſpece, ceux qui en mangeront en feront
incommodés. Ce feroit être dans l'erreur
que de croire que le feu ou les aſſaiſonne-
mens puiſſent corriger la mauvaiſe qualité, au point de rendre cette chair faine :
ſon uſage fera certainement moins pernicieux ; mais il le fera encore, fur tout ſi
on en mange long-tems ou beaucoup à la
fois, & qu'on ait déja quelques mauvaiſes
diſpoſitions.

Dangers des viandes & des poiſſons salés & fechés, ou fumés.

§. 136. L'uſage des viandes & des poiſ-
fons falés & durcis à la fumée a pluſieurs
inconvéniens. Ces alimens de haut goût
irritent par leurs fels & les aromates le
palais & l'eſtomac, & produifent une fen-
ſation que l'on prend pour la faim, ce
qui excite à manger, & à charger trop ſon
eſtomac. Comme ils font durs ils ne ſe
broyent point autant qu'il le faudroit,
ne ſe penetrent pas de la falive dans la bouche & des fucs digeſtifs dans l'eſtomac,
la digeſtion s'en fait difficilement ; fouvent
ces alimens font gras, huileux, le chile
qui en eſt le produit eſt âcre, irritant, échauffant.

Dangers des fruits qui ne font pas murs.

§. 137. Les fruits font une nourriture très falutaire, rafraichiffante, & l'on doit faire en forte que le peuple les ait bons & à bon marché. Mais fi ils ne font pas murs, foit parcequ'on les a cueillis trop tôt, foit parceque la chaleur du foleil n'a pas été fuffifante pour les murir ; alors ils deviennent nuifibles à beaucoup de perfonnes, fur-tout fi on en mange long tems : les douleurs d'eftomac, d'entrailles, la diarrhée en font les fuites. Dans ces années il faut empêcher de débiter le fruit qui n'eft pas mur, à moins qu'on ne le vende cuit, le feu opere un tel changement dans le fruit qu'il n'eft plus nuifible ; les gens aifés peuvent, pour le rendre encore plus fain & agréable, le manger avec du fucre.

Il eft d'expérience que dans certaitaines années, les fruits, fur-tout ceux de la fin de l'été, comme pêches, abricots produifent la diarrhée, la dyffenterie, la colique. On en a cherché la caufe dans un brouillard ou une rouille qui étoit, dit-on, tombée fur ces fruits ; d'autres ont cru que par la grande chaleur du foleil, ces fruits fe trouvoient dans un état différent de la maturité, & dans lequel leurs

principes étoient trop exaltés. Quoi qu'il
en soit de la cause, il est certain que dans
quelques années, il y a eu des diarrhées,
dyssenteries, des coliques terribles, dont
on voyoit clairement que les fruits étoient
la cause, parcequ'elles étoient épidémiques
parmi ceux qui en avoient mangé, & n'at-
taquoient pas les autres. Dès que l'on ressent des maux d'estomac & une digestion
difficile, après avoir mangé des fruits ou
que l'on entend plusieurs personnes s'en
plaindre ; il faut alors s'en abstenir, ou
du moins ne les manger que bien cuits,
.& si on en a beaucoup mangé on doit se
purger.

Dangers de l'abondance extraordinaire.

§.138. Les personnes délicates, infirmes, celles mêmes qui sont robustes, sont
assez fréquemment indisposées dans le
moment où il se trouve une espece d'aliment en grande abondance. La nouveauté,
la modicité du prix, des petits pois, des
féves de marais, des melons, des pêches,
des cerises, des fraises, &c. fait que l'on
en mange beaucoup dès les premieres fois
qu'on peut en avoir. Il arrive fort souvent
que ces nourritures incommodent par la
quantité qu'on en mange, ou parceque
l'estomac en avoit perdu l'habitude, cette

imprudence donne lieu aux indigeſtions, aux coliques, aux dévoiemens, aux douleurs d'eſtomac, à la fiévre même : il eſt de la prudence, quelque fort que l'on ſoit, de commencer à manger des nouveautés en petite quantité, & d'augmenter en ſuite par dégrés : mais c'eſt ſur - tout pour les eſtomacs foibles & délicats que cette précaution eſt importante.

Dangers de ne pas connoître les plantes.

§. 139. Il arrive de tems en tems par l'ignorance, l'imprudence des Acheteurs ou des Vendeurs, ou de ceux qui cueillent les plantes dans les champs, qu'on mange des poiſons au lieu de plantes nourriſſantes & ſalutaires.

Combien de fois n'eſt il pas arrivé qu'on a pris de mauvais champignons pour de bons, la cigüe pour le cerfeuil & le perſil ; la racine de juſquiame, d'œnanthe, de cigüe pour celle de panais, cercifis ; la racine de belladonne pour celle de chicorée, celle de la renoncule des prés pour le perſil des prés. La Police doit veiller à ce que ces mépriſes ne ſe commettent pas dans les marchés, & chacun doit y prendre garde chez ſoi.

Dans le moment où le poiſon vient

d'être pris, il faut essayer de le faire
sortir de l'estomac par des vomitifs, s'il
est plus loin donner quelques délayans,
comme l'eau de poulet, le lait & un purgatif. Si c'est de la jusquiame, de la cigüe aquatique ou de la belladonne, des
liqueurs acides sont le meilleur remede.

Dangers du gibier empoisonné.

§. 140. Le tort que fait dans quelques
endroits la quantité presque incroyable
de gibier de toute espece, (que garde une Milice instituée pour la défense de la bête contre l'homme) ; frap-
pant vivement les malheureux qui se
voient ravir par des animaux le fruit de
leur travail, & ce qui devoit servir à les
faire vivre avec leurs familles, & se trouvant encore offensés par le soin-qu'on
prend de porter à ces bêtes jusques dans
leur fort de la nourriture pour leur conserver la vie, les multiplier, & par conséquent augmenter de plus en plus leur
ravage : ces malheureux, dis je, dans
leur désespoir se sont quelquefois porté à
empoisonner leurs ennemis & les destruc-
teurs de leurs biens, en jettant dans les
champs des fruits empoisonnés.

On doit, dès qu'on a le moindre soup-
çon de ces empoisonnemens, par des ani-

maux trouvés morts dans les champs, s'abftenir entierement de manger du gibier
qui peut venir de ce pays ou y avoir été
acheté, & même celui qu'on y auroit tué,
parcequ'il peut avoir avalé le poifon peu
de tems avant d'avoir été rencontré, &
qu'en mangeant un animal empoifonné,
il eft à craindre qu'on n'en foit incommodé?

Dangers du laitage.

§. 141. Le lait, cette boiffon douce,
nourriffante & agréable, qui eft le premier aliment de l'homme dans fon enfance ; le meilleur qu'il puiffe prendre à
cet âge, & auquel tant de perfonnes
doivent la prolongation de leurs jours &
le rétabliffement de leur fanté ; le lait,
dis je, eft quelquefois fi nuifible, que
fes effets l'ont fait mettre avec raifon au
nombre des poifons quand il eft pris dans
certaines circonftances. On s'expofe aux
indigeftions, naufées, vomiffemens, coliques, diarrhées, dyffenteries, obftructions, fiévres, &c. lorfqu'on fait ufage
avec le lait d'alimens acides, aigres, âcres,
alkalins, & quand avec un tempérament
qui ne peut fupporter le lait, on s'obftine
à en boire ou à manger des mets où il entre en plus ou moins grande quantité. Lors
donc que le laitage ôte l'appétit, occa-

fionne des indigeftions & des rapport*
aigres, qu'il charge l'eftomac, donne le
dévoiement ou eft rendu en caillé, enfin,
lorfque l'on a de la répugnance à en faire
ufage, il faut s'en abftenir.

Dangers du lait alteré par la farine.

§. 142. Il eft fort important que le lait
qui fe vend à Paris & dans les Villes foit
pur. Il fert d'aliment ou de remedes aux
enfans, aux perfonnes délicates, aux
phtifiques, & à beaucoup d'autres malades qui n'en retireront aucun fruit, ou
même en feront incommodés s'il n'eft pas
naturel. Quand il eft alteré avec de l'eau
il n'eft plus nourriffant; il incommode
beaucoup fi on y a mêlé de la farine; c'eft
un article fur lequel la Police où n'a point
encore rendu d'Ordonnances capables
d'empêcher le mal dont nous parlons, ou
ne tient pas la main à leur exécution.

CHAPITRE CINQUIEME.

DE LA QUANTITÉ DES ALIMENS, DE LEUR QUALITÉ, DU TEMS DES REPAS, &c.

Dangers de la trop grande quantité des alimens.

§. 143. ON ne peut point déterminer la quantité des alimens qui est nuisible, cela dépend de la constitution, du tempérament, de l'habitude, de la qualité des alimens, des circonstances où se trouvent l'esprit & le corps à l'heure du repas, de ce qui l'a précédé, & de ce qui doit le suivre, de l'état de l'air, &c. Mais voici les marques auxquelles on recconnoîtra qu'on a trop mangé : on se sentira l'estomac chargé, le poids des alimens l'emportant sur la force des fibres ; le corps sera peu propre au mouvement, l'esprit point disposé ni propre au travail, la tête sera pesante & quelquefois douloureuse, principalement d'un côté ; les sucs digestifs ne pourront point se décharger dans l'estomac où ils n'y pourront point exercer leur action ; on aura des envies de dormir, des rapports aigres, nidoreux, ou semblables aux alimens qu'on a pris, des vents par haut & par bas ; on suera un peu, on crachera beaucoup, on aura des naufées, des vomiffemens, des douleurs d'eftomac, le dévoyement, la colique : la nuit fe paffera fans dormir ou le fommeil fera interrompu, la bouche fera amere ; en un mot, on éprouvera tous les effets de l'indigeftion, & fi on commet fouvent cette imprudence, on aura à craindre les maladies les. plus opiniâtres, les infirmités de la vieilleffe de bonheur, & une mort prématurée. La quantité des alimens que chacun peut prendre étant relative à toutes les circonftances dont nous avons parlé ci-deffus ; il faut prévenir les maux qui font la fuite néceffaire de l'excès, en s'affurant par l'expérience & l'obfervation, de ce que l'eftomac peut porter à la fois, & de ce que l'on peut digérer ; & l'on fera certain qu'on n'a pas paffé les bornes de la tempérance & fes forces, fi on n'éprouve aucune des incommodités rapportées ci deffus §. 143. & lorfqu'on connoîtra cette quantité, on ne la paffera jamais de beaucoup, du moins les perfonnes délicates. Il faut feulement avoir attention de diminuer la mefure ordinaire des alimens s'ils font difficiles à digérer de leur nature, mal cuits, mal accommodés, lorfqu'il fait très chaud, qu'on eft agité de paffions violentes, qu'on a été très appliqué au travail d'efprit immédiatement avant, ou

qu'on

qu'on fera obligé de s'y livrer bientôt après, qu'on est encore échauffé de quelque exercice ou travail du corps, ou qu'on doit s'y remettre bientôt.

C'est une regle trompeuse que celle de manger selon sa faim, parcequ'on prend souvent pour un effet de la faim, la sensation qui est produite par une humeur de mauvaise qualité qui est dans l'estomac, par les alimens qu'on a mangés & la vue de ceux que l'on desire. Si on a pris trop d'alimens. *V. l'Avis au Peuple*, §. 286. & .5.

Dangers de la repletion.

§. 144. Lors même que la digestion se fait bien, il devient dangereux de prendre tout à la fois autant d'alimens qu'on en peut digerer. La quantité considerable du chile qui se mêle au sang en très peu de tems, diminue trop la chaleur du sang, l'épaissit plus qu'il ne faut; & la proportion nécessaire pour que le sang s'assimile ce nouveau chile, n'étant point gardée, il se formera un sang imparfait, les autres humeurs ne feront pas de meilleure qualité, le corps ne fera pas nourri, des obstructions se formeront dans les plus petits vaisseaux fanguins, on aura la colique, de la diarrhée, des obstructions, &c.

G

Dangers de ne pas manger affez.

§. 145. La plupart de ceux que la prudence, l'amour de la vie, ou la crainte des maladies & de la douleur, engagent à avoir un foin particulier de leur fanté, tombent dans un excès contraire à celui qui caufe prefque toutes les maladies. Pour éviter les fuites funeftes de l'intempérance, ils s'obfervent tellement fur la quantité de la nourriture, que la crainte leur perfuadant toujours qu'ils ont affez mangé, ils en prennent beaucoup moins qu'ils ne doivent : or, cet excès n'eft pas moins dangereux que celui qui lui eft contraire, & la plus grande partie des maîtres de l'art affurent d'après la raifon & l'expérience, que les maladies auxquelles on a donné lieu en mangeant trop peu, font plus difficiles à guérir que celles qui viennent d'avoir trop mangé. Nos corps éprouvant une perte continuelle des folides & des fluides par la tranfpiration fenfible & infenfible, par le mouvement des humeurs & celui du corps, par le travail, foit celui de l'efprit, foit celui du corps, & par les évacuations de falive, d'urine, &c. fi nous ne lui fourniffons pas une nourriture qui foit fuffifante pour reparer ses pertes & fournir aux nouvelles, le corps s'usera à peu près comme deux meules qui n'ayant rien entre elles se froissent & se détruisent. La transpiration diminue, la foiblesse survient, le sang s'allume, s'épaissit, les humeurs deviennent âcres, irritantes, les fibres se dessechent, l'estomac & les autres parties qui sont destinées à contenir les alimens ou leur produit se retrécissent, le fluide nerveux ne se prépare plus, les fonctions vitales, animales & naturelles languissent : or on rend difficilement à la nature ses forces quand elle les a perdues par l'inanition ; d'ailleurs l'estomac & tous les vaisseaux qui servent à apporter les fluides pour la digestion, & à remporter ceux qui servent à la nutrition s'étant retrécis peu à peu, ce n'est qu'avec peine qu'on leur fait reprendre leur forme naturelle, & pour peu qu'on augmente les alimens il survient des péssanteurs d'estomac, nausées, vomissemens.

Dangers de la trop grande diversité des alimens.

§. 146. Le nombre des mets que l'on sert sur les tables, est pour l'ordinaire proportionné à la richesse & au luxe du Maître ou des Convives. Il est presque impossible que dans une quantité de mets consi-

derable, il ne s'en trouve dont la nature
& les qualités ſoient très différentes ou
même oppoſées : ſi la tempérance, le défaut d'appétit, ou la crainte de la maladie
ne retiennent pas ceux qui ſont à une pareille table, & qu'ils mangent de beaucoup de mets, leur mélange excitera une
eſpece de fermentation dans l'eſtomac,
les ſucs digeſtifs ſeront énervés, & il ſe
formera des humeurs de mauvaiſes qualités ; c'eſt là une des cauſes les plus communes des digeſtions lentes, des indigeſtions, des mauvaiſes digeſtions, qui répétées pluſieurs fois cauſent les migraines, le dérangement de l'eſtomac, le dévoiement, les fiévres putrides, malignes, &c.

Tout le monde peut ſe perſuader
les dangers de la trop grande diverſité
des alimens, en en conſidérant les effets
dans les perſonnes infirmes, délicates,
convaleſcentes ; voyez auprès d'un con-
valeſcent ou de quelqu'un qui a un mauvais eſtomac, ces perſonnes qui aiment à
manger de tant de mets différens, s'ils
prennent quelque intérêt à ſa ſanté, ils ne
manqueront pas de s'oppoſer à ce qu'il
mange de pluſieurs mets, & ils lui apporteront de bonnes raiſons & des faits
pour l'en détourner : ils n'ont beſoin que
de calculer pour que tout ce qu'ils ont dit

s'applique à eux mêmes ; si trois ou quatre plats nuisent à une personne qui a l'estomac foible, il en faudra six ou sept pour faire du mal à un estomac d'une force ordinaire, dix à douze incommoderont quelqu'un qui a un fort tempérament. On dira peut-être que l'on voit tous les jours des gens auxquels cette diversité & cette multiplicité de mets ne fait point de mal, quoique continuée long-tems. Il y a, il est vrai, des personnes d'un assez fort tempérament & d'une constitution assez robuste pour soutenir pendant long-tems cette débauche, sans que leur santé en paroisse altérée : mais qu'on ne s'y trompe pas, & qu'on ne conclue pas de-là que ce que nous condamnons dans leur conduite est indifférent : la force de leur tempérament ou plutôt la nature, dont toutes les opérations tendent à conserver la santé, corrige chaque jour les humeurs de mauvaise qualité, & ce qui en reste, n'est pas suffisant pour déranger une machine où l'ordre est entretenu avec beaucoup plus de force que le désordre n'y est produit : cependant il se forme insensiblement un amas d'humeurs de mauvaise quaté, ou les bonnes se corrompent peu-à-peu; malheur alors aux constitutions très fortes, parceque le mal ne paroîtra que lorsqu'il sera très violent, & que les forces de la nature feront alors fubjuguées; c'eft pourquoi on voit ces perfonnes être attaquées de maladies terribles, & fouvent y fuccomber, parce que tous les efforts faits avant le commencement de la maladie, ont fatigué la nature & l'ont mife hors de combat.

Dangers des mêmes alimens.

§. 147. Il eft à propos de ne point prendre toujours les mêmes nourritures, du moins pour les perfonnes qui ne font pas affez d'exercice pour entretenir l'appétit, & qui par le peu de nourriture qu'il leur faut & la foibleffe des forces digeftives, n'éprouvent pas la fenfation de la faim : elles prennent du dégoût pour les mêmes alimens trop fouvent répétés, leur eftomac fe refufe à les recevoir, & il eft toujours prêt à les rejetter, enfin ils fe digerent mal.

Dangers des acides.

§. 148. Les acides font du nombre des chofes actives qui produifent beaucoup de bien, lorfqu'elles font mifes en ufage avec modération & à propos, mais qui font beaucoup de mal quand on en prend ou trop ou à contre tems. Les acides temperent l'ardeur du fang, empêchent la diffolution des humeurs, calment l'effervefcence de la bile, redonnent du ton aux fibres de l'eſtomac & des inteſtins, rafraîchiſſent les entrailles ; mais les acides pris en trop grande quantité, irritent les ſolides, coagulent les fluides, cauſent des coliques vives & très longues, aigriſſent le chile & la bile.

Tels ſont les principaux effets des acides vifs qui piquent, des ſubſtances qu'on nomme proprement acides, comme le vinaigre, le petit vin blanc, les ſucs d'oranges, de limon, de citron, de verjus. Il y a dans les choſes dont nous uſons, ſolides ou fluides, des acides d'une eſpece différente, on les appelle aſtringens ; leur excès n'eſt pas moins dangereux que celui des autres acides : leur action eſt de reſſerrer, ils ferment les ouvertures des vaiſſeaux, épaiſſiſſent les fluides produiſent les obſtructions ; tels ſont les effets des fruits qui ne ſont pas murs.

Dangers des alkalis.

§. 149. On appelle ſubſtances alkalines parmi les alimens les chairs des animaux, ſur tout de ceux qui vivent d'autres animaux, & quelques végétaux, comme les choux, raves, poireaux, oignons, creſſon. Ces alimens échauffent

beaucoup, ils attenuent les humeurs &
fur-tout la partie rouge du fang, excitent
une chaleur rongeante & deftructive,
difpofent tout à la corruption, dont leur état
naturel eft le commencement, & leurs
effets font d'autant plus prompts, que le
corps eft plus robufte, a plus de chaleur
qui exhalte les alkalis; de-là les hémorragies, les diarrhées, les maladies putrides inflammatoires.

Ce font fans doute les effets funeftes de
la trop grande abondance des alkalis qui
ont introduit le mélange du maigre & du
gras, l'ufage de la bierre dans l'Angleterre
& dans les pays où l'on mange beaucoup
de viande.

Les fubftances alkalines végétales font
de difficile digeftion pour bien des gens;
quelques-uns ne les digerent pas du tout.

Dangers des alimens gras, huileux.

§. 150. Les alimens gras, huileux &
vifqueux que fourniffent le regne animal
& le regne végétal, font nuifibles aux perfonnes délicates, infirmes, & à celles qui
menent une vie fédentaire; non - feulement ces alimens ne les nourriffent pas,
parcequ'ils n'éprouvent point l'action des
fucs digeftifs, & qu'ils les énervent; mais
la chaleur de l'eftomac rend les graiffes

& les huiles âcres, rances & irritantes ,
les fucs vifqueux des végétaux fermentent,
donnent beaucoup d'air & s'aigriffent.
Ces alimens produifent dans quelques perfonnes la graiffe , l'embonpoint exceffif,
dans d'autres les obftructions ou les pe-
fanteurs, gonflemens d'eftomac , les coliques , vents , naufées , rapports âcres ,
brûlans & les aigreurs.

Dangers de la venaifon ou viande noire.

§. 151. Les viandes noires, comme celles
du fanglier , du daim , du cerf , du liévre,
du chevreuil , &c. plaifent prefque généralement par leur fumet , & une faveur plus forte que celle des viandes blanches. La vie exercée de ces animaux , leur
expofition continuelle à l'air , leur nourriture de végétaux aromatiques,en produi-
fant ces qualités , rendent auffi leurs fibres
plus folides , plus feches , leurs fluides ou
humeurs plus groffieres , plus âcres. Ils ont
peu de parties propres à s'affimiler au
corps & à le nourrir , & beaucoup de parties favoureufes qui font âcres , irritantes,
échauffantes , fur lefquelles les fucs digeftifs ont peu d'action , & qui en ont beaucoup fur nos corps. L'odeur forte qu'ils
ont avant d'être préparés pour fervir de

G v

nourriture, & que plufieurs confervent
encore après, approche de la putréfaction
qui eft auffi très prompte ; & de quelque
façon que les viandes noires foient préparées, elles font un aliment difficile à
digerer : le chile qui en eft formé n'eft
point doux , mais huileux, âcre, échauffant , & le réfidu de la digeftion fe corrompt promptement par la chaleur interne ; on doit donc s'abftenir de ce genre
d'alimens quand on a l'eftomac foible ou
dérangé, quand on fait qu'on fera après
le repas quelque chofe qui retardera la digeftion ou la rendra difficile.

Dangers des affaifonnemens.

§. 152. Nous entendons par le mot
affaifonnement , tout ce qui entre dans la
préparation des nourritures, pour leur
donner plus de goût ou un plus haut goût ;
tels font le fel , le poivre , les épices, la
canelle , le jus de viande , les effences de
jambon, qui au peu de faveur des alimens du regne végéral & animal , fubfti-
tuent des faveurs qui font une vive impreffion. Ces fubftances n'ont qu'une
legere action fur la langue & le palais,
parcequ'elles y reftent peu de tems, mais
elles irritent plus long-tems l'eftomac , les
inteftins, exhaltent la bile & caufent des

inflammations plus ou moins fortes. Ce qui paffe dans le fang avec le chile, irrite la membrane nerveufe des vaiffeaux fanguins, qui en fe contractant augmentent beaucoup la circulation du fang, & parconféquent le chaleur du corps : il caufe auffi l'âcreté des humeurs & la féchereffe des folides, qui à un certain degré forment l'état inflammatoire ; mais ce n'eft pas la feule façon dont ils nuifent.

L'art des affaifonnemens eft, comme on l'a dit, l'art de procurer des indigeftions aux perfonnes dont la tempérance & la fobriété ne font pas les vertus, parcequ'il les fait manger beaucoup plus qu'elles ne doivent ; il eft vrai qu'ils facilitent la digeftion, mais très fouvent ils font infuffifans pour faire digérer la grande quantité qu'ils ont excité à prendre.

Je ne veux point confeiller de quitter tout affaifonnement : le fel, le poivre, font utiles pour la digeftion pris en petite quantité; le fucre eft affaifonnement & aliment. Si l'on veut encore un affaifonnement agréable & falutaire, que l'on ufe du vinaigre avec modération, il conferve l'élafticité des fibres de l'eftomac, prévient ou corrige la putridité des humeurs, facilite la digeftion des viandes, & empêche que les alimens maigres accommodés avec le beurre, n'incommodent les perfonnes délicates. G vj

Dangers de manger trop vîte.

§. 153. Lorsqu'on mange fort vîte &
avec voracité, on ne sent pas la saveur de
ce qu'on prend, & les alimens ne sont
pas assez long - tems dans la bouche pour
qu'ils s'y humectent de salive, & qu'ils y
soient bien broyés ; la digestion se fait
mal, ou ne se fait point, le corps n'est
point nourri ; cela n'arrive-t-il qu'une fois
on s'expose à une indigestion & aux maux
qui l'accompagnent. *Voyez* § 143.

Si on a pris cette pernicieuse habitude,
bientôt l'estomac devient mauvais, on y
ressent des pesanteurs, des douleurs, &
il est presqu'impossible qu'une suite d'in-
digestions ne détruise la santé.

Il faut donc mâcher les alimens à proportion de leur dureté, de ce qu'ils sont
difficiles à digerer par leur nature ; & lorsqu'il se trouve des morceaux que l'on ne
peut broyer, il ne faut pas les avaler, parcequ'ils causent dans le moment par leur volume & leur difficulté de passer de la douleur & une espece d'angoise, & qu'ils sont
capables de faire faire une mauvaise liges-
tion ; le moins qu'il puisse arriver, c'est
de sentir un poids dans l'estomac jusqu'à ce
que le morceau soit consommé.

Dangers des longs repas.

§. 154. Lorsque l'on reste très long-tems à manger, non-seulement l'on a à craindre les suites de la trop grande quantité & de la diversité des alimens. *Voyez* §. 143. mais comme la digestion commence à se faire au bout de peu de tems chez les personnes qui sont en santé, les alimens solides & liquides qui descendent de moment à autre dans l'estomac, troublent la digestion & l'arrêtent, énervent les sucs digestifs, & empêchent la fermentation & la dissolution de ce qui se trouve dans ce viscere.

Dangers d'être trop long-tems sans manger & sans boire.

§. 155. Les mouvemens musculaires & la circulation continuelle des fluides dans toutes les parties du corps, produisent un frottement dont l'effet est d'augmenter l'abrasion de tous les solides & la dissipation des fluides ; & à proportion du tems que l'on passe sans rien prendre, & de la force du travail ou de l'exercice, les solides se dessechent, les fluides aqueux se dissipent ; la chaleur & la circulation augmentent dans les premiers momens, puis elles diminuent, les humeurs deviennent âcres & irritantes, elles abordent en quantité à l'eſtomac & produiſent la faim, la ſoif, l'amertume de la bouche, les nauſées, une ſenſation de brûlure à l'eſtomac & aux inteſtins, les vomiſſemens bilieux, âcres & putrides, la foibleſſe, enfin l'épuiſement. Il eſt très néceſſaire, comme l'on voit, de prendre de tems en tems des alimens pour réparer les pertes continuelles, ou du moins des boiſſons rafraîchiſſantes & délayantes, qui empêchent ou diminuent les effets que nous avons rapportés.

Dangers des repas trop rapprochés.

§. 156. Lorſque l'on prend de nouveaux alimens avant que les derniers pris ſoient digerés, ou tandis que l'eſtomac conſerve encore les reſtes d'une mauvaiſe digeſtion, on court riſque, ou de ne pas digerer ces nouvelles nourritures, ou que cette digeſtion ſe faſſe mal, & augmentant la ſaburre de l'eſtomac, ne donne lieu au dérangement des fonctions de ce viſcere, à la diarrhée, aux nauſées, vomiſſemens, flatuoſités, migraines, fiévres, &c.

On doit pour éviter ces maux & les maladies de toute eſpece qui en ſont la ſuite,

les infirmités de la vieilleſſe dans la jeuneſſe , & une mort prématurée ; on doit ,
dis-je , ne jamais prendre d'alimens nouveaux , ſur tout de ceux qui ſont de difficile digeſtion lorſque les derniers pris ne
ſont pas digerés , & qu'il y a encore dans
l'eſtomac quelques reſtes d'une mauvaiſe
digeſtion : ainſi l'heure des repas dépend
de l'état actuel de l'eſtomac chaque jour.
Si la derniere digeſtion a été difficile , que
l'on ait ſenti ſon eſtomac plein, gonflé, appéſanti , que l'on ait eu des nauſées , des
rapports aigres , acides , brûlans , de mauvaiſe odeur , la langue chargée la bouche
amere, il faut différer à prendre des alimens.

Il n'eſt point de regle plus ſûre pour
fixer l'heure des repas de façon qu'ils n'incommodent pas , que de ne jamais prendre
d'alimens nouveaux qu'après qu'il y a
quelques heures que les derniers ſont digerés : on en eſt aſſuré lorſque l'on reſſent la faim , & qu'on n'a plus de ſymptômes qui indiquent que la digeſtion n'eſt pas
encore faite , ou a été mal faite , comme
peſanteur d'eſtomac , nauſées , flatuoſités,
rapports , &c. §. 142. 6.

Il ſeroit à propos dans les grandes chaleurs de ne faire qu'un repas leger vers
midi, & de ſouper plus amplement ; la chaleur qui affoiblit , ôte l'appétit & diminue les forces digeſtives.

Dangers de ne faire qu'un repas.

§. 157. On voit un affez grand nombre de perfonnes, qui pour avoir plus de tems à donner à leurs affaires, ou par économie & par gourmandife, ne mangent qu'une fois le jour. Quoique cet ufage puiffe être juftifié par la bonne fanté & la longue vie de quelques uns de ceux qui ont fuivi un tel régime, il y a de très bonnes raifons & un grand nombre d'expériences qui font juger qu'il eft dangereux de ne faire qu'un repas. Lorfqu'on ne mange qu'une fois le jour on a à craindre, 1°. tous les mauvais effets du jeûne. *Voyez* §. *des dangers du jeûne* ; 2°. ceux de la trop grande replétion. *Voyez* §. *dangers de l'excès des alimens & de la replétion.*

Dangers de l'ivrognerie.

§. 158. L'ivrognerie eft certainement une des caufes les plus fréquentes des maladies & de la mort même parmi le Peuple, & nous voyons trop fouvent de triftes exemples de l'empire qu'a ce vice honteux fur les perfonnes qui fe trouvent dans les états plus élevés.

Ceux qui s'y livrent deviennent bientôt inutiles, fouvent à charge, quelquefois dangereux pour la société; ils font l'opprobre de leur famille, des monftres qui facrifient à leur goût l'honneur, la décence, l'amitié, l'amour, la fortune, & tout ce qu'il y a de plus facré dans le monde.

Prefque tous les yvrognes font fujets au dégoût, à la foif perpétuelle, à avoir le vifage couperofé ou très pâle, aux tremblemens & infomnies; ils ont de fréquentes inflammations de poitrine, d'eftomac, des maladies bilieufes, qui fouvent les emportent à la fleur de leur âge. S'ils ont le bonheur de rechapper de ces maladies violentes, ils tombent longtems avant l'âge dans toutes les infirmités de la vieilleffe, & fur-tout dans l'afthme, les obftructions au foie qui les conduifent à l'hydropifie de poitrine, à l'afcite. Leurs corps ufés par les excès ne répondent point à l'action des remedes, & les maladies de langueur qui dépendent de cette caufe font prefque toujours incurables : heureufement la fociété ne perd rien en perdant ces fujets qui la deshonorent, & dont l'efprit abruti eft en quelque façon mort long-tems avant leur corps.

Lorfque l'on veut épargner la honte de l'ivrognerie à ceux qui fe trouvent pris de vin contre leur gré, il faut leur faire pren-

dre du caffé ou des acides comme du vinaigre, du jus de limon dans de l'eau.

Que ceux qui ont pris l'habitude de
boire beaucoup de vin & de liqueurs, ne
nous difent point, pour continuer leur débauche, que l'habitude différente & contraire eft difficile à prendre, ou même
dangereufe. Dans de pareilles chofes il
n'y a de difficile que la ferme réfolution ;
& fuppofé que de rompre une mauvaife
habitude tout de fuite fut dangereufe,
qu'ils diminuent tous les jours, la quantité
de la boiffon, & en moins d'un mois, ils cef-
feront totalement fans danger. N'a-t-on pas
vû plus d'une fois des gens être privés d'une
habitude, par maladie, pauvreté ou autre
caufe, & ne pas tomber malade ni être incommodés pour cela. Au refte, de deux maux
il faut choifir le moins grand, & il eft certain que deceffer une habitude pernicieufe,
eft le moindre, fi toutefois, c'en eft un.
Qu'on allegue des exemples tant qu'on voudra, je demanderai des témoins, gens capables de voir & qui n'attribuent point à
une caufe ce qui eft l'effet d'une autre.

En ne buvant que de bon vin, & fans
en boire affez pour s'enivrer, il eft poffible de fe faire beaucoup de mal, fi on le
boit pur & en trop grande quantité, pour
fon âge, fon tempérament, l'état de fon ef-

tomac, la nourriture qu'on a prife. Le
bon vin qui a de la qualité, c'eſt à-dire,
celui qui contient beaucoup d'eſprits, &
qui eſt chaud étant mêlé avec moitié ou un
tiers d'eau,& bû modérément, fortifie l'eſtomac, aide la digeſtion, releve les forces
abatues, anime la circulation, égaie;
mais paſſe-t-on cette quantité moderée,
qui eſt relative à chaque perſonne, le vin
empêche la digeſtion, donne des rapports,
des aigreurs, épaiſſit les fluides, empêche
la nutrition, deſſeche, maigrit, rarefie le
ſang, augmente la force de la circulation,
cauſe les douleurs de tête, les tremblemens des membres & de la tête, la perte
de la mémoire, les maladies de peau,
la ſtérilité, l'impuiſſance, les fiévres ardentes, bilieuſes, inflammatoires, le dégoût, la perte de l'appétit, les obſtructions
au foie, la foif continuelle : ainſi, un
jour de débauche néceſſite preſque à un
autre, parceque les excès diminuant les
fenſations, on veut des vins plus forts &
en plus grande quantité.

On a à redouter les mêmes effets des
liqueurs ſpiritueuſes; plus elles ont de
feu & de montant, & plus elles font de
tort; on peut l'empêcher en y mêlant un
peu d'eau qui diminuera leur force ſans
ôter le parfum.

Dangers de boire trop vîte.

§. 159. Il eſt plus important qu'on ne ſauroit croire de boire doucement. On voit des perſonnes qui boivent avec une vîteſſe qui étonne, ce qui s'appelle ſabler. Cela peut faire beaucoup de mal ; une quantité d'eau froide qui tombe tout à-coup dans l'eſtomac cauſe une ſenſation vive & ſouvent douloureuſe : elle peut avoir le même effet que l'eau à la glace, & occaſionner un arrêt du ſang, une inflammation dans l'eſtomac & des convulſions. Il peut arriver la même choſe dans les parties que l'eau parcoure pour parvenir à l'eſtomac, & l'irritation qu'elle leur cauſe en traverſant la poitrine peut exciter de la toux, offenſer les nerfs, donner des convulſions nuiſibles à ce viſcere. Outre ces effets, il eſt encore à craindre que la rarefaction ſubite qu'éprouve l'eau froide par la chaleur du canal qu'elle parcourre, ne ſoit aſſez vive pour y cauſer quelque dérangement.

Il faut boire doucement, ſur - tout ſi l'eau eſt très froide ; par ce moyen elle arrive tiede dans l'eſtomac, elle ne le ſaiſit pas par ſa fraîcheur, & ne tombe pas comme un poids, elle appaiſe mieux la ſoif.

Dangers d'avaler des alimens fluides ou solides trop chauds.

§. 160. Lorſque l'on reçoit dans ſa bouche des alimens fluides ou ſolides qui brûlent, cette chaleur attaque les dents, durcit les fibres, les rend calleuſes, ferme les petites ouvertures des vaiſſeaux ſalivaires, diminue la ſenſibilité des fibres nerveuſes, & conſéquemment le goût. Il arrive la même choſe & à un plus haut degré à l'eſtomac & à l'œſophage qui ſert à y conduire les alimens, & comme la ſenſibilité de ces parties eſt plus grande encore que celle de la bouche, on a vu des douleurs extrêmement vives, des convulſions, des inflammations, être la ſuite de cette imprudence : ſi cela eſt paſſé en habitude, on a à craindre les ulceres, calloſités, les difficultés d'avaler, ou même l'impoſſibilité au bout de quelque tems, parceque les fibres demeurant dures & ſeches, n'ont plus de jeu ; on a les mêmes choſes à redouter des alimens âcres ou brûlants.

Dangers de boire à la glaçe ou très froid.

§. 161. Les boiſſons très froides ou à la glace qui favoriſent la digeſtion, fortifient l'eſtomac, concentrent la chaleur du

corps lorsqu'elles font prifes avec modération & prudence, deviennent quelquefois très funeftes.

Dans le moment où ces liqueurs touchent l'eftomac, fur-tout s'il eft vuide, &
les humeurs du corps échauffées par le
travail, l'exercice ou l'étude, l'impreffion
que fait le froid produit un faififfement général, une irritation très vive dans l'eftomac : l'élafticité des folides augmentant, le
fang eft pouffé avec violence dans les plus
petits vaiffeaux, les ouvertures de ceux qui
fe trouvent dans l'eftomac fe ferment ; de
là les douleurs vives d'eftomac & des inteftins, les convulfions, les obftructions
des petits vaiffeaux fanguins, bilieux,
lymphatiques, le *cholera morbus* & les
inflammations d'eftomac, des inteftins &
des parties voifines.

On doit donc éviter de boire très froid &
à la glace quand on a une grande chaleur
excitée foit par le travail du corps & l'exercice, foit par le travail d'efprit & les paffions : on boira doucement, afin que la
boiffon tiédiffe, & que l'impreffion foit
moins vive ; il feroit même à propos de
ne prendre des liqueurs froides, qu'après
quelques alimens folides.

L'excès des liqueurs très froides ou glacées n'eft pas moins dangereux aux repas
qu'hors des repas. Elles ont fouvent em-

pêché , arrêté la digeftion & caufé des maladies inflammatoires , de poitrine, d'eftomac & d'inteftins , que la préfence de beaucoup d'alimens qui ne font pas digerés, rend encore plus fâcheufes : les dangers dont nous parlons menacent principalement les perfonnes qui ne font pas dans l'ufage de boire très froid & à la glace , & celles qui ont l'eftomac fenfible.

Dangers de la trop grande quantité de fluides.

§. 162. On voit tous les jours avec étonnement combien peu quelques perfonnes boivent à leur repas. Quoique la quantité de la boiffon néceffaire à chacun foit très différente , dépende de beaucoup de circonftances , & que quand quelqu'un a pour lui l'expérience il n'y ait plus d'objection à faire fur la façon dont il fe conduit , cependant quelque grande que foit à ce fujet la différence de deux hommes qui font tous deux en fanté , on peut cependant dire qu'il eft des excès dans le trop & le trop peu de boiffon qui peuvent nuire Si on boit trop , la digeftion ne fe fera qu'imparfaitement , les humeurs digeftives feront fans activité , le chile trop délayé ne fera pas nourriffant, parceque les parties nutritives

ne pourront pas s'attacher. Outre cela
le trop de boiſſon donnant aux humeurs
une trop grande fluidité ; leur peu de con-
ſiſtance rendra la tranſpiration, les urines, & les ſueurs exceſſives, le corps mai-
grira. Si par quelque cauſe que ce ſoit,
& il en eſt beaucoup auxquelles on eſt
expoſé journellement, cette abondance
d'eau ne ſort pas par les urines, les ſueurs,
& eſt retenue dans le corps, elle l'acca-
blera de ſon poids, relâchera les fibres,
ôtera la facilité du mouvement, diminuera
la chaleur, la circulation, cauſera la cachexie, les tumeurs ſéreuſes, les hydropiſies, &c.

Dangers du trop peu de fluides.

§. 163. Il eſt plus rare de voir tomber
dans l'excès contraire, je veux dire de
boire beaucoup moins qu'il ne faut ; alors
la digeſtion ſe fait difficilement, les alimens reſtent long-tems dans l'eſtomac, le
chile qui ſe forme eſt épais, circule difficilement, d'où réſultent les obſtructions
des vaiſſeaux qui le reçoivent, l'épaiſſiſſement & l'âcreté du ſang, ainſi que de toutes les humeurs qu'il forme ; les ſecretions & les excrétions ſe font plus difficilement, la nutrition eſt imparfaite, ou

nulle

nulle, les fluides ne s'épurent pas, & le corps se trouve surchargé , &c.

Dangers de boire hors des repas.

§. 164. Il est nuisible de boire hors des repas. Si on le fait peu de tems avant de manger , ou immédiatement avant, la boisson délaie les humeurs propres à faire & à favoriser la digestion , les rend inactives ou les entraîne. Quand on boit peu de tems après le repas lorsque la digestion n'est point encore faite , elle en est troublée , le chile est mêlé avec le résidu des alimens ou entraîné avec lui , quelquefois il survient du dévoiement. Il est assez souvent utile de prendre quelque boisson après la digestion pour laver , nétoyer l'estomac des restes de la digestion : mais outre qu'il est des gens dont la digestion est très longue & qui ont de la peine à s'assurer qu'elle est faite ; les fluides relâchent les fibres de l'estomac, leur poids fatigue ce viscere , lui ôte le tems d'inaction ou de repos qui lui est nécessaire , pour que son élasticité se rétablisse & que les humeurs digestives se préparent & s'amassent. On voit un assez grand nombre de personnes qui étant en très bonne santé , & sûrs que leur digestion est faite ne peuvent point prendre de fluides , sans ressentir des douleurs de coliques, & avoir des vents.

Il eſt donc de la prudence de ne point ?
boire hors des repas ſans des raiſons qui ?
engagent à le faire, pour éviter de plus ?
grands maux.

Dangers de conſerver des liqueurs acides ou ?
acceſcentes dans le cuivre ou le plomb.

§. 165. Toutes les liqueurs acides ou ?
aigres ou qui le deviennent, ſéjournant ?
quelque tems dans des vaiſſeaux de cuivre ?
ou de plomb , attaquent ces métaux, les ?
diſſolvent; & leurs particules ſe mêlant
aux liquides qui y ſont contenus, forment
des poiſons plus ou moins violens à raiſons de la quantité du métal diſſous , du
tempéramment & de la conſtitution de la
perſonne qui prend ces alimens.

Dangers de préparer les alimens dans du
cuivre ou du plomb.

§. 166. On doit ſe donner bien de garde
de faire cuire , mais ſur-tout de laiſſer refroidir & de conſerver dans des vaiſſeaux
de cuivre du bouillon, des viandes crues
ou cuites, des ſalades, toutes ſauces &
mets où il entre de l'huile, du vinaigre,
du ſel, du beurre, du fromage, du lait,
du vin qui forment bientôt des poiſons.

Le danger que l'on court continuellement par l'ignorance ou le peu de ſoin

des gens qui préparent la nourriture pour le Public & pour les Particuliers, ne devroient pas laisser hésiter un instant à bannir les vaisseaux de cuivre des cuisines, des apotiquaireries, des offices : c'est le seul moyen certain de vivre avec sécurité sur cet article, & d'éviter bien des maux dont on ignore l'origine. Un Peuple sage, un Roi qui veille à la conservation de ses sujets en ont donné l'exemple au reste du monde : si nous ne le pouvons pas suivre sans autre raison que l'attache que nous avons à un ancien usage quoique dangereux, ayons donc la plus grande attention pour que les vaisseaux de cuivre dont on se sert dans nos cuisines soient bien étamés, & qu'on n'y laisse rien séjourner de ce qui est destiné pour notre nourriture.

Si on ne bannit pas le cuivre de tous les arts qui préparent nos alimens, il est nécessaire que la Police publique ait une attention particuliere à l'état des vaisseaux de cuivre dont se servent les Traiteurs, Pâtissiers, Chaircutiers, parcequ'il n'est presque pas d'années, où dans Paris seulement, il n'y ait des personnes empoisonnées par des nourritures préparées par ces Marchands chez lesquels il regne beaucoup de mal-propreté, & le soin de ces vaisseaux de cuivre est le plus souvent confié

à des gens qui ne connoissent pas le danger, ou manquent d'attention, d'activité
& de prévoyance.

Dangers des vaisseaux d'étain.

§.167. Les vaisseaux de cuivre & de plomb
ne sont pas les seuls qu'il faut bannir des
cuisines à cause de leur danger, ceux d'é-
tain ne sont pas d'un usage plus sûr. Ce
métal ne pouvant pas servir lorsqu'il est
seul & sans mêlange à faire des ustensi-
les, à cause de sa mollesse & de sa facilité à se fondre au moindre degré de feu :
l'art a trouvé différentes substances qui lui
ôtent ces défauts & lui donnent les qualités dont il a besoin pour les différens usages auxquels on l'employe ; mais plusieurs
de ces mêlanges ordinaires le rendent dangereux, tels sont le cuivre, l'antimoine,
le bismuth, le zinc & le plomb ; & lorsqu'un étain avec lequel ces métaux sont
unis, se trouve dans les mêmes circonstances où nous avons supposé les vaisseaux
de cuivre & de plomb, alors le cuivre,
le plomb, le bismuth, l'antimoine, le
zinc sont attaqués, dissous, & forment des
poisons. Si malgré ce danger de l'usage
de l'étain, on veut encore s'en servir ou
qu'on y soit forcé, on doit prendre les
mêmes précautions que nous avons indiquées pour les vaisseaux de cuivre & de

plomb, c'eft à-dire, qu'on n'y confervera, laiffera refroidir, ou même bouillir long-tems aucune fubftance acide, falée, hui-leufe, graffe qui appartienne au regne vé-gétal, animal ou minéral.

L'efpece d'étain qu'on doit le plus ap-préhender eft celui d'Angleterre, des œufs confervés dans ce métal ont caufé la mort & tous les fymptômes du poifon.

Dangers de l'étamage.

§. 170. On croit n'avoir plus rien à craindre des qualités pernicieufes du cui-vre lorfqu'il eft étamé, c'eft à-dire, qu'on a appliqué fur la furface intérieure des uftenfiles dont on fe fert, une lame legere qui eft un alliage d'étain & de plomb, mais il eft facile de prouver que c'eft une erreur, & que fans remédier totalement à un mal on s'expofe à beaucoup d'autres. 1°. L'étamage ne recouvre pas parfaite-ment le cuivre, on voit avec le microf-cope une multitude de points où ce métal paroît dans une piece qui vient d'être éta-mée ; 2°. l'alliage dont on fe fert, ren-ferme du plomb dont nous avons expofé la facilité à être diffous par les acides, & les effets funeftes ; 3°. l'étain qui fait partie de l'alliage contient toujours un peu d'ar-fenic ; 4°. le degré de feu que l'on em-

H iij

ploie souvent pour faire quelques ragoûts,
est plus que suffisant pour faire fondre l'é-
tamage & mettre le cuivre à nud : que
n'a-t-on pas à craindre de l'action de ces
poisons réunis, le cuivre, le plomb &
l'étain ?

Dangers de préparer les alimens avec un feu de bois couvert de peinture, où il entre de la céruse & du verd de gris.

§. 171. Nous avons parlé dans le Chapitre des Dangers de l'air, de ceux auxquels on est exposé quand on se sert pour
se chauffer du bois qui a été peint avec des
couleurs où il entre de la céruse & du verd
de gris, comme les blancs & les verds de
différentes nuances. Il n'est pas moins dangereux de se servir de ces bois peints pour
chauffer le four & pour préparer les alimens : les parties minérales qui ont été
portées par le feu au haut du four retombent sur le pain à mesure que la chaleur
diminue; il peut encore rester sur l'â-
tre, malgré le soin qu'on prend de le balayer, quelques parties de cuivre ou de
plomb qui s'attachent au pain que l'on met
dessus.

Si on brûle ce bois peint dans une cheminée, ou que l'on y fasse cuire ou sécher
quelque aliment, les parties minérales
chassées, enlevées, poussées par le feu,

par l'agitation de l'air du dehors & du dedans, font infailliblement portées fur ces
alimens : en mangeant le pain & les alimens préparés à un feu de bois peint, comme nous l'avons dit, on avale des poifons
dont les effets prefque toujours funeftes
font : les douleurs d'eftomac, des inteftins, les coliques, les tremblemens, la
colique de Peintre, la paralyfie.

CHAPITRE SIXIEME.

DES HABILLEMENS.

Dangers des chauſſures trop larges.

§. 172. POUR marcher avec facilité &
ne fe point bleffer les pieds, il faut éviter
les deux extrêmités dans lefquelles les
chauffures font trop larges ou trop étroites.

Si les fouliers ont plus de largeur ou
plus de longueur qu'il ne faut, le pied
vacille, fe meurtrit, il tourne aifément,
on fe donne des entorfes ou foulures, &
comme on ne marche point ferme, on ne
peut aller vîte ni long tems.

Les mules des femmes ont tous ces inconvéniens, parceque le pied n'eft retenu
dans la mule que par fon extrêmité, & que

le poids du corps eſt porté ſur un plan incliné qui ne touche la terre que dans une
très petite ſuperficie.

Dangers des chauſſures trop petites.

§. 173. On tombe bien plus ſouvent
dans l'extrêmité dont nous allons expoſer
les dangers, que dans celle que nous venons de décrire. C'eſt dans l'Europe &
l'Aſie principalement, la mode où l'idée
commune, qu'un pied eſt d'autant mieux
fait qu'il eſt plus petit, dût il l'être au
point d'empêcher de marcher, & de faire
une difformité aux yeux de ceux qui ne
trouvent le beau que dans des proportions
relatives : c'eſt ce qui engage les hommes
& les femmes à porter des chauſſures beaucoup moins larges & moins longues qu'il
ne faut, à en ſerrer étroitement la bou-
cle. Le pied ainſi preſſé fortement en tous
ſens ne profite point, les doigts ne peuvent s'étendre, ils ſont écraſés & diffor-
mes, il ſe forme des cors, les ongles s'en-
foncent dans la chair, les jambes s'enflent,
les pieds ſont preſque toujours douloureux, la ſueur, qui chez bien des perſonnes eſt conſidérable aux pieds ne ſort plus
aiſément, ce qui la formoit ne peut s'a-
maſſer dans cette partie, ou être reporté
dans la circulation, ſans cauſer des mala-

dies ; on ne peut plus marcher vîte ni
long tems , ni se tenir sur des terreins qui
ne font pas fort unis.

Dangers des talons très hauts.

§. 174. La chauffure dont le talon eft
très haut , comme celle de la plupart des
femmes & de quelques hommes , eft très
incommode & dangereufe ; 1°. avec de
telles chauffures on defcend très difficilement , on ne peut ni marcher vîte , ni
faire un long chemin, ni fauter ; 2°. il faut
dans tous les mouvemens de la jambe pour
marcher , tenir les genoux plus ou moins
pliés & foulevés , pour ne pas heurter le
talon contre terre ; 3°. l'état forcé ou contre
nature d'action ou d'inaction continuelle
de beaucoup de mufcles de la jambe & du
pied , peut caufer aux vaiffeaux & aux
nerfs de ces parties des dérangemens , des
maladies qui fouvent font incurables.

Le célebre Winflou va nous démontrer
ces dangers des talons hauts.

[La chauffure haute des femmes change
tout-à-fait la conformation naturelle des
os du pied , rend les pieds extraordinairement cambrés ou voutés & même incapables de s'applatir , à caufe de la foudure
non naturelle ou anchylofe forcée de ces
os , à peu-près comme il arrive aux ver-

H v

tebres des boſſus ; car ces chauſſures hautes
font que l'extrêmité poſtérieure de l'os
calcaneum , à laquelle eſt attaché le gros
tendon d'Achille , ſe trouve continuellement beaucoup plus élevée , & le devant
du pied beaucoup plus abbaiſſé que dans
l'état naturel ; par conféquent les muſcles
qui couvrent la jambe poſtérieurement &
qui ſervent par l'attache de leur tendon à
étendre le pied, font continuellement dans
un raccourciſſement non naturel , pendant
que les muſcles antérieurs qui ſervent à
fléchir le pied en devant, font au contraire dans un allongement forcé ; on voit
que les perſonnes ainſi chauſſées ne peuvent que très difficilement deſcendre d'une
montagne , elles ont auſſi de la peine à
marcher long tems, même par un chemin
uni & plat , ſur-tout à marcher vîte , étant
alors obligées ou de marcher en dandinant
à-peu-près comme les canards , ou de tenir
les genoux plus ou moins pliés & ſoulevés,
pour ne pas heurter des talons de leur
chauſſure contre terre. C'eſt encore par
la même raiſon qu'elles ne peuvent ſauter
avec la même liberté que d'autres qui ont
la chauſſure baſſe ; car on ſait que dans
l'homme , de même que dans les quadrupedes & les oiſeaux , l'action de ſauter
s'exécute par le ſoulevement ſubit &
prompt de l'extrêmité poſtérieure & ſail-

lante de l'os *calcaneum*, au moyen des muſcles dont le gros tendon y eſt attacché.] *Mém. de l'Acad.* 1740.

Dangers des corps durs ou de baleine.

§.175. [J'ai trouvé pour l'ordinaire aux filles & aux femmes les côtes inférieures plus abaiſſées & courbées en bas, & les portions cartilagineuſes de ces côtes, plus reculées qu'aux hommes; je n'ai pas trouvé cette différence à proportion aux enfans de l'un & de l'autre ſexe, ni même aux adultes parmi le petit Peuple. C'eſt ce qui m'a porté à regarder cette conformation comme non naturelle, & à l'attribuer au long uſage des corps ou corſets forts à baleine, qu'on a ſoin de ſerrer & de rétrécir peu-à-peu dans la jeuneſſe, & enſuite de plus en plus juſqu'au dernier dégré où ils puiſſent être ſupportés à meſure qu'on avance au-delà de la jeuneſſe, afin de ſatisfaire à la fauſſe idée de l'agrément d'une taille fort déliée. Pour comprendre les inconvéniens & les mauvais effets de cette eſpece d'habillement, il ne faut d'abord qu'en conſiderer la fabrique, la forme & l'application, & enviſager en même les parties, tant internes qu'externes, non-ſeulement du bas ventre, mais auſſi de la poitrine; qui par-là ſont comprimées les

H vj

unes contre les autres, & dont l'état naturel change à la suite d'une telle compreſſion ; de ſorte que les principales fonctions de l'œconomie animale deviennent à la fin plus ou moins altérées & dépravées, ſelon les différentes diſpoſitions perſonnelles ou individuelles.

On donne à ces corps ou corſets à baleine beaucoup de roideur par en bas, & en les appliquant on commence par en bas à les ſerrer, ce que l'on continue enſuite juſqu'en haut, & cela par différentes repriſes. Ainſi on lace, ou plutôt on ſangle d'abord à force de point, toute la circonférence du bas-ventre, qui répond aux intervalles des fauſſes côtes & des hanches, & cela ſi fortement, que les hanches quelquefois forment des portions de gros bourlets. Par là on force les extrêmités des fauſſes côtes vers en bas & en dedans, on met de plus en plus en preſſe le bas de l'épiploon, la plupart des inteſtins grêles, le méſentere, ſes glandes, ſes vaiſſeaux, même les lactés, ſes nerfs, la tête du colon, l'autre extrêmité de ſon arc, les reins. Tous ces viſceres ainſi preſſés, pouſſent l'arc du colon en haut, & compriment en bas la veſſie, le *rectum* & les autres parties voiſines ; & cela d'autant plus que ces parties qui ſont naturellement bornées en arriere & des deux cô-

tés par des os, le font artificiellement en
devant par la roideur de la portion inférieure du corps fort à baleine. Cette portion eſt encore tenue roide & comme en
bride, en partie par une pareille portion
en arriere, & vis-à-vis formée par la jonc-
tion des extrêmités roides, par leſquelles
on a commencé le ſerrement du lacet, &
en partie par une piece acceſſoire de bois,
&c. qu'on appelle *buſque*, placée tout au
long en devant. Enſuite on fait monter le
lacet avec la même violence juſqu'environ à la hauteur du creux des aiſſelles. Il
faut ici ſe rappeller la forme de ces corps
baleinés. Ils ſont étroits en bas, évaſés par
degrés en haut & en devant, & applatis
en arriere, de ſorte qu'on pourroit les
comparer à une eſpece de hotte fendue par
par le côté plat, & échancrée de côté &
d'autre par en haut. Ainſi, comme cette
partie du corps à baleine eſt encore pro-
portionnément étroite, elle force auſſi les
côtes voiſines en dedans & en bas, met
pareillement en preſſe entre ces côtes &
les vertebres, le foie, la ratte, l'eſtomac,
le pancréas, l'épiploon, les premiers con-
tours des inteſtins grêles, le ſommet de
l'arc du colon, & comprime encore les
uns contre les autres ces viſceres, dont la
plupart étoient déja pouſſés en haut par les

inteftins, que la partie inférieure du corps
à baleine avoit fait monter. On comprend
affez qu'alors le diaphragme concourt à
cette compreffion, étant lui-même forcément pouffé en haut par les vifceres ainfi
foulevés.

Ce n'eft pas encore tout: quoique le
haut de cette partie moyenne du corps à
baléine foit évafé en devant, il femble
que le refte de fa partie fuperieure foit
exempt de pareils défauts. Les échancrures qui embraffent le creux des aiffelles,
& les pieces qui paffent fur le moignon
des épaules, en ont auffi leur part, de
même que les deux baleines fortes qui regnent tout le long des deux rangées d'œil-
lets par où on lace, & qui tiennent l'é-
pine du dos roide comme une feule piece.
Ces échancrures font pour l'ordinaire fi
étroites, que non-feulement la peau qui
borde le creux des aiffelles eft toute rouge
par leur impreffion, mais encore les deux
mufcles qui forment ce creux ; favoir, le
grand pectoral & le grand dorfal, font
par-là très gênés , & comme étranglés par
une corde. Enfin les épaulettes, qui de
toutes les parties de ces corps à baleine pa-
roiffent les plus douces & les plus mol-
lettes, font difpofées comme des efpeces
de brides, qui tiennent les extrêmités voi-

fines des clavicules abaiffées & fi fort reculées, que les autres extrêmités de ces
os deviennent faillantes fous le creux de
la gorge, & comme prêtes à être diflo-
quées. Ces brides ne reculent pas feulement les clavicules, elles reculent & abaif-
fent auffi le haut des omoplates, pendant
que les angles inférieurs de ces deux os
font applatis, & tellement comprimés en
arriere par le doffier du corps à baleine,
que la peau qui les couvre en eft toute
rouge & comme meurtrie. On prétend
par-là dégager le devant de la poitrine,
tenir les épaules reculées, & donner au
dos une forme platte ; le tout dans l'idée
de procurer une belle taille. Par-là néanmoins les vertebres font forcées, la courbure naturelle de l'épine du dos eft effa-
cée, les côtes fupérieures font pouffées en
avant avec le *fternum*, dont la portion
moyenne s'avance plus ou moins fans réfiftance, à caufe de la forme évafée du
haut de ces corps à baleine, pendant que
la portion fupérieure de cet os eft retenue
par fa connexion avec les clavicules, &
que la portion inférieure avec la pointe
xyphoïde eft bornée par l'endroit le moins
évafé de ces corps à baleine. Il paroît même que par cet endroit évafé du devant
des corps à baleine, la feconde, la troifieme & la quatrieme côtes de chaque côté

de la poitrine, font prefque les feules dont le mouvement eft alors libre dans la refpiration, car la premiere côte de chaque côté eft naturellement comme immobile, & toutes les autres côtes au-deffous de la quatrieme de chaque côté, font arrêtées par le refte du corps à baleine. Il femble auffi que par là ces côtes fupérieures aquierent plus de mobilité qu'à l'ordinaire, & que les mouvemens de refpiration dans cet état gênant, deviennent fi confidérables & fi apparens ou évidens au haut de la poitrine. On peut encore par la même raifon foupçonner dans cet état quelque inégalité de la circulation du fang pulmonaire, les parties inférieures des poulmons étant alors comprimées, & quelque portion de leurs parties fupérieures étant plus élargie. On peut même foupçonner un défaut femblable, quoique d'abord, & pendant quelque tems très imperceptible, dans le principal organe de la circulation du fang.

Plus je fais réflexion fur ces compreffions, ces dérangemens, ces tortures & ces meurtriffures, & plus je confidere en même-tems les maladies chroniques & les infirmités lentes qu'on voit arriver fréquemment aux filles & aux femmes d'une certaine condition, mais très rarement aux petites gens & aux payfannes, fur-tout

en me rappellant les différentes circonftances que j'ai obfervées, après avoir examiné plufieurs de ces infirmes avec toute l'attention poffible ; plus, dis-je, il me
paroît évident qu'il en faut attribuer la premiere origine à la compreffion que le
long ufage de ces corps à baleine a caufée
aux différens vifceres ; par exemple, la
jauniffe, à la compreffion du foie ; les
maux d'eftomac, les naufées, les vomiffemens, la mauvaife digeftion, à celle du
ventricule & du *duodenum* ; les pâles couleurs, à celle des glandes lymphatiques ;
le dérangement, l'excès & le défaut de
toutes les efpeces d'évacuations naturelles,
à celles de leurs organes particuliers ; enfin les obftructions, les tumeurs, les du-
retés, les fquirrhofités & les fquirrhes mêmes, à la compreffion fucceffivement
meurtriffante, des glandes méfenteriques,
du pancréas, de l'épiploon, du foie, des
ovaires, & des autres parties internes du
bas-ventre, par le ferrement de ces corps
à baleine.

Ce n'eft pas toujours aux parties feules
du bas ventre que fe bornent les mauvais
effets de leur compreffion ; celles de la
poitrine & de la tête en ont affez fouvent
leur part. La contrainte du diaphragme &
fes mouvemens bornés par la réfiftance des
parties du bas-ventre comprimées, occa-

fionnent tôt ou tard différens maux de poitrine, de la difficulté de refpirer, des affections pulmoniques. Le ferrement des
gros vaiffeaux fanguins du bas-ventre &
le tiraillement des *plexus* méfentériques,
par la même compreffion de fes vifceres,
caufent aux gros vaiffeaux du cœur & au
cœur même des accidens très fâcheux, des
palpitations, des anévrifmes, des poly-
pes, des fyncopes, &c. On peut encore
attribuer à la même compreffion des gros
vaiffeaux fanguins du bas-ventre, comme
auffi à celle des *plexus* nerveux, des glandes & des vaiffeaux lymphatiques de cette
capacité, le battement extraordinaire & le
gonflement des arteres carotides, les
groffeurs vagues des veines jugulaires &
des glandes de la gorge, l'évacuation abondante, plus ou moins périodique, de la
falive & des férofités gluantes par une efpece de dégorgement des glandes falivai-
res, des glandes du pharynx & des glandes œfophagiennes, que j'ai remarqué
dans les perfonnes incommodées de fquirrhofités du bas ventre, & qui m'ont avoué
avoir été pendant la jeuneffe très ferrées
par ces corps à baleine.

Ces incommodités fe forment lentement, & il y en a qui ne deviennent fenfibles qu'après des années, & quelquefois long-tems après qu'on a quitté ces

corps ou corſets qu'on avoit portés preſque habituellement dès la jeuneſſe, ſur-tout les tumeurs indolentes des ſquirrhoſités & des ſquirrhes, leſquelles ne ſe font pour l'ordinaire ſentir qu'étant parvenues à un certain volume palpable, à moins qu'elles ne deviennent douloureuſes avant ce de‑ gré d'étendue, & qui néanmoins pendant tout le tems qu'elles ont été impercepti‑ bles, ont occaſionné différens déſordres dans l'œconomie animale. Les divers de‑ grés de lenteur ou d'accélération de ces incommodités dépendent en partie de la différente maniere de vivre, en partie de la différente diſpoſition perſonnelle, & en partie de la ceſſation alternative de l'u‑ ſage de ces corps pendant les nuits. C'eſt à peu près comme les cors aux pieds & les durillons qui ſe forment par l'impreſſion des ſouliers étroits, & principalement par les chauſſures pointues, & qu'on ne ſent qu'après qu'ils ſont fort avancés, & qu'ils commencent à cauſer des douleurs. Faute d'avoir apperçu & connu aſſez tôt ces in‑ commodités cachées, leur cauſe primiti‑ ve, & ce qui les entretient actuellement : il eſt arrivé qu'on a pris pour eſſentielles les maladies, qui, dans le fond n'étoient qu'accidentelles, & qui dans la ſuite, après un long uſage inutile de pluſieurs remedes, ont ceſſé promptement par l'in‑

terruption de l'ufage de ces corps à baleine.
J'ai même vû des douleurs habituelles &
infupportables du creux de l'eftomac, &
de la région épigaftrique d'une jeune De-
moifelle, ceffer un peu de tems par le feul
changement de forme que j'avois confeillé
de donner à fon corps à baleine ; favoir,
de le rendre mollet & de le lacer par devant, en laiffant un grand intervalle entre
les deux bords.

Il fuffit à tout Connoiffeur de la ftructure du corps humain & de la vraie œconomie animale, d'être averti de ces faits,
pour pouvoir expliquer très diftinctement
en détail toutes les indifpofitions internes
qui en dépendent. Voici ce que j'ai obfervé fur les inconvéniens & les mauvais
effets que ces corps à baleine produifent
aux parties internes. Les épaules forcément
reculées par les pieces ou brides qu'on appelle *épaulettes*, & la contrainte du haut
des bras par les échancrures trop étroites
pardevant & fous le creux des aiffelles,
font des impreffions très nuifibles aux mufcles du bras dont j'ai parlé ci-devant, &
en compriment les gros vaiffeaux, & les
cordons des nerfs brachiaux. L'altération
de la couleur de la peau, qui quelquefois
en devient prefque violette tout le long
des bras, prouve affez l'étranglement de

ces vaisseaux par les brides de ces épaulettes, & par les bords étroits de ces échancrures, qui outre cela serrent douloureu-
sement les muscles du haut des bras, & en
même-tems gênent, empêchent & suppri-
ment une bonne partie de leurs mouvemens. C'est ce qui paroît évidemment aux
yeux de tout le monde, quand les personnes
nes ainsi gênées, sont assises, par exemple, à table, & qu'elles veulent avancer
un bras pour atteindre à quelque chose un
peu éloignée, vis-à-vis d'elle; car alors
elles sont obligées, pour y pouvoir atteindre, de faire avec tout le corps au-dessus
des hanches, comme avec un corps de
bois, un certain demi tour, & en même-
tems une espece de pente oblique ou en
biaisant, ce qui quelquefois paroît plutôt
un air affecté que l'impuissance de faire
autrement. A l'égard de la compression, du
dessus des hanches par le bas de ces corps
à baleine; je n'ai pas encore assez examiné
les inconvéniens qui en peuvent résulter
tôt ou tard aux cuisses, aux jambes & aux
pieds par la communication des vaisseaux,
des nerfs, &c. Il y en a peut-être qui se rencontrent avec ceux dont j'ai parlé dans un
Mémoire que j'ai donné en 1740, à
l'occasion des talons hauts de la chaussure
des femmes. *Voyez* §. 174.

Cet abus de ferrer ainſi le corps des filles eſt très ancien, puiſqu'il en eſt fait
mention dans les Comédies de Térence,
& que Riolan, premier Médecin de la
Reine Marie de Médicis, & Doyen du
College Royal & de la Faculté de Médecine de Paris, en parle dans ſon Manuel
Anatomique à l'occaſion d'une incommodité qu'il dit arriver aux Filles de France principalement à celles de la Nobleſſe ;
ſavoir, qu'elles ont ſouvent l'épaule droite plus élevée & plus groſſe que la gauche,
de ſorte qu'on en trouve à peine dix entre
cent qui ayent les épaules bien confor-
mées ; & après avoir marqué la difficulté
d'en trouver la cauſe, il la cherche par
pluſieurs endroits ; ſavoir entr'autres, ſi
c'eſt parceque le mouvement du bras droit
étant plus fréquent & plus fort, l'omoplate
eſt tiraillée & écartée, & que par-là les
muſcles s'élevent & la font avancer ; ou
parceque les Nourrices en apprenant aux
enfans à marcher, les ſoutiennent ordinairement du bras droit ; ou parceque les
meres ont coutume de faire abaiſſer les
épaules à leurs filles, & de leur ſerrer
étroitement le corps pour le rendre menu,
&c. de ſorte que les parties inférieures
étant trop preſſées, celle d'en haut augmentent en volume, & font avancer ou ſail-

lir les épaules ; ou , dit-il à la fin, c'eſt un
vice de conformation par le dérangement
de l'épine du dos.

Il paroît très ſingulier que Riolan reſ-
traigne cette incommodité aux Demoiſelles de la France , d'autant plus qu'il
avoit été lui même aſſez long-tems dans les
Pays étrangers à la ſuite de la Reine, pour
avoir pû y remarquer les mêmes défauts
& les mêmes cauſes dont il fait mention ,
excepté le ſerrement du bas de la poitrine ,
dont la mode dans ce tems-là peut - être
n'étoit pas ſi vulgaire , & n'étoit gueres
d'uſage que parmi la Nobleſſe ; mais ce
ſerrement du bas de la poitrine , par lequel
il dit que le haut devient plus ample , ne
pouvoit pas ſeul être la cauſe de ce défaut
d'une épaule plutôt que de l'autre , & la
façon des corps ou corſets dans ce tems-là
ne faiſoit peut-être que ſerrer en bas, ſans
rien gêner en haut.

Il y avoit long-tems que j'avois lu cette
remarque de Riolan , mais je n'y avois fait
une attention particuliere que depuis quelques années , après avoir examiné les défauts de la taille de pluſieurs jeunes Demoiſelles qui avoient porté habituellement ces corps à baleine , & dont la plupart avoient l'épaule & l'omoplate du côté
droit plus larges , plus épaiſſes & plus ſail-

lantes que celle du côté gauche. J'ai cependant idée d'avoir vû le même défaut feulement du côté gauche. J'ai outre cela trouvé à quelques unes en même-tems l'épine du dos plus ou moins détournée, quoique très legerement.

Pour bien comprendre comment les corps à baleine peuvent caufer cette inégalité des épaules, il faut fe rappeller ce que j'ai dit ci-devant à l'occafion de leur forme & de leur application ; favoir, qu'en arriere à l'endroit qui couvre le dos, on les fait étroits, plats & roides, afin de mettre par-là les omoplates en prelle, & de rendre le dos bien applati. A peine attend-on à préfent l'âge de cinq ou fix ans pour les appliquer de cette façon. Mais qu'en arrive t-il ? d'abord les deux épaules naturellement égales, font également comprimées par la premiere application de ces corps, & par là également empêchées de prendre croiffance. Peu à peu le plus de mouvement d'un bras que de l'autre, & pour l'ordinaire plus du bras droit que du bras gauche, force & dégage par dégrés la portion du corps à baleine qui y répond, pendant que, par l'inaction ou le moins de mouvement de l'autre bras, la premiere forme de l'autre portion du corps à baleine refte comme elle étoit, de forte que par-là l'omoplate qui

s'eft

s'eft fait un peu plus d'efpace, prend nourriture, pendant que l'autre refte comme
étranglée. Cet élargiffement d'un côté
plus que de l'autre eft imperceptible, les
trois, quatre ou cinq premiers mois, au
bout defquels, & quelquefois plus tard,
on change les corps à baleine. La même
chofe arrive à proportion pendant qu'on
porte le fecond corps, & la croiffance de
l'épaule la moins comprimée va fon train
en même-tems felon la force de chaque
tempérament. A la fin la croiffance de
cette omoplate ou épaule moins gênée,
prend le deffus & fe fait appercevoir ; ce
qui arrive principalement quand on ne
change ces corps que de fix mois en fix
mois, délai qui fait quelquefois encore un
plus grand tort aux autres parties, tant
internes qu'externes, des enfans qui croif-
fent naturellement bien.

Malgré tout cela les défenfeurs intéreffés
de la fabrique de ces corps, & ceux qui
font trop de cas de la prétendue belle taille, en appelleront à l'expérience journaliere pour en procurer l'utilité, & même
la néceffité ; 1°. parceque fans ces corps à
baleine, plufieurs ont de la peine à fe foutenir dans une attitude droite ; 2°. qu'a-
vec ces corps on a fouvent prévenu les difformités qui arrivent à plufieurs qui n'ont
pas voulu s'y affujettir ; 3°. on m'a ob-

I

jecté que ce n'eft que par le moyen de ces
corps qu'on remédie aux difformités déja
arrivées, & que pour cela je les ai ap-
prouvés & confeillés moi - même; 4°.
qu'ils obligent les jeunes perfonnes de
fe tenir continuellement droites, & leur
procurent la belle taille. Voici mes ré-
ponfes.

1°. Ce n'eft qu'après qu'on a porté un
certain tems ces corps, qu'on a de la peine
à fe foutenir fans eux ; ce qui arrive, parceque les mufcles vertébraux & les autres
mufcles qui fervent à foutenir l'épine, font,
par l'ufage habituel de ces mêmes corps,
continuellement forcés d'être dans l'inaction pendant le jour, le dos étant alors
foutenu par la roideur des baleines indépendamment de l'action de fes mufcles,
& ils reftent de même dans l'inaction pendant la nuit, étant alors portés & foutenus
par le lit. C'eft ainfi que ceux qui ont été
obligés d'être alités long-tems, même fans
maladie interne, ont après cela beaucoup
de peine à fe foutenir & à marcher, parceque les mufcles qui fervent à cet ufage,
ont été fi long-tems dans l'inaction. On
peut y ajouter la compreffion continuelle
de la portion inférieure des mufcles *facro-
lombaires* par ces corps, qui leur caufe
une efpece d'engourdiffement imperceptible, & les rend plus ou moins incapables

de foutenir l'épine du dos fans le fecours des mêmes corps.

2°. Quant aux difformités & aux dérangemens de l'épine, des épaules, des hanches & du devant de la poitrine, il eſt certain que l'application des corps à baleine proportionnés à chaque perſonne, eſt fouvent le moyen le plus efficace d'y remédier, ou de les diminuer, ou d'en empêcher l'augmentation, & parconſéquent très néceſſaire, comme je l'ai conſeillé moi même à pluſieurs avec fuccès ; mais il n'eſt pas moins certain qu'il y a des cas où l'on peut y remédier par d'autres moyens, comme je l'ai auſſi expérimenté. Ainſi cette néceſſité eſt à-peu près pareille à celle de porter des bandages pour les defcentes, des bottines pour les difformités des jambes & des pieds, &c. comme des moyens appropriés pour ces incommodités, & dont il ſe trouve, au grand préjudice du Public, prefque autant, pour ne pas dire plus, de ſimples Artiſans que de vrais Artiſtes. J'en ai vu des preuves très fatales.

3°. Ce que je viens de dire ſur la néceſſité dans les cas actuels de ces incommodités, je le dis auſſi ſur la prétendue utilité générale de les prévenir. Il n'y a point d'utilité, & il y a encore moins de néceſſité où il n'y a point de diſpoſition par la foiblesse des parties, ni occasion ; par exemple, l'habitude d'une mauvaise contenance, la délicatesse de ceux qui sont exposés à de grands mouvemens. C'est ainsi que les jeunes gens qui apprennent à monter à cheval, sont obligés de porter un bandage pour prévenir les descentes, & que les Courriers se sanglent pour éviter les incommodités que les secousses violentes du cheval pourroient occasionner ; & dans ces cas le vrai Artiste est encore nécessaire, & le simple Artisan très dangereux.

4°. La derniere raison qu'on allegue pour plaider la cause de ces corps forts, est que par-là le corps devient droit aux enfans dans l'âge de leur premiere croissance, se conserve droit dans les âges plus avancés, & acquiert ensuite la stabilité d'une belle taille. Mais que l'on examine tout le petit peuple & les gens de la campagne dans tout le Royaume, que l'on cherche parmi d'autres Nations entieres hors du Royaume, même hors de l'Europe, parmi les autres parties du monde, jusqu'aux Sauvages ; on y trouvera partout que sans ces corps à baleine, & même sans quelque moyen équivalent, tous les enfans en général s'élevent bien formés, bien droits, & passent tous les âges suivans sans aucune infirmité, sans le moins dte dérangement de la vraie conformation naturelle ; je dis la vraie conformation naturelle , car celle qu'on préconife parmi nous ne l'eft pas , elle eft purement artificielle , & contre nature , de même que tout ce qui en dépend ; favoir, la forme de la poitrine comme en pointe , le ventre enfoncé , le dos applati , les épaules reculées , les clavicules forcées , les côtes en partie abaiffées , en partie recourbées , en partie pouffées en avant , le *fternum* prefque en bafcule , les vifceres du bas-ventre en preffe , ceux de la poitrine gênés , & le refte des dérangemens internes & externes dont j'ai parlé. C'eft avec ces dépravations de la vraie ftructure du corps humain & de fa beauté naturelle , qu'on fait acheter fi cherement par l'ufage indifcret & l'application difproportionnée de ces corps à baleine , la prétendue belle taille. Qu'on ne dife pas que quantité de perfonnes n'ont pas fenti ces inconvéniens , ni n'en ont point été incommodées ; c'eft par une habitude de jeuneffe , par la force du tempérament joint à l'interruption de cet habillement par le repos de la nuit , qu'elles y ont réfifté , & qu'elles y réfifteront pendant un certain tems , dans le cours duquel néanmoins fe forment infenfiblement les prémices de toutes ces incommodités dont j'ai parlé :

lesquelles dans la suite après coup , &
& souvent même après une longue cessation du mauvais usage de ces sortes de
corps & corsets , ou se manifestent les unes
plus les autres moins , ou font périr sans se
manifester.] Ce §. & le suivant sont de M.
Winslow. *Mém. de l'Acad.* 1741.

Dangers des cols & colets qui serrent trop.

§. 176. [J'ai observé , dit le célebre
Winslou, que le serrement du cou par les
cravattes , les cols, les colets de chemise,
les porte rabats , avoit été seul la cause pri-
mitive & immédiate des maux de tête, des
maux d'yeux , des maux de gorge, des
étourdissemens des vertiges, des menaces
de syncope , des saignemens de nez , &c.
& que faute d'attention à cette cause , on
avoit employé quantitité de remedes sans
succès , auxquelles incommodités j'ai souvent remedié , & quelquefois comme dans
un clin d'œil , par le seul relâchement de
ces sortes de brides , qui avoient empêché
de revenir librement par les veines jugulaires, le sang que les arteres carotides avoient
distribué sans obstacle aux parties , tant
externes qu'internes de la tête.

M. Cruger Directeur de la Chirurgie
en Dannemarck & en Norwege , étant
venu à Paris & m'ayant entendu parler

de cette obfervation , me dit qu'un Capi-
taine de ce pays-là s'étoit avifé d'accoutumer tous les foldats de fa Compagnie à
ferrer très fort leurs cravates , & à porter
des jarretieres très ferrées au-deffous des
genoux , afin que par la haute couleur de
leurs vifages & la groffeur du mollet de
leurs jambes que le ferrement produifoit,
fes Soldats paruffent bien vigoureux, bien
nourris & en grand embonpoint, mais au
bout d'un certain tems ils tomberent prefque tous malades d'une maladie particuliere , dont plufieurs , après les tentatives
inutiles des remedes , tant internes qu'externes , périrent à la fin , comme ayant
été attaqués d'une efpece d'affection fcor-
butique putride , & dont on a vu même
avoir été infectées, alterées & corrompues
les parties internes du corps , dans ceux
qu'on avoit ouverts après leur mort.] *Mem.*
de l'Acad. 1740.

Dangers de ne fe pas couvrir la tête
fuffifamment.

§. 177. La tête , dont il eft effentiel pour
la vie & le bien être, que toutes les parties
internes ou externes foient faines & fauves,
parcequ'elle eft le fiége du principe de la
vie , le lieu de l'origine des nerfs , & de la
préparation du fluide nerveux , au moyen

I iiij

defquels fe font toutes les opérations du corps & de l'efprit ; la tête, dis-je, eft expofée plus que tout le refte du corps par l'ufage de porter des perruques & d'aller nud tête, en été aux effets de l'ardeur du foleil, en hiver, à ceux du froid & du vent, c'eft-à dire, aux dérangemens des fonctions des organes des fens & des parties dont elle eft compofée. Un moyen de prévenir ces maux feroit d'accoutumer dès l'enfance la tête aux impreffions différentes du chaud & du froid, & d'entretenir dans la fuite cette habitude, ce qui endurciroit cette partie, & le froid comme le chaud n'auroient point ou peu d'action fur elle. *Voyez* le Chapitre des Dangers de l'enfance. Comme on n'a point encore élevé la jeuneffe de la façon que nous confeillons, voyons les dangers auxquels l'ufage différent expofe.

Pendant l'enfance, la tête eft beaucoup trop couverte nuit & jour, & dans l'âge qui fuit, elle l'eft prefque toujours. Ce n'eft que dans le troifieme âge, ou encore plus tard, que l'on fe conforme à l'ufage d'aller nud tête fans même y avoir été accoutumé par degrés ; tantôt on fe trouve au grand foleil & l'on a des maux de tête, coups de foleil, fiévre, maux d'yeux ; tantôt on eft expofé au froid, à l'humidité, au vent qui causent des fluxions, rhumatismes, in-flammations des yeux, douleurs vives, &c. On entretient encore, ou plutôt on augmente cette sensibilité de la tête en la couvrant beaucoup pendant la nuit, & tandis que l'on est renfermé une partie du jour ; de maniere qu'au moindre froid & à une ardeur moyenne du soleil, on éprouve les effets qui ne sont produits or-dinairement que lorsque ces impressions sont à l'excès : on évitera les dangers dont nous avons parlé en endurcissant la tête dès l'enfance, comme nous l'avons dit, en ne s'exposant pas au soleil, au froid, à l'humidité sans avoir la tête bien couverte, en ne la tenant pas si chaude-ment pendant la nuit, & quand on est à l'abri des injures de l'air.

Dangers qui accompagnent l'usage des perruques.

§. 178. L'usage de porter une perruque au lieu de ses cheveux & de s'exposer à l'air sans chapeau, est sujet à bien des inconvé-niens : 1°. on a à redouter encore plus que dans le cas précédent les funestes effets du soleil, du froid, de l'humidité, du vent, parceque les perruques ne couvrent point la tête & ne retiennent pas la chaleur au-tantque les cheveux, sur-tout depuis qu'on a ſubſtitué aux grandes perruques que l'on portoit autrefois des perruques qui ont très peu de cheveux. 2° Les perruques faiſant tomber les cheveux & rendant chauves, & ceux à qui cela n'arrive pas, ſe faiſant raſer la tête très ſouvent, cette partie devient plus ſenſible aux impreſſions de l'air. 3°. Le changement que l'on fait tous les jours, & quelquefois pluſieurs fois le jour de perruques, qui ne ſont pas toutes également chaudes, la différence du degré de chaleur de la tête qui change quelquefois, ſur - tout l'hiver juſqu'à l'excès, parceque la tête eſt très couverte pendant la nuit & très peu le jour, qu'elle ne l'eſt pas plus, quand elle eſt expoſée aux injures de l'air, que quand elle en eſt à l'abri, & dans l'hiver que dans l'été; ſont des cauſes bien ſuffiſantes pour arrêter la tranſpiration de la tête, & cauſer les douleurs de rhumatiſmes, fluxions, rhumes, &c.

Les moyens de diminuer les dangers de l'uſage des perruques ſont d'endurcir la tête dès l'enfance, de porter des perruques plus garnies, de ſe couvrir la tête au ſoleil & pendant le froid, de faire en ſorte qu'il n'y ait pas une différence auſſi conſidérable dans le degré de chaleur de la tête, de la nuit au jour, & à différentes heures du jour.

On évitera de prendre perruque dans une faifon froide ou à fon approche, de fe faire rafer dans les mêmes tems, de changer fréquemment de perruques. On mettra fous fa perruque des calottes dont la chaleur fera proportionnée au froid, comme on fait pour les autres habits ; on fe fervira d'abord de celles de coton, & le froid augmentant de celles de laine.

Dangers d'avoir la poitrine découverte.

§. 179. La fenfibilité & la délicateffe de la poitrine, l'importance des fonctions de cette partie, les fuites funeftes des maladies qui l'attaquent auroient dû, finon empêcher, mais du moins faire changer l'ufage où font les femmes de la découvrir & de l'expofer aux impreffions de l'air. En vain on obferve tous les jours que les femmes s'enrhument beaucoup plus que les hommes, lorfqu'elles font expofées au moindre froid & à un vent médiocre ; que leurs toux font longues, opiniâtres ; qu'un très grand nombre périffent à tout âge, phtifiques ou pulmoniques : elles facrifient leur fanté & leur vie au defir de plaire, & à la mode.

Si l'on ne favoit pas ce que peut faire l'habitude, on auroit lieu de s'étonner de ce que toutes les femmes, fans exception,

I vj

ne font pas dès leur jeuneffe, les victimes de l'ufage que nous combattons ici ; la tranfpiration, cette excrétion abondante qui doit fe faire par toute la furface du corps, diminue ou s'arrête tout à-fait dans les parties qui font moins chaudes que les autres, elle s'y amaffe, s'y fixe, y devient âcre & irritante, & elle caufe des douleurs vives, des rhumatifmes, des maladies inflammatoires ; quelquefois elle fe déplace pour fe jetter fur les poulmons, la gorge, la trachée, artere, & elle produit les inflammations de ces parties, l'afthme, les maladies convulfives.

Je conviens que l'habitude qu'ont les femmes d'avoir la tête, le col, la poitrine, les épaules découverts dès la plus tendre jeuneffe, font capable d'endurcir ces parties ou d'augmenter les forces de la nature pour y entretenir toujours un peu de tranfpiration ; mais il n'eft pas poffible de croire qu'elles puffent jouir de cet avantage dans notre climat, dont la température de l'air varie fi fréquemment, variations dont elles augmentent encore le nombre & les effets par leur conduite. Lorfqu'elles reftent chez elles, qu'elles ont quelque incommodité, qu'elles veulent changer de coeffures, qu'elles font dans le lit, elles couvrent beaucoup ces mêmes parties qu'elles avoient un moment auparavant, & qu’elles auront dans une heure ou le lendemain nues, & expofées aux impreffions de l’air.

Cette viciffitude continuelle caufe un dé-rangement dans la tranfpiration, & toutes les fuites de la diminution & de la fup-preffion de cette évacuation qui font fuffi-famment expliquées dans plufieurs des §. précédens, & fur-tout aux Chapitres I. & VI.

Voilà les dangers que courent les fem-mes; voyons ceux auxquels les hommes s’expofent.

§. 180. Les hommes s’expofent aux mêmes dangers que les femmes. Ils ont la poitrine couverte quand ils font couchés & en robe de chambre; viennent-ils à for-tir, leurs habits déboutonnés dans la lon-gueur de la poitrine, laiffent cette partie délicate expofée aux impreffions de l’air, ce qui leur caufe des rhumatifmes, pleuré-fies. Pour prévenir les fuites de cette im-prudence, qui font plus ou moins fâcheu-fes, à raifon du tempérament, de la rigueur du froid, & du tems que l’on y eft expofé; il faut y avoir été habitué dès l’enfance, ou renoncer à la mode en fe boutonnant fur la poitrine, ou couvrir cette partie fous la chemife avec des pieces de futaines, de fla-nelle, &c. mais ce dernier moyen n’eft pas encore fûr, parceque le corps fera toujours

expofé à fouffrir de la différence de température qui eft très grande pendant l'hiver, entre l'air des appartemens & l'air
du dehors.

Dangers d'avoir froid à l'eftomac , au ventre, aux pieds, pendant & après les repas.

§. 181. Il eft important de ne point avoir
de froid à la région de l'eftomac & aux
inteftins, principalement pendant qu'on
mange & que la digeftion fe fait, parceque lorfque le froid fe fait fentir à ces
parties, il y furvient des douleurs, des coliques, la digeftion eft retardée, fe fait
mal, ou ne fe fait point.

Les perfonnes fenfibles & délicates fur-
tout font fujettes à ces accidens, qu'elles
éprouvent quelquefois, feulement pour
avoir eu froid aux pieds.

Dangers du fréquent changement d'habit.

§. 182. On ne peut pas changer d'habits
fans s'expofer au moins un moment à l'air,
d'ailleurs celui qu'on met n'eft pas toujours
auffi chaud, auffi pefant, auffi ferré que
celui qu'on quitte ; il arrive alors la même
chofe que quand on eft expofé au grand
vent & à des courans d'air qui déplacent

notre atmosphere de chaleur & lui en subs-
tituent un plus froid, alors la transpiration est diminuée ou supprimée : on doit
savoir maintenant les maux qui en résultent.

Dangers des habits fort chauds.

§. 183. Lorsque nous avons recommandé de se défendre contre les impressions de
l'air froid & humide, nous ne parlions
que pour ceux quiont pris l'habitude de se
tenir chaudement ; mais s'il s'agissoit d'en
former une, il vaudroit beaucoup mieux
rendre le corps moins sensible aux impressions de l'air en le couvrant moins,
il en résulteroit plusieurs effets très salutaires, & on seroit affranchi d'une multitude d'incommodités, de maladies, de
précautions gênantes & des dangers suivans.

L'habitude des habits fort chauds est
dangereuse pour tout le monde, mais sur-
tout pour les personnes délicates, ils peuvent causer une transpiration trop considérable, des sueurs qui affoiblissent, énervent, épaississent les fluides, dessechent les
solides, ouvrent trop les pores, rendent
la peau humide, le corps plus sensible
aux impressions de l'air, plus propre à recevoir la contagion ; la moiteur étant presque continuelle, la transpiration insensi-

ble est peu considérable ou même nulle ;
& c'est un désavantage pour le corps que
l'augmentation de la premiere, & la diminution de la seconde, rien ne pouvant
la remplacer ; outre cela les évacuations
forcées ne sont jamais de la même qualité que les naturelles, aussi fatiguent-
elles presque toujours le corps. On ne doit
donc point porter des habits trop chauds,
parceque cet excès est aussi dangereux
qu'il l'est de ne se pas vêtir assez.

Dangers des camisolles de flanelle.

§. 184. Les camisolles de flanelle quel'on
porte immédiatement sur la peau ont les
inconvéniens des habillemens fort chauds,
elles causent une chaleur trop grande
& des sueurs au moindre mouvement, mais
outre cela comme étoffes de laine, elles ne
permettent pas à l'air externe de tempérer
la chaleur du corps en le touchant ; elles
attirent par une espece de succion toute
l'humidité, & par le frottement continuel qu'elles font, elles augmentent beaucoup l'abord des humeurs vers la peau : il
résulte de tous ces effets une trop grande
chaleur, la dissipation de la sérosité, l'é-
paississement des fluides, la roideur &
la séchéresse des solides, un excès de la
transpiration sensible & insensible qui ne

font pas moins nuifibles à nos corps qu'un
dévoiement ou un flux d'urine exceffif :
auffi remarque-t-on que la plupart de ceux
qui portent de ces flanelles fur la peau deviennent fecs ; ils font fujets aux fluxions,
aux douleurs rhumatifmales dans les parties
qui n'en peuvent être couvertes : cet ufage eft fur tout nuifible aux perfonnes foibles, délicates, principalement quand
elles fe donnent un peu de mouvement.

Dangers des habits lourds.

§. 185. Quelques perfonnes ne fachant
point quelle eft la caufe de la chaleur de
nos corps & ce qui peut l'entretenir, s'i-
maginent que plus elles feront couvertes,
plus leurs habits feront pefans, & plus elles
auront chaud ; le poids dont cette erreur
fait qu'elles fe chargent, comprime les
vaiffeaux, bouche les pores de la peau,
excite à fuer au moindre mouvement,
fatigue le corps très promptement, quelquefois même on ne parvient pas encore
à s'échauffer par ce moyen.

On doit, pour fe garantir du froid, porter des habits dont le tiffu foit ferré, moel-
leux, ceux qui font ce qu'on appelle plu-
cheux, des fourrures, &c. plus on fe donne
de mouvemens, & plus on doit avoir des

habits légers, le refroidiſſement de la ſueur
& la ſuppreſſion de la tranſpiration étant
plus dangereux dans l'hiver que dans
l'été.

Dangers de la coeffure en cheveux.

§. 186. Les filles & les femmes au-deſſus du peuple qui ſont jeunes, ſe coeffent
ordinairement en cheveux, c'eſt-à-dire,
ſans bonnet, ou elles en mettent un très
petit : cette coeffure eſt pour l'ordinaire
une cauſe de la ſuppreſſion de la tranſpiration de la tête. L'arrangement ſymétri-
que & la friſure de leurs cheveux maſti-
qués par une quantité prodigieuſe de poudre & de pommade, les cheveux du derriere de la tête relevés & ployés en deux
ou trois, excitent une grande chaleur à la
tête, & ce maſtic en bouchant les pores
de la peau, occaſionne les demangeaiſons,
l'abord des humeurs, des boutons : ce qui
rend encore cet uſage plus nuiſible aux femmes, c'eſt que pour conſerver plus long-
tems l'agrément d'être friſées, ou pour
s'épargner la douleur que cauſe néceſſairement ce maſtic lorſqu'on l'enleve, [elles
le laiſſent pluſieurs jours de ſuite, il s'é-
chauffe, fermente, prend une couleur
jaunâtre, répand une odeur inſupporta-

ble , semblable à celle d'une pâte qui devient aigre & contracte une acidité caustique. La tête étant délivrée de cette espece d'emplâtre , tous les pores s'ouvrent , la transpiration excitée par le frottement du peigne se rétablit avec d'autant plus d'abondance , que les vaisseaux comprimés auparavant , opposent moins de résistance aux fluides] ; alors le moindre froid peut faire impression & causer des fluxions , rhumes , douleur de dents , &c. Il est à propos pour que la transpiration soit plus réguliere , & pour éviter les autres maux dont nous avons parlé de ne pas couvrir la tête de tant de poudre & de pommade , ou du moins de ne pas laisser long-tems la même , & de se peigner souvent.

Les hommes, & sur-tout les jeunes gens, se font friser & couvrir la tête de poudre & de pommade comme les femmes , dont nous venons de parler : ceux qui ne se font point peigner souvent , ont les mêmes inconvéniens à redouter , & ils en sont incommodés plus fréquemment, parcequ'ils ont plus d'occasion de s'échauffer & de suer de la tête.

Dangers de conserver les habits mouillés.

§. 187. Le Peuple de la ville , les gens

de la campagne, les Voyageurs, qui font mouillés par la pluie, ou par quelque accident, ont à redouter les mauvais effets du refroidiſſement & de la ſuppreſſion de la tranſpiration lorſqu'ils conſervent leurs habits mouillés, ſur-tout s'ils ſe trouvent alors en ſueur. Si le ſoleil vient les ſécher auſſi-tôt, ou que le mouvement qu'ils ſe donnent entretienne la ſueur, ils ont moins à craindre ; mais s'ils gardent leurs habits imbibés & qu'ils aient froid, la tranſpiration s'arrêtera & il s'enſuivra des rhumes, fluxions, pleuréſies, rhumatiſmes : il eſt néceſſaire dans ces circonſtances de changer d'habits ou de ſe ſécher promptement au ſoleil, ou à un grand feu devant lequel on ſe frottera avec des linges ſecs & chauds, & de faire uſage de quelque boiſſon chaude & délayante ou d'un peu de vin : quand il n'y a eu qu'une partie du corps mouillée & refroidie, il faut employer les mêmes précautions.

CHAPITRE SEPTIEME.

DE LA VEILLE, DU SOMMEIL.

Dangers des veilles trop longues.

§. 188. L'HOMME fait auffi peu s'arrêter dans l'action, quand il fait quelque chofe qui lui plaît, que moderer fes defirs; il ne connoît point alors de jufte milieu, n'entend point les heures, n'écoute plus fes befoins. Si l'application de l'efprit ou la diffipation ne fuffifent pas pour le tenir éveillé, il emploie prefque toujours avec fuccès les liqueurs fortes, le caffé & les violens mouvemens du corps. Ces veilles font elles longues ou trop répétées, relativement à celui qui les paffe, il fe fera une dépenfe & une grande perte d'efprits animaux qui ne feront point remplacés; la matiere de la tranfpiration & celle de plufieurs autres fecrétions feront épuifées fans renouvellement, la nutrition ne fe fera point, la circulation s'accélerera, les fluides s'épaiffiront par la diffipation de la partie la plus tenue; les fibres perdront par une tenfion & une action trop longue,

leur élasticité & leur aptitude au mouvement ; si la veille dure encore, le fluide
nerveux manquera & toutes les actions
qui en dépendent , comme la circulation,
la transpiration, &c. ne se feront point
ou qu'imparfaitement , & il en résultera
un épuisement général. On peut éviter
tous ces dangers en accordant à la nature un repos aussi long & aussi fréquent
qu'elle le demande ; & dans les cas où il
est nécessaire de veiller, on préviendra ou
on diminuera les effets nuisibles de la veille en prenant une nourriture legere de
tems en tems, & des boissons délayantes
& rafraîchissantes.

Dangers du sommeil trop long.

§. 189. Le sommeil est nécessaire pour
réparer les forces épuisées par le travail
& la veille, donner le tems à la préparation du fluide nerveux qui sert à toutes
les fonctions du corps & aux opérations
de l'ame, & faire oublier pendant quelque
tems les plaisirs & les peines dont l'esprit
ne pourroit être occupé long-tems sans
qu'il en souffrît ainsi que le corps : mais le
sommeil qui produit tant de bons effets
lorsqu'il est moderé, devient une source
de maux quand il est prolongé à l'excès ;
le sang circule plus lentement , le fluide

nerveux n'est pas porté avec rapidité, de-
là l'engourdissement des sens tant internes qu'externes, les humeurs s'épaississent,
s'amassent dans certaines parties, les excrétions se font difficilement, les fibres
s'amollissent, perdent l'élasticité qui est si
nécessaire pour la circulation, la transpiration se fait imparfaitement, ou manque
totalement, ce qui doit sortir du corps s'y
amasse, prend des qualités nuisibles, l'u-
rine, les excrémens, la salive deviennent
âcres, pénetrent des cavités qui leur sont
destinées dans d'autres où elles irritent &
gâtent les humeurs ; le corps est appésanti,
il a peu d'aptitude au mouvement, il se
refroidit aisément ; les opérations de l'esprit ne se font qu'imparfaitement, on végete plutôt qu'on ne vit : on peut juger
qu'on n'a dormi qu'autant qu'il étoit nécessaire, lorsqu'étant levé on se sent leger,
on a tous les sens fins, le corps disposé au
mouvement, l'esprit propre au travail.

Dangers de changer les heures naturelles du sommeil & de la veille.

§. 190. Il n'est point indifférent, du
moins pour les personnes délicates, de
veiller une partie de la nuit & de dormir
le jour : on croit communément que pourvu qu'on dorme le même nombre d'heu-

res, il eſt égal que ce ſoit dans un tems
ou dans un autre : les perſonnes fortes,
robuſtes, celles qui dès leur tendre jeuneſſe ont été habituées à ce dérangement
de l'ordre naturel, peuvent bien n'en
point être incommodées ; mais les perſonnes foibles, délicates, ſujettes à être
malades, convaleſcentes, ne meneront
point une telle vie impunément ; tout fa-
voriſe le ſommeil pendant la nuit, l'obſ-
curité, le ſilence invitent au repos, au lieu
que la grande lumiere, le bruit ne permettent le jour qu'un ſommeil agité ou
même interrompu ; outre cela il ſe répand
pendant la nuit dans l'air une humidité
froide qui pénetre dans les endroits les
mieux fermés, diminue, ou même arrête
la tranſpiration. Ceux qui ont le plus d'habitude de paſſer une partie des nuits, s'apperçoivent malgré leurs occupations ou
leur amuſemens d'un mal-aiſe vers trois
heures après minuit, & ils diſent que cette
heure eſt la plus difficile à paſſer ; auſſi lorſqu'elle l'eſt, il ne leur coûte plus de veiller
le reſte de la nuit.

Dangers de dormir couché ſur le ventre ou ſur le dos.

§. 191. Lorſque l'on dort bien, que le
ſommeil n'eſt point agité ni pénible, &
qu'en

qu'en se réveillant, on ne se trouve point
fatigué , il est indifférent que l'on se couche sur le côté droit ou le gauche, sur le
ventre ou le dos ; mais quelques-unes de
ces positions ont des inconvéniens pour
quelques personnes , & sur tout pour celles qui sont foibles, délicates , infirmes.

La position que l'on affecte le moins est
celle où l'on est couché sur le ventre,
parcequ'elle gêne la respiration , la poitrine n'ayant point son jeu libre , & la
bouche ainsi que le nez, se trouvant souvent bouchés ; & parceque le bas-ventre
étant comprimé, les intestins se portent
sur l'estomac & le diaphragme, ce qui gêne
la digestion & la respiration : se coucher
sur le dos a encore de plus grands inconvéniens , le cervelet est comprimé par le
cerveau, la secrétion des esprits animaux
& leur distribution se font plus difficilement ; c'est pourquoi beaucoup de person-
fonnes ont de la peine à respirer dans cette
situation, elles ont le cochemar , des
pollutions involontaires & l'incube des
Anciens. Je préférerois à ces deux positions celles où l'on est sur un côté & sur-
tout sur le côté droit, à moins, ce qui est
encore mieux, qu'on ne se couche tantôt
sur l'un, tantôt sur l'autre côté ; il est à propos d'avoir les bras & les jambes un peu

K

fléchies , & la tête un peu plus élevée que le reſte du corps.

Dangers d'être couché la tête renverſée.

§. 192. Il y a des jeunes gens qui ſe couchent de façon que le derriere de leur cou porte ſur le traverſin , & que la tête eſt renverſée par-delà le traverſin : dans cette ſituation gênante la circulation n'eſt pas libre dans les veines; le ſang ſe porte à la tête facilement , mais comme il n'en revient pas de même , il s'y amaſſe ; ce qui rend ceux qui ſe couchent ainſi fort ſujets à des maux de tête , d'yeux, de gorge, que les remedes utiles ordinairement dans ces maladies ne peuvent guérir : il ne faut pour prévenir , comme pour diſſiper ces accidens , que changer d'habitude & dormir dans une autre attitude.

Dangers d'être couché les extrêmités inférieures beaucoup plus hautes que les extrêmités ſupérieures.

§. 193. Quelques perſonnes , & ſurtout les femmes , aiment à être couchées de façon que leur corps eſt dans le lit comme il feroit ſur un plan très incliné , ſi les pieds étoient à la partie ſuperieure & la

tête à la partie inférieure ; dans cette fituation les fluides fe portent à la poitrine
& à la tête en plus grande abondance, ils
en reviennent plus difficilement, & par
conféquent s'y amaffent en· trop grande
quantité, gênent la circulation & les fonctions de ces parties ; outre cela les vifceres
du bas-ventre font portés fur le diaphragme & les poulmons, ce qui gêne la refpiration : les gens fains & robuftes n'éprouvent pas d'abord ces effets, mais leur exiftence n'eft pas moins certaine ; elle eft
prouvée par l'état où fe trouvent les perfonnes foibles, délicates, les afthmatiques
& tous ceux qui ont quelque difficulté de
refpirer, ou des douleurs de tête habituelles, lorfqu'ils fe trouvent ainfi, la tête & la
poitrine plus baffes que le refte du corps.
On doit, autant qu'il eft poffible fe coucher de façon que le corps foit pofé ho-
rifontalement & la tête un peu plus élevée.

Si dans quelques circonftances, par exemple, dans une perte de fang, hémorroïdale
ou uterine, & pour la prévenir quand on
y eft fujet, on fe couche les pieds fort
élevés ; il faut avoir attention que la tête
ne foit pas très baffe pendant long tems, &
fi on veut ufer de cette précaution habituellement, l'élévation des parties inférieures doit être peu confidérable.

K ij

Dangers des lits durs.

§. 194. Les lits fur lefquels on fe couche peuvent être nuifibles par leur molleffe & par leur dureté.

Les perfonnes délicates, infirmes, maigres, celles qui font très fenfibles au froid ne doivent pas coucher dans les lits durs; elles s'y endorment difficilement, ne s'y échauffent qu'avec peine, ne confervent point leur chaleur, & elles font très fatiguées en fe levant; il faut que leur lit foit mollet, il fera en même tems plus chaud. Cependant il doit être moins mollet fi ces perfonnes reftent long-tems au lit, & c'eft affez l'ordinaire des perfonnes foibles & délicates, parcequ'alors elles éprouveroient les incommodités dont nous allons parler dans le §. fuivant.

Dangers des lits mollets.

§. 195. Les perfonnes robuftes, celles qui ont un tempérament fanguin, bilieux, échauffé, fe trouvent très mal des lits mollets; elles y ont bientôt une chaleur exceffive, la tranfpiration infenfible eft trop forte, fouvent elles fuent, elles s'endorment difficilement, ont un fommeil agité, le côté fur lequel elles paffent la nuit eſt brûlant, elles ſont fort reſſerrées, & ont des urines hautes en couleur & ardentes.

Toutes ces incommodités ſont à un degré beaucoup plus conſidérable & ſe manifeſtent plutôt quand on couche ſur la plume immédiatement & qu'on en eſt couvert.

Dangers de coucher dans une chambre fort chaude.

§. 196. Il n'eſt pas néceſſaire de répéter ici ce que nous avons dit des dangers ou des effets d'un air trop chaud ſur le corps humain dans pluſieurs paragraphes du Chapitre premier, & entr'autres dans les §. 13 & ſuivans : il ſuffira d'ajouter ici qu'outre la difficulté de reſpirer, la lenteur de la circulation du ſang, la chaleur exceſſive, la ſanguification imparfaite, qui ſont les ſuites néceſſaires de la trop grande chaleur de l'air qu'on reſpire pendant le ſommeil ; le chile n'eſt pas préparé comme il faut, les ſecrétions ſont très imparfaites, il ſurvient des ſueurs conſiderables qui affoibliſſent & épuiſent, des rêves qui inquiétent, de l'agitation qui fatigue, des maux de tête, des vertiges. Les perſonnes ſanguines ou pléthoriques, celles qui ſont bilieuſes, qui ont beaucoup

de feu , les perfonnes foibles, les afthmatiques , & tous ceux qui font fujets à quelque difficulté de refpirer habituelle ou
périodique , aux maux de tête , &c. doivent éviter de dormir dans des lieux trop
chauds, petits & où l'air ne fe renouvelle pas. Il eft très falutaire de coucher
dans des chambres où l'on ne fait point de
feu , pourvu qu'elles foient feches & paf-
fablement grandes. On courre encore un
danger en couchant dans des lieux fort
chauds, c'eft celui de s'enrhumer très facilement ; on doit fentir que lorfque les
poulmons & tout le corps ont été fept,
huit , neuf heures dans un air très chaud,
celui du dehors doit faire néceffairement
une forte'impreffion , qui eft d'autant plus
fâcheufe que le contrafte eft plus grand.

Dangers des dortoirs fermés exactement.

§. 197. Nous avons expofé combien il
eft préjudiciable d'être long-tems dans un
lieu dont l'air échauffé & rempli des exhalaifons ou de la tranfpiration pulmonaire & cutanée d'un grand nombre de
perfonnes ne fe renouvelle point, devient infuffifant pour la refpiration, &
nuifible par fon état de corruption : non-
feulement les mêmes caufes produifent la

corruption de l'air des dortoirs où il y a beaucoup de perſonnes couchées , mais elles ſont encore plus actives ; 1°. parceque la crainte du froid de la nuit fait fermer les dortoirs avec le plus d'exactitude que l'on peut, y ayant preſque toujours près des fenêtres des lits où l'on ſeroit incommodé ſi elles n'étoient pas très clauſes & calfeutrées ; 2°. parceque pendant les ſept ou huit heures de la nuit on n'ouvre point les portes , ce qui n'arrive preſque jamais dans le jour pendant le même eſpace dè tems ; 3°. parceque l'urine ſe corrompt & infecte d'autant plus l'air qu'elle eſt en quantité , & que la chaleur de la chambre eſt grande. On ſe perſuadera aiſément combien l'air des dortoirs eſt corrompu & peut être nuiſible en y entrant le matin avant qu'on les ait ouverts , ou ſeulement en entrant dans une chambre de douze ou quinze pieds en quarré où il couche deux ou trois perſonnes. Il convient donc de ne pas mettre trop de perſonnes dans le même dortoir; que les plafonds ſoient fort élevés; qu'on ne les ferme qu'au moment où l'on ſe couche ; qu'on les ouvre de grand matin entre quatre & cinq heures, qu'il y ait des ouvertures par où l'air de dehors ait accès lorſqu'il eſt temperé , & d'autres par où il entre un air qui ait déja traverſé quelque piece , ou du moins , qui ait

paſſé par un eſcalier dans les tems très
froids & humides. Ces ouvertures, pour
la communication de l'air & ſon renouvellement doivent être faites de façon
qu'elles ſe terminent au platfond, afin que
les exhalaiſons & l'air chaud qui occupent
la partie la plus élevée des chambres ſortent plus facilement, & que l'air nouveau
qui entre ayant le tems de ſe corriger , &
de ſe mettre à une température moyenne en traverſant la maſſe de l'air, ne p
pas faire de mal à ceux qu'il touchera
qui le reſpireront.

On ne peut point employer les pr
tions que nous venons de conſeiller
les lieux marécageux ou l'air eſt mal
il ne faut pas dans de tels endroits
coucher pluſieurs perſonnes dans la m
chambre, ou il faut qu'elle commun
avec un volume d'air conſiderable ſec
enfermé, qui puiſſe corriger & renouveller celui des dortoirs.

Dangers d'être trop ou trop peu couvert
dans le lit.

§. 198. Il n'y a pas moins de danger à
être trop couvert pendant la nuit qu'à ne
pas l'être ſuffiſamment; quelques perſonnes qui ſont dans la fauſſe idée que le
ſueurs contribuent beaucoup à la ſanté, ſ

font fuer la nuit en fe couvrant extrêmement : nous avons déja expofé dans quelques articles, que les effets des fueurs trop
fréquentes & trop abondantes , font
l'épaiffiffement des fluides , le deffeche-
ment des folides , la maigreur, l'épuifement. *Voyez* les §. *fur les Sueurs.*

Il ne faut pas pour éviter ces dangers tomber dans l'excès contraire en ne fe couvrant
point affez; la circulation étant ralentie pendant le fommeil,& le corps étant fans mouvement & fans paffion, la chaleur du corps
eft moins forte que pendant la veille ; il
fait d'ailleurs plus froid la nuit que le
jour, & ce qui couvre retient moins la chaleur, parcequ'il n'eft pas appuyé fur le
corps immédiatement & ne le ferre pas
comme les habits qu'on porte quand on
eft hors du lit. On doit fur ce fujet fui-
vre les mêmes regles que pour l'habillement du jour , fe couvrir felon la température de l'air de la chambre où on eft
couché , ayant égard à fa conftitution à
fon habitude. On aura évité les excès
fi on n'a pas fué & fi on n'a pas fenti de
froid.

Lorfque l'on eft au lit fans dormir , il
eft à propos de fe couvrir un peu plus qu'on
ne l'eft en dormant , parceque l'on fe refroidit en faifant des mouvemens dans le
lit, & il eft bien difficile de n'en pas faire.

Dangers de dormir nud.

§. 199. Il arrive affez fouvent aux jeu-nes gens des deux fexes , & même aux perfonnes plus âgées de fe découvrir en dormant, foit à deffein dans les grandes chaleurs, foit fans deffein & en fe re-muant dans le lit ; l'expérience démontre que lors même que l'air eft chaud , il eft d'autant plus nuifible de dormir ainfi nud, qu'on eft foible , délicat , fenfible aux im-preffions de l'air & dans un endroit froid humide, mal - fain ; & il eft rare qu'a-près cela on n'ait un rhume , une fluxion de poitrine , des douleurs vagues , des rhumatifmes aigus ou chroniques. Ceux qui veillent fur la jeuneffe , doivent em-ployer les précautions néceffaires pour la préferver de ce danger.

Dangers de dormir la nuit en plein air.

§. 200. On fait combien il eft dange-reux de paffer la nuit en plein air hors de Rome par les maladies fi fréquentes & le plus fouvent funeftes qui attaquent ceux qui ont commis cette imprudence, fur-tout dans certaines faifons. Ces maladies étant prefque toujours ou l'effet du mau-vais air des environs de cette Ville, qui est rendu tel par les exhalaisons de beaucoup de marais dont l'eau est corrompue, de la quantité & qualité des vapeurs élevées par le soleil qui retombent pendant la nuit, ou l'effet du froid, qui sans être excessif, cause néanmoins toutes les suites de la suppression de la transpiration, à cause de la grande différence qui se trouve de la température du jour à celle de la nuit ; on a à craindre par-tout où les mêmes causes subsistent, les mêmes effets. Pendant le sommeil la circulation étant plus lente & le corps sans mouvement, la chaleur est moins forte, l'absorption étant alors beaucoup plus considérable que la transpiration, le froid nous attaque avec plus d'avantage ; les exhalaisons entrent par tous les pores de la peau, & n'en sont point chassées ni corrigées par les forces vitales, les humeurs s'épaississent, deviennent visqueuses, âcres ; le fluide nerveux, les nerfs qui le distribuent, & le principe de la chaleur naturelle sont principalement affectés.

Il n'est pas sans dangers de voyager la nuit dans ces mêmes lieux où l'air est rempli d'exhalaisons de mauvaise qualité, & très froid, relativement à la température du jour : les effets de cet air que nous venons d'exposer, ne sont que plus foibles pour ceux qui ne dorment point.

K vj

Dangers de se couvrir dans le lit avec des choses pesantes.

§. 201. C'est une habitude que l'on prend pour l'ordinaire quand on est jeune, & qui est fort commune dans les Colleges & les Couvens, de mettre sur son lit tout ce que l'on peut trouver, dans l'idée, que plus on sentira de pesanteur, plus aussi l'on aura chaud. Par ce poids la circulation est arrêtée ou diminuée dans les petits vaisseaux, on s'agite, on se tourmente en dormant pour se débarrasser de ce qui gêne, & quand on se réveille on est las & fatigué : il faut empêcher les jeunes gens de prendre cette mauvaise habitude, ou en leur faisant entendre qu'en se couvrant modérément, ils auront assez chaud au bout d'une demi-heure qu'ils seront dans le lit, ou en leur ôtant tous les moyens de se couvrir ainsi, ce qui est le plus sûr.

Dangers du sommeil inquiet, agité.

§. 202. Le sommeil ne peut produire les bons effets que nous en attendons s'il n'est tranquille, c'est-à dire, s'il y a une cause quelle qu'elle soit, qui fasse une impression désagréable sur le corps ou sur l'esprit, & dont il résulte ou des mouvemens fatiguans du corps, de l'inquiétude, une trop forte application de l'esprit, une senfa-tion désagréable. *Voyez le Supplem.*

Dangers des arts bruyans.

§. 203. Je mets tous les arts bruyans au nombre des caufes qui nuifent à la fanté pu-blique; ces arts répandus dans tous les quar-tiers de la Ville y font jour & nuit un bruit, qui par fa violence & fa continuité détour-nent pendant le jour l'attention des gens occupés, fatiguent le fens de l'ouie, le rendent dur, & ébranlent tellement le cerveau qu'on fe fent étourdi, & pendant la nuit ils empêchent de dormir, réveillent ou rendent le fommeil agité, ce qui fait un tort encore plus grand aux malades. On s'accoutume, il eft vrai, à ce bruit au bout d'un tems plus ou moins long, mais c'eft au dépens de la fineffe de l'ouie.

Le meilleur moyen d'obvier à ces in-convéniens, eft d'affigner à tous les arts qui font un bruit fort & continu, un quartier de la Ville, comme cela étoit au-trefois; ou de les éloigner du centre le plus qu'il fera poffible, ainfi qu'on avoit fait à Rome.

Dangers des punaises & des puces.

§. 204. Je ne dois pas obmettre dans le
dénombrement des causes qui peuvent nuire à la santé : les puces & les punaises non-
seulement elles empêchent de dormir & réveillent par leurs piquûres , mais elles causent des démangeaisons, des ampoules, des
especes d'érésipeles , aux endroits sur lesquels elles ont couru ou marché ; elles
agitent le sang & l'échauffent , sur-tout
dans les personnes sensibles ; enfin elles
rendent une odeur des plus insurportables,
sur tout quand on les touche. La chaleur
fait éclore ces insectes & les exhalaisons
animales favorisent leur multiplication :
elles naissent en abondance dans les vieux
bâtimens , dans les chambres élevées , seches , exposées au midi ou à l'ouest , dans
celles où il y a des enfans , des chiens, des
chats , des oiseaux & qui ne sont point
propres ; elles pullulent prodigieusement
dans les lits dont le bois est de sapin , est
vieux , & où il y a des trous , des fentes ,
dans ceux où il y a des paillasses & des ma-
telas anciens & dont on ne change que
très rarement les draps ; dans ceux qui se
trouvent proches des cloisons ou murail-
les anciennes qui ont des fentes, des cre-
vasses. On vante un grand nombre de

moyens différens de se garantir des punaises & de les faire périr : pour l'ordinaire, les odeurs fortes les éloignent, c'est
pour cela qu'on recommande l'absinthe,
l'auronne, la rue, le tabac, le chanvre,
le vinaigre : les fumigations de soufre, de
tabac, le camphre les tuent, le vernis en
gararantit les bois de lit, murs & cloisons.

Mais ce que l'on peut faire de mieux
pour empêcher la multiplication de ces insectes, c'est d'éviter tout ce que nous avons
rapporté ci-dessus qui la favorisoit, laver
& nétoyer les lieux où il y en a , avec du
vinaigre , des eaux où il a infusé des herbes fortes , & faire des perquisitions si
exactes qu'il n'en échappe aucune ; c'est
ce que fait un homme de cette Ville , qui
s'est annoncé pour avoir un secret contre
les punaises. Il s'enferme un jour avec une
ou deux personnes, & cherche si bien qu'il
les détruit toutes ainsi que leurs œufs.

Les puces ont une partie de l'incommodité des punaises quand elles sont en grand
nombre , elles empêchent de dormir en
mordant ; elles sont plus communes dans
les endroits qui sont mal-propres , & dans
lesquels il y a des plâtres neufs , des enfans , des chiens, des chats , des oiseaux :
la grande propreté, le fréquent changement de linge , de lit & de corps , sont

les secours les plus efficaces que nous ayons contre ces animaux.

Dangers de faire coucher plusieurs personnes dans le même lit.

§. 205. On sait assez communément qu'il ne faut point faire coucher des personnes saines avec des personnes qui ont des maladies qui se communiquent, mais on ne croit pas le nombre des maladies qui peuvent se communiquer aussi grand qu'il l'est en effet. Je n'en ferai point ici le dénombrement, ce seroit n'obvier qu'à la moitié des inconvéniens ; 1°. parcequ'il faut connoître, distinguer ces maladies, ce qui n'est pas toujours facile à tout le monde ; 2°. parceque ce n'est que lorsque le mal seroit fait le plus souvent, qu'on s'appercevroit que la maladie est du nombre de celles qui peuvent se communiquer : ainsi on doit se faire une regle générale de ne jamais coucher ou faire coucher des personnes saines avec des personnes qui ont le premier symptôme de maladie quel qu'il soit ; il n'y a sur ce sujet que la sécurité de dangereuse, le trop de soin n'a aucun inconvénient.

Dangers d'éveiller en sursaut, voyez *Dangers de la peur ou de l'effroi.*

CHAPITRE HUITIEME.

DES ATTITUDES, DES TRAVAUX ET DES EXERCICES DU CORPS ET DE L'ESPRIT : DE L'INACTION DE L'UN ET DE L'AUTRE.

Dangers de se tenir debout long-tems.

§. 206. Les personnes qui se tiennent presque toujours debout, comme un grand nombre d'Artisans, de Marchands, les gens qui approchent les Grands, les Soldats, &c. sont exposés à une multitude d'incommodités & de maladies, qui viennent de ce que dans la situation droite le sang & les humeurs se portent aux parties inférieures, s'y amassent, & remontent difficilement. Ceux qui se tiennent debout, sont sujets à avoir des varices, les jambes enflées, ulcerées, des hémorrhoïdes, des douleurs à la nuque du col, aux reins, aux mollets, de la foiblesse dans les jointures, des douleurs néphrétiques, des descentes, des pissemens de sang, les tiraillemens ou une sensation désagréable que l'on rapporte au creux de l'estomac, des défaillances, une lassitude génerale produite par l'action continuelle des muscles qui retiennent dans cette attitude : les femmes font sujettes aux chûtes de la matrice, du vagin, aux regles immoderées, aux fausses couches.

On préviendra une partie de ces incommodités en prenant cettehabitude dès l'enfance , & en ne l'interrompant point ; en s'appuyant un peu de quelque côté que ce soit ; en profitant des momens où l'on n'est pas nécessité à se tenir debout pour se coucher, ou s'asseoir le plus horisontalement qu'il sera possible.

Dangers de la vie sédentaire.

§. 207. Lorsque l'on est la plus grande partie du tems assis & dans le repos , la nature n'est point aidée, comme cela lui est nécessaire , dans plusieurs de ses fonctions par le mouvement des différentes parties du corps & en particulier par celui des muscles , qui par cette inaction , perdent aussi l'aptitude à leurs usages, se lassent facilement, s'engourdissent, se relâchent ; la circulation devient plus lente , les secrétions & les excrétions font moins abondantes, moins parfaites, les humeurs ne se dépurent pas suffisamment , le corps se trouve furchargé de l'embonpoint qu'on acquere quand on commence à mener la

vie sédentaire, & qu'on ne fait pas d'un
autre côté une perte ou dépense aussi
ou plus forte que ce qu'on acquerre ;
de-là dans la suite l'amas & la stagnation
des humeurs qui donnent lieu aux maladies de la peau, au scorbut, à la corruption du sang, aux engorgemens du foie,
de la rate, du bas-ventre, &c. La vie sédentaire rend sujet aux enflures des pieds
& des jambes, aux varices, aux ulceres,
aux ardeurs d'urine, &c.

Il faut pour se garantir des suites fâcheuses de la vie sédentaire, interrompre au
bout de quelques heures ses occupations
pour marcher, quand on ne feroit que se
promener dans une chambre ; ou distribuer
tellement ce qu'on a à faire, que l'ouvrage
qui oblige à être sédentaire soit interrompu de tems en tems par ce qui exige
du mouvement ; destiner certains jours
à se donner beaucoup de mouvement,
employer les heures de dissipation à
l'exercice quel qu'il soit, dût-on sauter en
s'appuyant sur le dos d'une chaise, en se
pendant à une corde attachée au platfond ;
les frictions suppléent à l'exercice assez
bien ; il convient de faire usage de tems en
tems de boissons délayantes & de purgations douces, pour prévenir les amas d'humeurs & les obstructions.

Dangers de la position courbée.

§. 208. Lorsque l'on est assis le corps est presque toujours courbé dans plusieurs endroits : outre la courbure qui se fait à l'aine, il y en a encore selon ce à quoi on est occupé au bas de la poitrine, au col & au jarret qui ont des effets nuisibles, lorsque l'on est long-tems dans la même position : car dans toutes les courbures il y a des vaisseaux, des nerfs comprimés, ce qui ralentit ou même arrête la circulation & produit l'engourdissement des parties qui sont au-dessous de la courbure : quand on reste long-tems dans la même position, il arrive la même chose aux parties sur lesquelles le corps est porté, comme les fesses, les cuisses, le dos ; cette situation & cette inaction du corps sont cause de la courbure du dos qui fait prendre à l'épine la même forme que celle des Singes ; l'épine se fléchit aussi à droite ou à gauche, suivant la posture qu'on tient. Lorsqu'en écrivant, en lisant, ou en exerçant quelque art le corps est courbé au bas de la poitrine, l'estomac & toutes les parties contenues dans le bas-ventre sont comprimées, le mouvement des côtes n'est pas entierement libre, ni l'expansion des poulmons parfaite.

Quand la tête est inclinée pendant long-
tems, comme cela arrive aux gens de Lettres, Ecrivains, &c. sur-tout à ceux qui
ont la vûe basse ou foible, le sang & les
autres humeurs ne descendant pas avec facilité, elles s'y amassent, surchargent le
cerveau, se portent sur le devant de la tête,
gonflent & rougissent les yeux, causent
des douleurs de tête, des étourdissemens
que l'on rapporte au front, & l'on éprouve un sentiment de pesanteur à cette
partie. On peut éviter la plus grande partie des dangers de la position dont nous
venons d'exposer les effets, en s'asseyant
sur des sieges très élevés, sur lesquels on
soit comme on est dans une stalle dont le
siege est levé, & en ayant devant soi une table ou un pupitre assez hauts pour que l'on
n'ait pas besoin de baisser la tête ou de
courber le corps pour lire ou écrire ; on
peut de même faire les métiers assez élevés
pour qu'on y puisse travailler debout, au
moins doit-on, si on se tient assis à l'ordinaire, avoir les jambes étendues & le
corps droit.

Dangers de la position courbée pour les grandes tailles.

§. 209. Les personnes qui sont fort
grandes sont plus exposées que les autres

aux dangers dont nous venons de parler.
Lorsqu'une personne très grande, mince
& délicate, comme le font ordinairement
celles qui ont une grande taille, mene
une vie sédentaire, peu occupée, ou si
ce qu'elle fait le plus souvent la tient dans
une posture courbée, soit en avant, soit
d'un côté ou d'un autre : quand une telle
personne est habillée de façon que ses habits ne la soutiennent pas droite; insensiblement, sur tout si elle est jeune, l'épine
de son dos prendra la forme de la courbure qu'elle a le plus souvent, les carti-
lages & les os étant très pressés du côté où
l'on s'incline, & acquérant du volume du
côté opposé où ils sont très à l'aise.

Outre que par cette attitude la taille devient difforme, la respiration est gênée &
suivant le côté où l'on est penché, l'estomac, le foie la rate sont aussi comprimés.

[Une Dame d'une grande taille, bien
droite, & que j'avois vue telle pendant
plusieurs années, dit le célebre Winslou,
étant devenue très sédentaire, avoit pris
coutume de s'habiller très négligemment
& d'être assise toute courbée, tantôt en
avant, tantôt de côté & d'autre. Au bout
de quelques mois après, elle commença
à avoir de la peine à se tenir droite, debout, comme auparavant ; ensuite elle
sentit une espece d'inégalité au bas de l'é-

pine du dos ; & m'ayant confulté là-deffus
je lui confeillai d'abord pour, prévenir
au moins l'augmentation de cette incommodité, l'ufage d'un petit corfet particulier & d'un doffier proportionné à fon fiege
ordinaire;elle néglige a mon confeil, & l'é-
pine du dos lui devint de plus en plus
courbée, latéralement en deux fens contraires, à peu près comme une S romaine ,
de forte qu'à la fin ayant toujours différé
les moyens que je lui avois propofés , elle
perdit environ le quart de la hauteur de fa
taille , & refta non-feuleument courbée en
deux fens de droite à gauche , & de gauche à droite ; mais encore fi pliée , que les
premieres fauffes côtes d'un côté appro-
choient très près de la crête de l'os des ifles
du même côté , & que les vifceres du bas-
ventre étoient par là irréguliérement pouffés vers le côté oppofé. Son eftomac même
en fut tellement comprimé , que ce qu'elle
avaloit lui paroiffoit tomber diftinctement
dans deux capacités différentes.

J'ai vu plufieurs gens d'étude, qui étant
obligés de fe tenir courbés pour écrire fur
le genou dans les claffes publiques, ont été
très incommodés de la compreffion que
cette attitude contrainte & réitérée avoit
caufée au bas de la poitrine & aux vifceres
contenus dans l'épigaftre , fur-tout ceux
qui à caufe de leur vue baffe avoient été

plus exposés à ces inconvéniens dont différens maux de la poitrine & du bas-ventre
avoient été la suite. Les meilleurs remedes
proposés par ceux qu'ils avoient consultés
sur ces incommodités, sans leur avoir parlé de l'attitude gênante qui les avoit précédées, étoient devenus très inutiles aux
uns & avoient paru augmenter les maux
aux autres; ce n'a été qu'à force de ques-
tionner que j'en ai découvert la cause dans
cette attitude contrainte, laquelle ayant
été ensuite discontinuée, les malades ont
été guéris les uns uniquement par-là, les
autres par les mêmes remedes dont le succès avoit été empêché ci-devant par la
continuation de l'attitude.] *Mem. de l'A-
cad. des Sciences* 1740.

Les personnes très grandes doivent donc
avoir plus d'attention que les autres de se
tenir droites; & si elles sont foibles, il faut
qu'elles s'appuyent un peu de côté ou d'autres, mais sans se courber, qu'elles aient des
corps garnis de fortes baleines seulement
dans la longeur du dos; les habits qui serrent
un peu sont aussi très utiles pour empêcher
qu'on ne se courbe & pour soutenir l'épine.

Dangers du travail & de l'exercice excessifs.

§. 210. Le travail ou l'exercice dans lequel le corps est long-temps & fortement
agité,

agité, accélere le cours du sang, le pousse dans des lieux qui ne lui sont pas destinés, lui fait rompre des vaisseaux, augmente beaucoup sa chaleur ; la partie la plus fluide des humeurs se dissipe, ce qui cause l'épaississement & l'état inflammatoire des humeurs, & le desséchement des solides ; la bile devenue âcre & irritante produit les effets des poisons : de-là viennent les fiévres ardentes, pleurésies, fluxions de poitrine, hémorragies, fiévres lentes, nerveuses, les maladies bilieuses, enfin la dépense considérable qui se fait du fluide nerveux amene l'épuisement. Pour prévenir ces maux, il faut ou ne pas s'excéder de travail & d'exercice, ce qui n'est pas toujours possible, parceque l'on est commandé par des circonstances ; ou lorsqu'on est nécessité à ces excès par quelque cause que ce soit, il convient de faire usage de boissons rafraichissantes & délayantes, pour empêcher les effets du grand travail ou moderer les suites de leur action ; on boira du petit lait, du lait de beurre ou de la battue, de l'eau dans laquelle on aura mis du vinaigre, du jus de raisins encore verds, de groseilles, de cérises.

Il est à propos aussi-tôt après ces excès de se tenir dans un repos parfait, de se coucher, de prendre une nourriture légere & en petite quantité.

L

Dangers du travail & de l'exercice pour les personnes foibles.

§. 211. Il n'eſt pas néceſſaire que le travail & l'exercice ſoient portés au degré extrême dont nous venons de voir les effets pour nuire aux perſonnes foibles & délicates, il ſuffit que le travail ou l'exercice, quelque foibles qu'ils ſoient, ſurpaſſent un peu leurs forces, pour qu'elles tombent dans l'épuiſement, qui n'eſt pas moins préjudiciable & difficile à guérir que les maladies inflammatoires & bilieuſes, auxquelles elles ſont moins ſujettes à cauſe de la foibleſſe de leur conſtitution. Il eſt à propos que les perſonnes foibles, délicates, ceſſent le travail & l'exercice lorſqu'elles commencent à ſuer, qu'elles ſe ſentent fatiguées, abbatues, lorſqu'elles reſpirent moins aiſément, que leurs membres ſont roides ou foibles & n'obéiſſent point à leur volonté.

Dangers du travail trop long-tems continué, quoique foible.

§. 212. Pendant le travail, ſoit celui du corps, ſoit celui de l'eſprit, il ſe fait un emploi, une dépenſe conſiderable de ce qu'on appelle fluide nerveux, eſprits animaux qui fervent aux opérations du corps & de l'efprit. Lorfqu'on travaille pendant long-tems, quoiqu'on ne le faffe pas avec beaucoup de force, fi l'on ne prend ni repos ni nourriture, il fe fait une dépenfe & point de renouvellement du fluide nerveux, ce qui produit au bout d'un tems qui à la vérité eft quelquefois long, l'état qu'on nomme épuifement, qui eft accompagné de pâleur, de foibleffe extrême, de féchereffe, de relâchement, de roideur des fibres, ou de l'état inflammatoire du fang, qui occafionne les maladies les plus vives & les plus funeftes.

Dangers des courfes.

§. 213. L'effet des courfes à pied longues & vites, eft d'accélerer la circulation du fang, de l'échauffer confidérablement, de faire fuer, ce qui prive le fang d'une férofité qui lui eft néceffaire & l'épaiffit ; pendant cet exercice les poulmons font diftendus par une grande quantité d'air, l'expiration ne fuccédant pas à l'infpiration auffi fouvent qu'il le faut, le fang ne paffe point de l'oreillette droite dans les poulmons, la circulation eft arrêtée, tous les vaiffeaux fe gonflent de fang, les mufcles qui font prefque tous en action pendant la courfe preffent tous les vaif-

feaux, dépenfent beaucoup de fluide nerveux ; le vifage & tout le corps deviennent rouges, le fang s'arrête dans la tête,
les poulmons, la rate ; la refpiration eft
difficile ; de là les crachemens de fang,
l'afthme, les pleuréfies, les fluxions de
poitrine, les douleurs de rate, les inflammations, les hémorroïdes, le piffement
de fang, le faignement de nez & les defcentes fréquentes. Pour prévenir une partie de ces maux, ceux qui courent doivent ralentir leur courfe, s'arrêter & fe
repofer même de tems en tems, ils rega-
gneront ces momens par la confervation
de leur force; ils doivent mettre une large
ceinture au bas du ventre, & la ferrer un
peu ; il eft à propos qu'ils fe faffent faigner
au commencement des grandes chaleurs,
& lorfqu'ils ont quelques uns des fymptômes de plénitude rapportés dans les dangers de la trop grande abondance du fang.
Les perfonnes fujettes aux maladies que
nous venons de nommer, ou qui les auront
eu feulement une fois, doivent renoncer à
courir.

Dangers de lire, déclamer.

§. 214. Lorfque l'on parle, qu'on lit,
qu'on déclame, c'eft au moyen de l'air
qui eft reçu & chaffé alternativement de
la poitrine. Plus on parle, on lit, on dé-

clame haut & avec vîtesse, plus les mouvemens des poulmons sont rapides & préci-
pités; alors le sang y aborde en quantité, &
étant vivement agité, fouetté par l'inspi-
ration & l'expiration qui se succedent
promptement, il s'y échauffe, se rarefie,
la circulation s'y accelere, ainsi que par-tout
le corps, au point que la sueur survient,
le visage devient rouge, & on peut craindre les inflammations à la gorge, à la
poitrine, &c. Quand on a la poitrine délicate, qu'on y a eu quelque maladie pour
prévenir ces maux, il faut cesser de parler, de lire ou de déclamer, dès qu'on
commence à s'échauffer : il ne le faut pas
faire aussi-tôt après le repas, sur-tout s'il a
été grand, ni se tenir au froid & à un courant d'air : quant aux personnes qui ont
la poitrine délicate, qui ont eu des crachemens de sang, pleurésies ou quelques
autres maladies de poitrine, elles feront
bien de ne parler, lire ou déclamer qu'à
demi voix & très peu de tems de suite, &
avec les précautions marquées ci-dessus.

Dangers de l'exercice du cheval.

§. 215. L'exercice du cheval, qui est un
des meilleurs moyens de conserver la santé, & le remede certain de plusieurs maladies, lorsqu'on en use souvent & avec

modération, devient dangereux quand on est très long-tems de suite à cheval, qu'on courre le galop long-tems, qu'on va le trot, ou qu'on est secoué violemment, qu'on va contre le vent. Outre les maladies inflammatoires qui font l'effet du mouvement violent, & de la chaleur extrême que produisent tous les exercices qui agitent, quand ils font portés à l'excès; ceux qui montent à cheval, & se trouvent dans les circonstances que nous avons indiquées ci dessus comme nuisibles, font sujets à la constipation, aux hémorroïdes, à la fistule à l'anus, aux fics, aux rhagades, aux ulceres du perinée, aux ardeurs & aux douleurs des reins & de la vessie, à la sciatique, à l'enflure des jambes, aux varices des cuisses & des jambes, à la goutte, à un écoulement de semence involontaire. On sent bien qu'on doit encore plus redouter ces maladies lorsqu'on y a déjà de la disposition, & que l'on en a eu quelques symptômes.

Dangers de la chasse.

§. 216. La chasse qui, prise avec modération, seroit un des exercices les plus salutaires, parcequ'elle fait respirer un bon air, mouvoir toutes les parties du corps internes & externes, qu'elle dissipe

& égaie , parcequ'elle procure de l'appétit, un profond sommeil , de la force ; la
chasse , dis-je , doit être mise au nombre
des exercices les plus dangereux , parceque ceux qui le prennent pour leur plaisir, y gardent rarement de la modération :
on marche , on courre , soit à pied soit à
cheval, on crie, avec violence & long tems,
en toute saison & à toutes sortes d'heures ;
tout étant excès à la chasse , on ne doit
plus être étonné que mille accidens , mille
maux attaquent ceux qui s'abandonnent
sans retenue à cet exercice , aussi voit-on
les Chasseurs avoir fréquemmeut des maladies inflammatoires , la pthisie , les rhumatismes , crachement de sang; ils sont
maigres , secs : le mouvement violent, la
sueur , l'action des passions , du soleil , les
consument.

Dangers de la danse.

§. 217. La danse, je parle de celle dans
laquelle on saute , est fort utile à la
santé , parcequ'elle procure du mouvement à toutes les parties du corps. Cet
exercice est celui que la nature inspire
aux enfans pour favoriser leur développement; il est une des expressions de la joie :
lorsqu'il est accompagné des instrumens de
musique , la gaieté se répand sur toutes

les physionomies, la circulation s'accelere, on sent ses forces augmenter, & l'on est en mouvement sans l'avoir voulu. Tous les jours cet exercice rend la santé à la jeunesse, fait faire à de jeunes personnes du sexe plus qu'elles n'auroient crû : mais aussi doit - on prendre bien garde de ne point s'abandonner à ce plaisir ; quand on en use avec excès, on s'expose à toutes les maladies inflammatoires, à l'épuisement, &, faute de la prudence rare dans ce moment, à tous les maux qui sont causés par la transpiration arrêtée.

Dangers de sauter de haut en bas.

§. 218. Lorsque l'on saute de fort haut, d'un endroit élevé sur un qui est bas, la secousse que tout le corps éprouve, les commotions du cerveau, des poulmons, de tous les visceres, mais principalement des parties qui forment des especes de sacs & qui sont remplies, peuvent avoir des suites très fâcheuses qui se manifestent quelquefois dans le moment, & plus souvent donnent lieu, plus ou moins longtems après qu'on a commis ces imprudences, à des maladies dont on ignore la cause. Ces sauts donnent lieu aux contusions, aux meurtrissures, aux relâchemens forcés, aux ruptures des ligamens, des vaisseaux, des cavités, aux hernies.

Dangers des balancemens.

§. 219. Je comprends sous le nom de balancement deux jeux différens pour les effets : je parlerai des dangers de chacun en particulier. L'un consiste à s'asseoir sur le milieu d'une corde qui touche presque la terre, & dont les deux extrêmités sont attachées à une grande hauteur & à quelque distance l'une de l'autre, on communique par différens moyens assez de mouvement à la personne assise sur la corde pour lui faire décrire un demi cercle dans l'air en montant & descendant alternativement avec une vîtesse extrême : pendant cet exercice le sang est accéleré dans son mouvement, il y est même fort souvent troublé & interverti par la peur de tomber, la grande attention qu'on a, & les efforts qu'on fait pour se bien tenir ; il est porté au cerveau avec rapidité & en quantité, ce qui peut causer des vertiges, des étourdissemens, & occasionner une chûte en faisant lâcher prise, ou faire une telle impression sur les nerfs qu'ils entrent en convulsion, & qu'il vienne des nausées ou même des vomissemens : la respiration ne se fait pendant le balancement qu'avec beaucoup de peine ; l'air que l'on fend avec vîtesse entre avec force, en quantité

& fe preffe dans les poulmons que l'air extérieur empêche de foulever la poitrine; elle eft, pour ainfi dire, fans mouvement naturel, à caufe du dérangement produit dans la circulation du fang & du fluide nerveux. Les poulmons étant alors dans l'inaction, la circulation s'arrête, le fang s'engage dans les poulmons, force les petits vaiffeaux; de-là la toux, la rupture des vaiffeaux fanguins, les maladies inflammatoires.

§.220. La feconde efpece de balancement fe fait lorfque deux perfonnes qui font fur les deux extrêmités d'une poutre ou folive qui n'eft portée que fur un point vers fon milieu & qui y eft mobile, détruifant par quelque moyen que ce foit l'équilibre qui les foutient à une égale diftance de la terre; l'une eft élevée tandis que l'autre defcend : s'il ne fe faifoit que cet équilibre le jeu feroit fans danger, mais le plus fouvent on fait enforte que l'extrêmité de la folive qui defcend frappe la terre pour donner une fecouffe violente qui eft très dangereufe & caufe des accidens funeftes, la commotion de l'épine, la luxation ou la fracture des vertebres, les commotions du cerveau, des poulmons, de la rate & de toutes les parties fufpendues, le déchirement, quelquefois, les fractures & les luxations des jambes & des pieds, qui fe

trouvent fous la folive, ou qui font occa-
fionnées par la chûte des deux joueurs.

Dangers des jeux où l'on tourne.

§. 221. Les jeux dans lefquels on tourne long-tems & avec vîteffe, comme les
jeux de bague, la roue de fortune, la
danfe en rond, pirouetter fur un pied, &c.
peuvent faire beaucoup de mal : la circulation du fang & de toutes les humeurs
du corps eft accelerée par ces mouvemens
violens, & l'ordre de l'économie animale
eft troublé dans toutes fes parties.

Auffi voit on ceux qui prennent ces différens exercices avoir des naufées, des
vomiffemens, le vifage très rouge, des
vertiges, des étourdiffemens, des maux
de têtes, des faignemens de nez : on a
tout lieu de craindre que le bouleverfe-
ment des humeurs ne produife des fievres,
que l'accéleration du fang ne caufe des
maladies inflammatoires du cerveau, de
la poitrine, des congeftions fanguines
dans la poitrine, le cerveau, la rate, les
reins, &c.

Tous ces accidens font bien plus à redouter pour les perfonnes délicates, infirmes, pour celles qui ont déjà quelques
difpofitions aux maladies dont nous avons
parlé, comme les afthmatiques, pulmoni-

ques, celles qui font fujettes aux envies de vomir, aux maux de tête, & les enfans.

Dangers du jeu appellé le cheval fondu.

§. 222. On appelle jeu du cheval fondu celui dans lequel une ou plufieurs perfonnes fe courbant & formant avec leur corps un angle droit, d'autres doivent ou fauter fur leur corps, s'y repofer un inftant & fauter plus loin, ou fauter par deffus & au-delà en écartant les jambes, de façon qu'ils ne touchent point le corps de celui qui eft courbé. Dans ces jeux tous les acteurs font expofés à bien des accidens ; le fauteur par les efforts qu'il fait & fes chûtes fréquentes, mais celui qui fait le cheval courre encore de plus grands rifques, on peut en tombant fur lui déplacer ou rompre les vertebres, les articulations de la tête, des cuiffes, faire ouvrir quelques vaiffeaux dans l'intérieur du corps, caufer des hernies ou defcentes de différente efpece.

Dangers de chanter, crier.

§. 223. Lorfqu'on chante, que l'on crie, très haut, ou avec force & longtems, on peut fe faire beaucoup de mal : le volume d'air confidérable refpiré tout à la fois, sa raréfaction subite, sa fraîcheur dans certains tems, ses effets pendant qu'il est pressé par le thorax, & que le serrement de la glotte ne le laisse sortir que peu-à peu pour fournir une ou deux octaves, les inspirations, qui tantôt se font très fréquemment, tantôt très rarement, les efforts pour former des sons graves ou aigus, l'agitation que cause dans le sang & le fluide nerveux, le sentiment & l'expression des passions violentes font autant de causes de la toux, de l'enrouement, des crachemens de sang, des hernies.

Dangers de Nager.

§. 224. Les grandes chaleurs de l'été, un naufrage, le desir de secourir une personne tombée dans l'eau, ou d'en retirer quelque chose d'utile, & cent autres raisons, font que l'on se jette à la nage. Il y a plusieurs choses à craindre, en se jettant à l'eau & tandis que l'on nage, dont l'effet est presque toujours funeste : on peut être tellement frappé par le froid de l'eau en s'y précipitant que la circulation soit interceptée, que le sang chassé de l'extérieur du corps soit porté dans les parties internes en assez grande quantité, & avec tant de violence qu'il dilate & force les vaisseaux, cause des anevrismes, des varices, ou même qu'il occafionne la rupture des vaiffeaux ; les nerfs peuvent auffi être offenfés, entrer en convulfion, en fpafme, caufer des crampes dans les mufcles néceffaires pour nager. Quelquefois la peur fait perdre la trémontane ; les bras ou les jambes fatiguées par une grande agitation refufent d'obéir : l'effet de tous ces accidens & de plufieurs autres eft d'ôter la puiffance de nager, c'eft-à-dire, de faire tout ce qui eft néceffaire pour fe foutenir fur l'eau & dans le lieu où on veut ; & les fuites prefque néceffaires, font de couler à fond ou de fe précipiter dans des courants, des gouffres, fous des bateaux où l'on perd la vie. Il eft dangereux de fe baigner avant que la digeftion foit faite, & lorfqu'on a les fymptômes de la plénitude ou de la raréfaction du fang. *Voyez Avis au Peuple*, §. 366. *Secours pour les noyés.*

Dangers de ceffer tout-à-coup une vie très exercée.

§. 225. L'action mufculaire qui accompagne le mouvement & l'exercice du corps, entretient par fon relâchement & fa contraction alternatifs & moderés, l'aptitude au mouvement, la circulation du fang & du fluide nerveux, la chaleur, les fecrétions & les excrétions, la dépuration &

la nutrition dans un degré qui constitue l'état de santé. Plus le mouvement est fort sans être excessif, plus cette aptitude, cette circulation, cette chaleur, quelques sécrétions & excrétions, comme la transpiration sensible & insensible sont considérables & la santé forte ; mais plus aussi le changement, que produit dans toutes ces choses la cessation subite du mouvement, est nuisible : elle amene bientôt tous les effets dangereux de la vie trop sédentaire, le relâchement des solides, l'inaptitude à leurs fonctions ; elle est la cause de la circulation rallentie qui produit l'épaississement des humeurs ; alors elles sont mal dépurées, les secrétions & les excrétions sont moins abondantes, le corps se trouve surchargé par la trop grande quantité des humeurs bonnes & mauvaises, & de ce qui devroit être chassé ; il devient la victime de tous les maux qui peuvent l'attaquer, jusqu'à ce que l'exercice renouvellé rétablisse ses fonctions dans leur premier état, ou que la nature ait pris d'autres moyens pour suppléer au défaut des secrétions & excrétions ; *voyez les dangers de l'inaction, ceux de la vie sédentaire, & ceux de changer les habitudes.* Lorsqu'on se trouve nécessité à changer une vie très active en une vie sédentaire, il faut le faire par degrés

infenfibles, fuppléer à un exercice par un
autre que l’on éloignera peu-à-peu pour
accoutumer le corps à ne faire que celui
qui fera poffible dans la fuite. Si ces moyens
ne font pas pratiquables, on remediera
en partie aux maux que caufera l’inaction
ou le défaut de mouvement, par une faignée dans les cas de plénitude, par des purgations dans les cas d’amas d’humeurs de
mauvaifes qualités, par les boiffons délayantes, apéritives, incifives, lorfque
les humeurs feront épaiffes, trop lentes
dans leurs circulations, fecrétions & excrétions : on doit fur - tout employer les
frictions ; il eft rare qu’on ne le puiffe.

Dangers des mouvemens violens ,fubits.

§.126. Les mouvemens du corps font dangereux, quand ils font vifs & ne font pas
attendus ou refléchis. Lorfqu’on fe leve,
qu’on s’affeoit, qu’on courre, qu’on s’arrête fubitement fans obferver, pour ainfi
dire, une efpece de gradation ; on doit
craindre que ces mouvemens vifs & fubits
ne donnent des fecouffes trop fortes aux
fibres, ne produifent des fpafmes, des
convulfions, des relâchemens exceffifs,
n’arrêtent tout-à-coup ou n’accelerent trop
la circulation des fluides, & ne produifent
quelques ruptures.

Dangers du deſſus de viole.

§. 227. Pour jouer du deſſus de viole
on le poſe ſur les genoux & on tient le
manche avec la main gauche, tandis que
la main droite promene l'archet ſur les
cordes, & par un mouvement naturel, ou
qui met le Joueur plus à l'aiſe, on rejette
preſque toujours l'épaule gauche en arriere
& l'épaule droite ſe porte en avant, en-
traînée, pour ainſi dire, par la main qui
conduit l'archet ; d'ailleurs la main gauche
élevée ſur le manche & qui forme les
notes, tient ſouvent l'épaule fort haute,
mais toujours beaucoup plus élevée que
l'épaule droite, que la poſition de l'archet,
le poids de la main & du bras néceſſite,
pour ainſi dire, à s'abaiſſer : voilà donc
deux poſitions forcées qui peuvent gâter
la taille des jeunes Demoiſelles, ſur-tout
ſi elles ont, en jouant, des corps de baleine,
qui augmentent encore les deux mauvais
effet que nous avons remarqués : tout cela
enſemble contribuera à donner à une épaule plus de hauteur qu'à l'autre, & à en faire avancer une plus que l'autre, quelque
ſoin que le Maître prenne pour faire tenir
ſon Ecoliere droite.

Pour prévenir ces inconvéniens, il eſt
à propos de ne faire jouer de cet inſtru-

ment que lorfque la taille eft forte & for‑
mée , & de n'en jouer que fans corps &
peu de tems de fuite.

Dangers de la harpe.

§. 228. J'aurois fort defiré en recher‑
chant les effets de cet inftrument agréable
ne le trouver accompagné d'aucun danger,
mais je vois avec peine qu'il n'en eft pas
plus exempt que bien d'autres plaifirs; 1°. la
multiplicité des occupations que l'on a en
jouant de cet inftrument , fur-tout quand
pour plus d'agrément le Joueur chante &
s'accompagne , demande une attention
très grande & amene bientôt la laffitude :
les deux mains , un pied , les organes de
la voix font exercés en même-tems ; l'ef‑
prit doit commander à toutes ces parties
prefque à la fois ; 2°. la pofture où l'on
eft en jouant eft gênante pour la refpira‑
tion , les deux bras tenus long-tems en l'air
devant foi , & dans une fituation horifon‑
tale , empêchent que le mouvement de la
poitrine ne foit auffi libre qu'il le devroit
être pour refpirer facilement , ce qui eft
abfolument néceffaire quand on chante.

Dangers des inftrumens à vent , flutte , baffon , &c.

§. 229. L'ufage des inftrumens à vent

eft pernicieux aux perfonnes délicates , à celles dont la poitrine eft foible , & a peu de capacité, qui ne refpirent pas avec facilité qui ont fréquemment des rhumes , de la toux , de l'enrouement, des douleurs de dos, une chaleur plus confidérable à cette partie qu'aux autres. Les grandes inf-pirations que les Joueurs d'inftrumens à vent font obligés de faire; l'action qu'exer-ce fur les poulmons l'air que la chaleur intérieure y rarefie fubitement ; les efforts & la preffion néceffaires pour chaffer l'air avec rapidité dans l'inftrument , jufqu'à ce qu'il n'y en ait plus du tout dans la poi-trine ; la vîteffe avec laquelle l'air nouveau s'y précipite , la congeftion & la ftagna-tion du fang dans les poulmons , occa-fionnées par la longueur du tems que dure l'expiration, & prouvées par la rougeur du vifage , peuvent occafionner l'enroue-ment , la toux, les inflammations., les ruptures des vaiffeaux , & les douleurs de la poitrine , la pthifie , les hernies , la di-minution ou l'arrêt même de la circula-tion dans la poitrine.

Il n'y a que des perfonnes très robuftes qui jouiffent d'une bonne fanté , & qui ont une forte poitrine qui peuvent fe permet-tre les inftrumens où l'on fouffle : il faut qu'elles s'y habituent par degrés & qu'elles n'en jouent jamais plufieurs heures de fuite, fur-tout auffi-tôt après avoir beaucoup mangé ou bu ; & pour peu qu'elles s'en trouvent incommodées, elles doivent les quitter pour un tems, ou même pour toujours. De la toux, des douleurs de poitrine, un peu de fang dans les crachats, feront des avis fuffifans pour les gens fages.

Dangers de l'exercice trop tôt après le repas.

§. 230. Tout exercice un peu fort, comme la courfe à pied, à cheval, en voiture rude, la danfe, les armes, &c. que l'on fait auffi-tôt après le repas, échauffe, accélere la circulation de tous les fluides ; ce qui retarde & trouble la digeftion, empêche le paffage du chile dans le fang, ou il y paffe groffier & mal préparé, il furvient des rapports, des aigreurs, de la colique. On doit d'autant plus éviter les mouvemens violens, que l'on a plus mangé, que l'on a un eftomac qui digere difficilement, parcequ'il eft foible ou froid, que l'on eft infirme, délicat, convalefcent. Quant au tems que l'on doit mettre entre le repas & le mouvement, il eft différent & relatif aux perfonnes. On fentira bien qu'il eft encore plus dangereux de commettre cette imprudence l'été au foleil, quand on a bu & mangé des chofes très échauffantes.

Dangers de la grande application.

§. 231. L'union de l'ame avec le corps & l'action de l'ame fur le corps font telles, que dans une étude ou méditation profonde, la nature donne, pour ainfi dire, toute fon attention à ce qui fe paffe au cerveau, le fluide quel qu'il foit, qui eft un des inftrumens & agens néceffaires des opérations de l'efprit ainfi que de celles du corps, s'y porte en abondance, & une partie des fonctions du corps auxquelles il étoit employé font fufpendues, celles mêmes dont dépend la vie fe font moins bien qu'il ne faut, comme la tranfpiration, les fecrétions, les excrétions, la circulation, &c. Mais outre les fuites néceffaires & funeftes du dérangement de ces fonctions importantes, comme les opérations de l'efprit ne s'exécutent pas feulement avec des fluides, & que les folides font auffi en action ; on a à craindre les fuites de la tenfion trop grande ou trop longue des fibres, le relâchement exceffif, le rétabliffement difficile & long de l'élafticité, les maladies du cerveau, les effets de l'épuifement, l'abord du fang à la tête, la chaleur, la douleur, l'inflammation de fes parties.

On doit donc éviter les méditations profondes, trop longues, & les études qui demandent une attention trop long-tems foutenue, fur-tout fur le même fujet ; il eft à propos de fe repofer, de fe diffiper de tems en tems, ou au moins de changer de fujet d'application : lorfqu'on aura fait quelque travail exceffif, il faudra fe diffiper, faire exercice, & vivre de regime.

Dangers de l'application trop tôt après le repas.

§. 232. Lorfque l'on a pris des alimens, la nature dirige, pour ainfi dire, toute fon attention vers l'eftomac ; elle travaille à la digeftion : fi dans ce moment on vient à la détourner en appliquant fon efprit ou en occupant fortement fon cœur, ou enfin en fe laiffant aller au fentiment, ou à l'expreffion de quelque paffion, la digeftion fera troublée, fe fera mal, ou ne fe fera point. Il faut avoir la prudence de ne pas manger quand on croit pouvoir fe trouver auffi tôt après l'avoir fait dans les circonftances dont nous avons parlé, & ceux qui font chargés d'annoncer quelque nouvelle capable d'exciter les paffions, doivent le faire avec les précautions marquées dans les *dangers des paffions, des nouvelles frappantes, des vacances.*

Dangers du défaut de mouvement & d'exercice.

§. 233. Lorfqu'on ne fait d'exercice, ou qu'on ne fe donne de mouvement que celui dont on ne peut fe difpenfer, les forces élaftiques, toniques & mufculaires diminuent, les mufcles fe relâchent, les flexions des articulations font difficiles par leur roideur, l'aptitude au mouvement diminue ou même fe perd entierement ; la circulation des humeurs privée de l'action des mufcles & confiée aux feules forces de la vie, c'eft à-dire, à l'action du cœur & des vaiffeaux fanguins, fe ralentit d'abord dans les petits vaiffeaux les plus éloignés du cœur, puis dans les autres à proportion de leur diftance du principe du mouvement & de leur force particuliere ; ce qui donne lieu aux congeftions fanguines & lymphatiques : la chaleur diminue, les fluides s'épaiffiffent, & ils font moins propres aux fecrétions qui font peu abondantes, elles font auffi moins parfaites par le relâchement des folides, & parceque la coction & la dépuration ne font pas fuffifantes, les excrétions font rares & en petite quantité par les mêmes raifons ; ces effets produifent bientôt la plethore ou l'abondance nuifible du fang,

ou d'autres humeurs de bonne qualité, la
cachexie ou l'amas d'humeurs de mauvaise qualité qui furchargent le corps déja
trop affoibli pour n'en être pas accablé &
ne pas fuccomber. Si l'on paffe en revue
les maladies que cet état entraîne avec
lui, on verra, en parcourant tout le corps,
l'efprit lourd, ftupide, incapable d'une
grande idée, d'un travail long ; les fens
de la vue, de l'ouie, du toucher, &c. fans
fineffe ni vivacité, affoiblis, émouffés &
prefque abolis, la refpiration lente, le dégoût, la digeftion longue, imparfaite, les
vents, la colique, la conftipation, les
obftructions, les hydropifies, le retard des
regles, leur ceffation prématurée, la fté-
rilité, l'impuiffance.

CHAPITRE

CHAPITRE NEUVIEME.

DES SENSATIONS, DES PASSIONS, DE L'HABITUDE, DES ANTIPATHIES, &c.

§. 234. L'ACTION de l'eſprit ſur le corps, n'eſt pas moins démontrée par les effets que produiſent les paſſions ſur l'œconomie animale, que celle du corps ſur l'eſprit l'eſt par les effets que produiſent les ſenſations & les maladies ſur les facultés de l'entendement. Lorſque l'une de ces parties de notre être agit ſur l'autre avec force, & cela arrive quand il y en a une des deux, qui étant vivement affectée ſort de ſon état naturel, les opérations de l'autre en ſouffrent bientôt. L'homme de genie, paroît un imbecile pendant une fiévre maligne & encore aſſez long-tems après : l'homme le plus tranquille, le plus froid eſt furieux dans la pleuréſie, le délire de la fiévre : celui qui a l'eſprit le plus vif eſt ſtupide, & au-deſſous de la bête brute pour l'entendement & les ſenſations, pendant une fiévre lente nerveuſe & encore après : les ſenſations vives, la douleur, le chatouillement, interrompent l'attention la plus grande, la plus profonde méditation : les hypocondriaques ou

M

mélancoliques , les hyſtériques , les vapo-
reuſes , prouvent l'influence & le pouvoir du corps ſur l'eſprit , & de l'eſprit ſur
le corps ; en un mot , lorſqu'on voit l'eſprit & le corps s'affoiblir & ſe fortifier enſemble, ſortir en même-tems de leur état
naturel , agir l'un ſur l'autre alternative-
vement à chaque inſtant , enfin aller du
même pas à la maturité & à la décrépi-
tude ; on ne peut point s'étonner que
nous mettions au nombre des dangers qui
menacent la ſanté du corps , les ſenſations
vives & les paſſions qui ſont des états violens de l'eſprit & du corps qui agiſſent néceſſairement l'un ſur l'autre, & en particulier ſur les nerfs , car c'eſt par le moyen du
fluide nerveux ou des nerfs que s'operent
tous les phénomenes que nous allons expoſer comme effets de paſſions & des ſenſations.

Dangers des ſenſations extrêmement vives ,
& des ſenſations médiocres continuées
long-tems.

§. 235. Il n'eſt pas rare que des ſenſations vives ou des impreſſions très fortes
faites ſubitement & ſans qu'elles aient
augmenté par degrés , produiſent un aſſez
grand dérangement , ſoit dans la ſtructure
des organes des ſens , ſoit dans les qualités
qu'ils doivent avoir pour diminuer la fi-

nesse des senfations & même les détruire
entierement. On a vu plus d'une fois de violens coups de canon ou de tonnerre priver
du sens de l'ouie ; des lumieres extrêmement vives, comme celle de l'éclair & les
rayons du soleil refléchis par une glace,
ôter la vûe ou la diminuer.

Des senfations, qui sans être portées à
l'excès se soutiennent long tems à un degré assez fort pour faire une impreffion
dont l'ame ne peut point être diftraite,
doivent auffi diminuer la senfibilité des
organes des sens ; c'est pourquoi ceux qui
entendent un bruit continu, soit d'une
chûte d'eau, soit d'un moulin, soit des
Chaudronniers ont l'ouie dur ; ceux qui
sont expofés à une grande lumiere, qui
travaillent sur des corps très blancs ou très
brillans & chatoyans perdent la vue.

Le moyen de prévenir les accidens dans
le premier cas, c'est diminuer les impref-
sions sur les organes des sens, en interpofant
quelque corps qui ne faffe que diminuer
la senfation, ou en ne permettant pas
qu'elle se faffe sur-tout l'organe à la
fois ; par exemple, en fermant en partie
les yeux, en se bouchant en partie les oreilles ; quand au second cas, si on n'est pas
néceffité à supporter ces senfations, on
fera bien de les fuir, ou du moins de s'y
fouftraire de tems en tems.

M ij

Dangers des odeurs fortes.

§. 236. Les principes de odeurs font des corpufcules infiniment petits de différentes fubftances folides, ou fluides des regnes végétal, animal, minéral qui font foutenus dans l'air & portés avec lui dans la poitrine, l'eftomac, le nez, la bouche, les cavités de la tête qui communiquent avec le nez, & qui font attirés fur toute la furface du corps par les vaiffeaux abforbans dont nous avons déja parlé. L'action des odeurs produit des effets différens fuivant les parties qu'elles touchent, leur quantité & la difpofition des perfonnes qui y font expofées, elles agiffent fur les nerfs très promptement.

La fenfation agréable que caufe prefque généralement l'ufage moderé des parfums, comme liqueurs, poudres, fachets, & autres préparations odorantes, a fait prendre aux gens aifés l'habitude de fe parfumer ; mais comme nos fens s'accoutument à ce qui les frappe tous les jours au même degré, & ne font plus au bout de quelque tems ébranlés par ces objets ; on cherche à éprouver la même fenfation en faifant agir fur les fens des chofes dont l'action foit beaucoup plus violente : c'eft ainfi qu'infenfiblement les gens les plus rai-

sonnables même, passent de l'usage moderé à l'abus des choses : celui que l'on
fait des parfums est la cause fréquente d'accidens funestes & de maladies. Je com-
mencerai par ce qui arrive aux personnes
qui ne sont point accoutumées aux odeurs
fortes & qui s'y trouvent exposées.

Les odeurs fortes, sur-tout celles d'am-
bre, de musc, donnent des maux de tête,
des nausées, des vomissemens, des vapeurs, des affections hysteriques ; ce n'est
là qu'une partie des désordres, ou des
symptômes qni se manifestent très vîte
chez ceux qui ont, comme on dit ordinairement, une antipathie pour les odeurs.

Quant aux personnes qui font un usage
habituel des odeurs fortes, elles n'éprouvent point à la vérité tous les mêmes accidens que nous venons de rapporter, mais
il faut regarder cet abus des odeurs & la
grande quantité des émanations qu'elles
reçoivent dans la poitrine, dans l'estomac,
la bouche, les cavités du nez, comme une
des principales causes du peu de finesse des
sens de l'odorat & du goût, du manque
d'appétit, des mauvaises digestions, des
maux de poitrine, & des affections nerveuses si communes parmi les gens riches, &
qui se transforment sous toutes les appa-
rences possibles.

Dangers de chatouiller.

§. 237. Il faut diftinguer dans le chatouillement deux tems ou deux degrés
différens. Dans le premier tems ou le premier degré , le chatouillement produit
une fenfation agréable , qui par fon impreffion générale excite à rire & à mouvoir d'abord les parties chatouillées, en-
fuite tout le corps. Si le chatouillement continue , l'ébranlement des nerfs ou l'impreffion s'accélere beaucoup; la circulation
augmente l'élafticité, la fenfibilité ; le
fluide nerveux eft porté tantôt dans une
partie, tantôt dans une autre, tantôt il
coule avec rapidité, tantôt il eft arrêté
fubitement. La circulation & le mouvement mufculaire font déréglés dans tout
le corps, l'ame & la raifon n'y ont plus
d'empire, toute la machine eft dans un
état violent qui eft accompagné de douleurs , de convulfions, de cris, de vomiffemens, d'agitation vive & involontaire,
d'évacuation de l'urine, de la femence, &
eft quelquefois fuivi de la mort. On eft d'autant plus agité par le chatouillement qu'on
eft fenfible & délicat, que les fibres font
fines, que le fang du tact eft exercé, qu'on
eft furpris au moment où on ne s'attend

point, qu'on se défie & qu'on craint le chatouillement.

Dangers de la douleur.

§. 238. La douleur est un sentiment
désagréable dont sont susceptibles les parties du corps internes & externes, auxquelles il se distribue quelques-unes des
des fibrilles nerveuses destinées aux sensations, les nerfs étant les instrumens qui
transmettent au cerveau les impressions
faites sur le corps. Le sentiment dont le siege est le lieu où agit la cause de la douleur
& la perception qui s'opere en conséquence
au cerveau, sont proportionnés à la quantité des fibrilles nerveuses offensées, à
leur sensibilité qui dépend de leur nudité
& de leur exercice, & à la force & la
durée de la cause de la douleur.

On doit regarder généralement comme
cause de la douleur tout ce qui produit
un allongement dans le nerf ou toute autre disposition qui le met en danger de se
rompre, en sorte cependant que l'impression que le nerf reçoit dans cet état soit
transmise à l'ame : on peut de même comprendre parmi les causes de la douleur tout
ce qui peut produire un changement dans
le cerveau, tel que celui qui résulteroit

de l'impreſſion tranſmiſe à cet organe, d'un nerf en diſpoſition de rupture prochaine] : il n'importe pas que la douleur ſoit produite par une cauſe qui comprime les nerfs, qui les tire trop ou qui les ronge ; il en réſultera toujours le ſentiment de la douleur. La douleur reçoit différens noms ſuivant l'eſpece de ſentiment qui l'accompagne : elle eſt nommée tenſive, quand elle eſt produite par un ſentiment de diſtenſion ; la douleur gravative eſt cauſée par un ſentiment de peſanteur ; la douleur pulſative eſt caractériſée par une diſtenſion de nerfs dont la cauſe eſt le mouvement & l'abord des fluides, elle répond à la pulſation des arteres pour le tems & la force.

A la douleur pungitive ſe joint un ſentiment aigu comme d'un corps dur & pointu qui pénétre la partie ſouffrante : on diſtingue encore pluſieurs eſpeces de douleurs qu'il eſt inutile de nommer & de caractériſer, parceque de quelque eſpece que ſoit la douleur que l'on reſſent, quand elle eſt vive ou quand elle eſt moderée, mais de longue durée, on a à craindre quelques-uns des effets ſuivans : l'agitation ou les mouvemens continuels de tout le corps & principalement de la partie ſouffrante, les inquiétudes, les angoiſſes, les défail-

lances, l'infomnie, la conftriction involontaire ou le retirement des membres , leur
flexion fpafmodique , l'accélération de la
circulation, la chaleur, la féchereffe, la foif,
la fiévre, les convulfions, le délire, la fureur,
& l'érétifme de tout le genre nerveux qui
met le trouble dans toutes les fonctions du
corps : la diminution du mouvement des
fluides , le froid, la fuppreffion de la tranfpiration , les fecrétions diminuées , vitiées, arrêtées, les excrétions empêchées en
tout ou en partie , l'infenfibilité , l'atonie,
la perte du mouvement , l'altération plus
ou moins forte de toutes les facultés in-
tellectuelles , raifon , mémoire , imagination. Il y a encore un grand nombre de
phénomenes produits par la douleur, felon
les parties qu'elle occupe & la liaifon ou
fympathie que la partie qui en eft le fiege ,
a avec d'autres parties du corps. On a vu
les douleurs de dents faire perdre la vue
& l'ouie , caufer l'épilepfie ; les douleurs
d'oreilles être fuivies de furdité ; les douleurs de tête violentes & continues , affoiblir les facultés de l'entendement ; les
douleurs d'eftomac, jetter dans les angoiffes , la mélancolie , porter le trouble
dans toutes les fonctions ; celles de la matrice , caufer en peu de tems des maux ir-
réparables ; les douleurs de goutte & de

rhumatifme, amener la vieilleffe beaucoup avant le tems. Je ne finirois pas fi
je voulois écrire les effets fâcheux que peuvent produire les différens degrés de douleurs de chaque partie fur les autres ; mais
en voilà affez, fans doute, pour perfuader
combien la douleur eft dangereufe pour
la fanté, & combien il importe de la faire
ceffer le plutôt qu'il eft poffible. On me
dira peut-être que les hommes n'ont pas
befoin qu'on leur faffe envifager les fuites
de ce fentiment défagréable qui les empêche de jouir de la vie, & qui leur fait
fouhaiter quelquefois la mort, pour leur
faire redouter & fuir la douleur. Je ren-
verrai, pour toute réponfe, à la conduite
que les hommes, mêmes ceux qui fur toute
autre chofe penfent fainement, tiennent
tous les jours : en effet à l'exception d'un
petit nombre de fages que la raifon & l'expérience ont convaincus qu'il vaut mieux
n'avoir point de plaifir & point de douleur,
que d'avoir beaucoup de plaifir & beaucoup de douleur, & qui ont mis leur bonheur à ne pas fouffrir ; tous les autres hommes, cherchent des plaifirs dont la jouiffance eft ou mêlée ou fuivie de peines ;
quand elle n'en a pas déja été précédée.
S'ils avoient une fois affez de fang froid
pour calculer la longueur & l'intenfité

des douleurs que leur coutent les plaifirs avec leur longueur & leur intenfité,
qu'il eft de ces plaifirs qu'ils négligeroient!
Cet ouvrage qui ne contient qu'un petit
nombre des dangers auxquels les hommes
s'expofent, feroit encore moins confiderable qu'il n'eft. Ils trouveroient que le
plaifir de boire quelques verres de vin de
plus que le befoin ne le demande, ne peut
pas être comparé aux douleurs de la goutte,
aux funeftes effets de cette maladie, à la
perte du goût, de l'appétit, de la faculté
de digérer, aux obftructions du foie, &c.
On trouveroit, en un mot, que de tous
les plaifirs qu'on cherche continuellement
en s'expofant aux dangers dont il eft parlé dans cet Ouvrage, il en eft peu qui ne
foient fuivis ou accompagnés de douleurs,
finon plus vives que les plaifirs au moins
plus longues, & quelquefois l'un & l'autre.

Mais il eft tems de revenir à notre plan;
nous avons expofé les effets, les dangers de
la douleur, & le moyen certain de les éviter; rapportons maintenant les moyens
de prévenir ou de diminuer ces effets &
ces dangers quand on n'a pas été affez heureux pour les éviter.

Dans la douleur il ne faut prendre d'a-
limens qu'autant qu'il eft néceffaire pour
fe foutenir, & ils doivent être faciles à

M vj

digerer. La boisson doit être délayante, relâchante, adoucissante, calmante : tout ce qui irrite peut faire beaucoup de mal; ainsi on doit éviter les purgatifs, les vomitifs, le mouvement, & employer la saignée, les bains, les fomentations, les narcotiques, mais il convient de ne se servir de ces remedes que par le conseil des Médecins.

On m'objectera peut-être que la douleur étant une maladie, je n'aurois pas dû en parler dans un exposé des dangers; je ne me suis déterminé à le faire que, parcequ'on est accoutumé à ne la pas regarder comme une maladie, ou du moins à ne la pas traiter comme telle; & afin qu'en cherchant de bonne heure les moyens de la faire cesser, on n'éprouvât pas les suites de sa durée.

Il arrive assez souvent que les maladies, & sur-tout celles qui sont dangereuses par leur nature, sont précédées, plus ou moins de tems avant qu'on les reconnoisse aux symptômes qui les caracterisent, de douleurs vagues ou fixes, soit dans les mêmes parties qui doivent devenir le siege de la maladie, soit dans des parties différentes; on l'observe pour le rhumatisme, la goutte, le rhumatisme gouteux, les fiévres putrides, malignes,

nerveufes : fi dans les premiers momens
où les douleurs fe font fentir , on en fait
part à un Médecin habile , il peut , finon
prévenir l'accès ou la maladie , au moins
empêcher leur violence.

Dangers de la colere.

§. 239. Dans la colere , la fureur , les
emportemens , tout le genre nerveux eft
dans un état convulfif , le fluide qui coule
dans les nerfs étant pouffé avec violence
tantôt dans une partie tantôt dans une autre ; les fibres fe roidiffent , les mufcles
fe contractent , & s'il n'y a pas de mouvemens volontaires il s'en fait d'involontaires ; ceux que l'on commande font prefque toujours plus forts que l'on ne s'y attend, & que l'on ne pourroit les faire dans
l'état ordinaire ; les opérations de l'efprit
font, ainfi que les actions du corps , incer-
taines , peu réfléchies , quelquefois indé-
pendantes de la volonté ; la rougeur & la
pâleur du vifage fe fuccedent rapidement ;
le pouls eft tantôt plein tantôt petit , mais
toujours fréquent, ce qui prouve que la vîteffe de la circulation du fang eft très confidérable , & que les nerfs font dans une action continuelle & inégale ; ce défordre
dans toute l'œconomie, en dérange bientôt

les fonctions animales, vitales & naturelles, la bile s'échauffe, s'enflamme, est
chassée hors de ses vaisseaux, il survient
de vomissemens, des convulsions, des fiévres ardentes, inflammatoires, des hémorragies, des défaillances, l'apoplexie, la
mort subite : on a vû souvent se renouveller alors les douleurs de la pierre, de
la goutte, les affections hypocondriaques, hiftériques ou vaporeuses. Il faut
empêcher ceux qui font dans cet état de
s'expofer à l'air froid, de boire des liqueurs échauffantes, ardentes ou très froides,& de manger. Lorfque l'accès eft paffé :
il eft bon de prendre des boiffons délayantes, rafraîchiffantes, avec le fel de nitre &
les acides, d'être tranquille quelque tems
& de fe tenir le ventre libre. On n'a pas
befoin de dire qu'il faut faire ceffer la
colere, la fureur, les emportemens, le plutôt que l'on peut.

Dangers de la frayeur, de la peur.

§. 240. La terreur, la frayeur, la peur,
l'effroi, l'épouvante, ces mouvemens in-
quiets, violens & fubits de l'ame, occafionnés par les maux que fe repréfente
notre imagination, plus fouvent encore
que par des maux réels, produifent une

violente secousse dans tout le syftême nerveux dont l'effet est tantôt de caufer des
convulsions dans les mufcles, des conftric-
tions ou refferremens des vaiffeaux, ce
qui diminue leur diametre, chaffe le fang
des plus petits vaiffeaux, & en remplit les
plus gros fur-tout à l'intérieur; tantôt l'effet
de cette secouffe eft de relâcher les fphinc-
ters & de rendre certaines parties paralyti-
ques : telles font les caufes de la pâleur,
du froid externe, de l'angoiffe, des défaillances & fyncopes, des palpitations, des
difficultés de refpirer, de l'avortement, de
l'évacuation de l'urine & des excrémens,
des amas ou congeftions fanguines, des
états fpafmodiques, de l'épilepfie, de la
ftupeur, de la folie. Il ne faut pas manger
dans ces momens, ni faire ufage de boiffons très froides, mais on doit prendre
un peu de bon vin, de liqueur fpiritueufe ou autre cordial agréable; les frictions
fur les extrêmités & fur le refte du corps
font utiles pour rappeller le fang à la circonférence; il eft auffi à propos de faire
marcher un peu, de diffiper ou d'occuper
l'efprit, pour éviter le retour des mêmes
idées : quelquefois même on eft obligé
d'en venir à faigner & à purger fi l'impreffion a été très violente.

Dangers de l'amour des sexes.

§. 241. Une perfonne amoureufe qui eft perpétuellement & fortement occupée de fon objet , qui ne peut s'en procurer la jouiffance, qui craint de ne point l'obtenir ou de le perdre, fans pouvoir ou vouloir fe diftraire de ces penfées, a à redouter les effets de la trop grande application de l'efprit, de l'inquiétude, de la trifteffe : le cours du fluide nerveux & celui du fang font irréguliers, le dégoût, l'infomnie furviennent, & bien-tôt après l'inaptitude de l'efprit & du corps pour le travail, les pâles couleurs, la langueur , la maigreur , la mélancolie ; quelquefois auffi la manie erotique & une efpece de délire dans lequel on refufe les moyens de conferver fa vie ; on fe donne la mort : la fureur & la phrénefie font les fuites de cette dangereufe paffion.

Il eft plus aifé de ne point laiffer former cette paffion en fuyant les objets dès les premieres impreffions, fur-tout quand on a un tempérament vif, un caractere conftant, que d'en arrêter les effets : d'autres moyens, qui à la vérité font le plus fouvent infuffifans , font la diffipation, la forte occupation, les voyages.

Dangers de la crainte.

§. 242. Soit que les craintes soient grandes, soit qu'elles soient médiocres, mais
longues, elles ont des effets dangereux.
Dans le premier cas, *voyez les effets*
§. *de la peur ou terreur.* Dans le second
cas, dont je parlerai ici, on est dans des
émotions fréquentes, on a la tristesse &
l'amertume dans le cœur, l'esprit est dans
le trouble, le délire; on perd peu - à-
peu le sommeil, & l'appétit; les mouvemens vitaux & animaux, s'alterent, se ra-
lentissent; les secrétions, les excrétions, la
digestion & toutes les opérations de l'ame
& les fonctions du corps se font mal; on
a en un mot à redouter toutes les suites
de l'inquiétude continuelle, de la tristesse,
de l'effroi ou de la peur. *Voyez ces dangers*
§. 240.

Dangers de la joie.

§. 243. Dans la joie & le plaisir, la circulation du sang est accélerée, les secrétions se
font avec facilité, le fluide nerveux coule
librement & en quantité, tous les mouvemens du corps sont aisés, on se sent
plus de vivacité, de legereté qu'à l'ordinaire; mais si la joie passe les bornes de la

modération, le cours du sang & du fluide nerveux est augmenté à l'excès, il varie d'un moment à l'autre., les mouvemens du corps & de ses parties sont irréguliers, incertains, l'esprit est dans une espece de délire ; on observe alors des syncopes, insomnies, tremblemens, palpitations, convulsions, spasmes, apoplexie, folie. Dans ces tems de révolutions de fortunes qui enrichissent ceux qui n'avoient rien & qui réduisent les riches à l'état d'indigence, il y a un bien plus grand nombre de gens enrichis que la joie rend fous, qu'il n'y a de gens qui ont perdu leur bien qui le deviennent. Il est donc de la prudence de ne point annoncer tout-à-coup, sur-tout aux gens que l'on connoît très sensibles, & qui se livrent aux impressions, les choses qui peuvent leur causer une grande joie : on le leur dira peu-à-peu, on leur en cachera une partie, on les dissipera, on détournera leur esprit en leur parlant de choses sérieuses, on leur fera faire quelque exercice.

Dangers du chagrin, de la tristesse.

§. 244. Le chagrin, la tristesse, ces sentimens désagréables de l'ame, ne subsistent pas fort long tems sans que cet état d'amertume affecte le corps, de façon à déranger la fanté la plus forte ; bientôt le principe des forces vitales, quel qu'il foit, s'affoiblit ou ceffe d'agir, le fluide nerveux ne parcourant plus fes vaiffeaux avec la même vîteffe que la lumiere traverfe l'air, vouloir une chofe & la faire ont deux tems éloignés ; la circulation fe ralentit, les forces manquent à l'efprit comme au corps, on n'eft plus capable d'action vigou · reufe & de penfée forte, le pouls devient lent & petit, les fluides s'épaiffiffent, deviennent vifqueux, la tranfpiration & toutes les excrétions & fecrétions fe font mal, le corps eft furchargé d'humeurs de mauvaife qualité qui corrompent en peu de tems tous les fluides ; de-là les indigeftions, dévoiemens, obftructions, jauniffe, hémorroïdes, fiévres lentes, hydropifies.

Pour prévenir ces fuites funeftes de la trifteffe & du chagrin, il faut joindre à beaucoup de philofophie quelques moyens phyfiques, tels que la diffipation, les voyages, l'exercice du corps quel qu'il foit, l'application à quelque chofe qui plaife, gaie ou férieufe ; on aura foin de faciliter les excrétions, de faire ufage d'alimens de haut goût, & que l'on aime, de bon vin, de liqueurs fpiritueufes & agréables, d'opium en petite quantité & de caffé.

Dangers de la haine, de la jalousie.

§. 245. La haine, la jalousie, l'envie,
qui entretiennent continuellement dans
l'esprit, de l'inquiétude, des desirs, de la
tristesse, des idées noires, désagréables &
un sentiment que j'ose appeller douloureux ; qui sont rarement sans remords &
sans une espece d'horreur des projets ou
des actions malignes ou méchantes que ces
passions inspirent & font exécuter: la haine,
dis-je, la jalousie & l'envie ôtent le sommeil & l'appétit , occupent perpétuellement l'esprit, l'attristent, le troublent, lui
ôtent l'aptitude au travail, l'empêchent
de se dissiper, la circulation du sang devient plus lente , la transpiration , ainsi
que toutes les autres secrétions & excrétions sont mal préparées & diminuent,
on tombe dans la mélancolie, la maigreur,
la cachexie , la fiévre lente. La dissipation,
l'exercice , la bonne nourriture , un peu
de vin , quelques purgations , sont les
moyens physiques que l'on doit joindre aux
remedes moraux en pareil cas.

Dangers des passions étouffées.

§. 246. L'état libre dans lequel nous avons
décrit les passions & les affections de l'a-

me , n'eſt pas le ſeul où leurs effets ſoient dangereux. Lorſque pour quelque raiſon que ce ſoit , on ſe fait violence au point de cacher les paſſions qui affectent vivement , de ne laiſſer paroître aucun des ſignes qui les caracteriſent, ſoit en les étouffant , ſoit en affectant un état de l'ame tout oppoſé , il ſe fait alors un combat entre les mouvemens involontaires & ceux que commande la raiſon. Il y a une réaction alternative de l'ame & du corps l'un ſur l'autre , qui forme l'état le plus violent & peut-être le plus douloureux où l'homme puiſſe ſe trouver : & en effet le mouvement imprimé au fluide nerveux & au ſang par ce qui eſt capable d'exciter les paſſions & par leur moyen à tout le corps , ce mouvement général eſt arrêté par la réflexion , & on peut comparer ce qui ſe paſſe alors dans le corps à ce qui arrive aux corps élaſtiques que l'on comprime dont la réaction devient plus forte ; les nerfs étant arrêtés dans leur action, les fluides dans leur cours , les fibres muſculaires dans leur développement, ils acquierent plus de force , & bientôt la réſiſtance que leur oppoſoit la réflexion diminuant , ils reprennent le deſſus , ſe remettent en action juſqu'à ce que l'ame attentive à ce qui ſe paſſe redonne de nouveaux ordres pour oppoſer de plus grands efforts. On croit voir un combat entre deux ennemis d'égale force qui ont tour à tour, & dans des efpaces très courts, de petits avantages & jamais de victoire complette; les efforts continus épuifent leurs forces & le combat finit : c'eft ce qui arrive quand on veut étouffer des paffions violentes, le cours du fang acceléré & retardé tour à tour, le fluide nerveux pouffé tantôt dans une partie tantôt dans une autre, la tenfion continuelle de tous les mufcles antagoniftes, c'eft-à-dire, deftinés à opérer des mouvemens contraires, produifent une dépenfe exceffive du fluide nerveux, une circulation inégale des humeurs qui nuit aux fecrétions & aux excrétions, une inaptitude aux mouvemens, ou même l'atonie & le relâchement exceffif des fibres, ou bien un état fpafmodique; les fluides forment des congeftions, font pouffés dans des vaiffeaux qui ne leur font pas deftinés; enfin, le corps tombe dans l'épuifement & l'efprit eft pour ainfi dire fatigué.

Dangers de tenter de vaincre les antipathies.

§ 247. L'exiftence des antipathies & des répugnances ou averfions, eft démontrée par des faits connus & fans nombre; il n'eft pas moins certain que ces an-

‹tipathies font fouvent fi fortes qu'elles ne
peuvent être furmontées par ceux qui joignent la volonté à beaucoup de force d'efprit. Quelle en eft la raifon , je l'ignore ;
elle dépend fans doute de la caufe de cette
efpece depaffion ou affection qui nous
eft la plupart du tems auffi peu connue que
les parties qu'elle affecte. On prend des
antipathies, répugnances, averfions, à tout
âge, quelque tempérament que l'on ait ,
& pour tout ce qui tombe fous les fens.
Vouloir faire la lifte des chofes qui ont été
prifes en antipathie , ce feroit entrepren-
dre celle de tout ce qui exifte dans la nature. Les antipathies étant des foibleffes,
il n'eft pas étonnant qu'on ait de la peine
à en voir à ceux que l'on aime ; c'eft ce
qui porte tous les jours des gens à effayer
de les vaincre dans ceux auxquels ils s'in-
tereffent , mais il eft dangereux de faire
ces effais. Si on leur préfente les objets de
leur antipathie ; fi on leur ôte les moyens
de fuir , l'effroi & la peine qu'ils en reffentent les affectent vivement , les font trouver mal , leur donnent des convulfions,
caufent l'épilepfie , la folie , l'avortement , les pertes de fang , la fuppreffion
des regles : ces accidens feront d'autant
plus violens que la perfonne aura plus de
fenfibilité , de vivacité & d'imagination.
Je confeille donc de refpecter ces foibleffes

de l'humanité ; li cependant quelque raifon importante exigeoit qu'on fît les efforts pour les vaincre, ce ne doit être qu'a-
vec beaucoup de prudence & de ménage-
ment & en obfervant des degrés infenfibles.

Dangers de rompre les anciennes habitudes.

§. 248. Un favant Médecin qui a beaucoup innové dans toutes les parties de notre art, met la coutume ou les habitudes au
nombre des paffions, à caufe de ce qu'elles
font capables de faire fur l'efprit & fur le
corps. N'a-t-on pas vû des hommes tellement difpofés & faits au travail exceffif
du corps & de l'efprit, à l'exercice violent,
au repos parfait, au chagrin, à la douleur,
à l'intempérence, à l'ivrognerie, aux mauvaifes nourritures, aux poifons, aux médicamens les plus vifs, à l'air chaud, humide, corrompu, à dormir beaucoup ou
prefque point, que tous ces excès ne les
incommodoient pas, & n'ont pas paru
abreger la vie de plufieurs : c'eft donc avec
grande raifon qu'on a dit de l'habitude
qu'elle eft une feconde nature ; en effet,
il n'y a pas moins de difficulté & de danger à rompre ou changer les habitudes du
corps & celles de l'efprit, qu'à vouloir empêcher que la nature ne fuive l'ordre & les
loix qui la reglent de tout tems; & rien n'eft

plus dangereux que de le faire fubitement.

Toute habitude qui eft ancienne, fur
l'air que l'on refpire, qu'il foit froid ou
chaud, fec ou humide, pur ou impur, leger ou épais; fur les alimens folides ou
liquides, de bonnes ou de mauvaifes qualités, fur l'heure, le nombre & la durée
des repas, fur la quantité de nourriture,
fur le tems & la durée de la veille ou du
fommeil, fur le genre, la force, la durée
de l'exercice & du travail, fur l'inaction,
fur la quantité, la qualité, le tems des fecrétions & excrétions; en un mot, fur tout
ce qui peut influer fur le corps ou l'efprit;
toute habitude, dis-je, fut-elle mauvaife,
& nuifible par fa nature & fes effets, ne
doit pas être rompue on changée fubitement; le dérangement de l'œconomie animale dans une ou plufieurs de fes parties
en feroit bientôt la fuite, & il n'eft
prefque point de maladie dont le raifon-
nement & l'expérience ne puiffent démontrer qu'elle peut être caufée par une habitude rompue fubitement.

Dangers en annonçant des nouvelles
frappantes.

§. 249. Quand on a à annoncer quelque nouvelle qui doit faire une vive impreffion & exciter les paffions comme la
fureur, la douleur, le chagrin, la joie,

il faut employer plusieurs précautions pour éviter de causer des révolutions qui seroient infailliblement suivies des maladies & de la mort même : il n'est presque personne, pour peu qu'il ait vécu & connu le monde, qui n'ait été témoin des suites funestes des imprudences en ce genre. On ne doit jamais dire les nouvelles frappantes pendant le repas, ni aussi tôt après, on attendra que la digestion soit entierement finie; & il ne faut pas non plus réveiller en annonçant ces nouvelles, on différera jusqu'à ce que l'on soit parfaitement réveillé : il est nécessaire de préparer à l'impression que doit faire la nouvelle en entretenant la personne sur ce sujet, lui faisant craindre ou espérer de plus en plus ce qu'on est près de lui apprendre : les effets s'opereront par degrés, & quand on annoncera la nouvelle, son effet sera incapable d'opérer une révolution fâcheuse. Dans ces circonstances on empêchera de se livrer aux mouvemens du corps violens, aux emportemens, aux transports de l'esprit, à la tristesse excessive qui garde le silence, & se représente ce qu'il y a de plus affreux; il est à propos de ne laisser prendre que le moins de nourriture possible, & de faire boire quelque infusion chaude.

Il y a deux circonstances dans lesquelles les passions, les affections dont nous avons

parlé nuifent principalement ; la premie e
eft commune aux hommes & aux femmes,
c'eft le moment du repas & celui qui le
fuit ; la feconde qui ne regarde que les
femmes, & encore feulement pendant un
tems de leur vie, c'eft le tems des regles.
Il faut éviter avec le plus grand foin que les
caufes dont nous avons parlé dans tout ce
Chapitre fous le nom de dangers, ne faffent leur impreffion dans les circonftances
ci-deffus : leurs effets feroient encore plus
fâcheux que je ne les ai repréfentés ; & on
en auroit à craindre beaucoup d'autres encore, les inflammations, hémorrhagies,
convulfions, fuffocation, apoplexie, mort
fubite.

CHAPITRE DIXIEME.

DE LA TRANSPIRATION, DE LA SUEUR, DE LA SALIVE, DES URINES ET AUTRES EXCRETIONS QUI SONT TROP ABONDANTES, OU QUI NE LE SONT PAS ASSEZ.

Dangers de l'excès de la transpiration insensible.

§. 250. NOUS avons exposé les effets nuisibles de l'excès de la transpiration insensible en rapportant ceux du travail & de l'exercice portés trop loin relativement aux forces de chacun : ces effets sont la dissipation d'une trop grande quantité de fluides , leur trop forte accélération , l'épaisissement extrême des humeurs, l'augmentation de la chaleur & de l'action des solides sur les fluides , & des fluides sur les solides , l'affoiblissement, l'épuisement, ou la nécessité de manger très souvent , &c.

Dangers de la suppression totale ou partielle de la transpiration.

§. 251. Lorsque la transpiration insenſible eſt arrêtée , ce qui en fait la matiere, ou ne ſe ſépare pas du ſang & des autres humeurs, ou il y eſt reporté , ou bien il eſt dépoſé dans les vaiſſeaux deſtinés à ſon évacuation & à la ſurface de la peau ; dans les deux premiers cas , cette matiere de la tranſpiration qui eſt un excrément de mauvaiſe qualité , augmente trop le volume des fluides , les rend nuiſibles & peu propres aux ſecrétions ; le corps en eſt appéſanti , accablé , la peau ſe ſeche , ſes pores s'obſtruent : dans les deux derniers cas , il ſe forme des obſtructions , des congeſtions d'humeurs , des douleurs , des maladies de peau, éréſipeles, rhumatiſmes, la goutte : maladies qu'on préviendra par les boiſſons chaudes , les frictions , l'exercice.

Dangers des ſueurs.

§. 252. Les hommes frappés de ce qu'ils entendent répéter par les Médecins de tous les tems & de tous les lieux que la tranſpiration libre , continue , réguliere & abondante eſt très importante pour la ſanté , & qu'elle en eſt la bouſſolle ; perſuadés en outre que la tranſpiration & la ſueur ſont la même choſe ou du moins que la ſueur n'eſt que le dernier dégré de la tranſpiration inſenſible , que l'on recommande d'entretenir avec tant de ſoin : les hommes, dis-je, ſouhaitent les ſueurs &

employent tous les moyens qu'ils connoiffent pour les favorifer, & ceux qui font les
plus attentifs à leur fanté ne font fatisfaits
que lorfqu'ils font dans une fueur, ou du
moins une moiteur continuelle. Confon-
dre ainfi la fueur & la tranfpiration, c'eft
être dans l'erreur ; favorifer & exciter la
fueur eft une habitude dangereufe, fur-
tout pour les perfonnes foibles & délicates.

Les fueurs qui font trop abondantes ou
trop fréquentes privent le fang & les autres humeurs d'une férofité qui leur eft
abfolument néceffaire ; car les fluides épaif-
fis circulent plus difficilement, la chaleur
du corps augmente, le fang devient inflammatoire, & dès lors eft une caufe de beaucoup de maladies funeftes ; la bile devient
âcre, irritante, produit les fiévres bilieufes, les coliques, les fiévres putrides ; la
lymphe eft vifqueufe, circule lentement,
forme des obftructions ; les fécrétions font
en très petite quantité, les excrétions fe
font mal, le ventre eft refferré, les urines
font épaiffes, brûlantes ; les folides étant
moins humectés qu'il ne faut, n'auront pas cette élafticité, par le moyen
de laquelle fe font tous les mouvemens
des parties folides de notre corps. D'ailleurs, les fueurs font encore la caufe de
beaucoup de maladies ; 1°. parceque ceux

qui suent habituellement sont très souvent dans le cas de la suppression de la sueur, dont les causes sont très fréquentes & difficiles à éviter ; 2°. parcequ'avec une telle disposition les causes les plus legeres font une impression nuisible ; 3°. parceque si par quelque cause que ce soit , les sueurs diminuent beaucoup, ou ne paroissent plus, sans que quelqu'autre excrétion leur succede & les supplée, la cessation de cette évacuation habituelle , donne lieu à des maux difficiles à guérir & souvent incurables.

La sueur n'est point nécessaire à ceux qui se portent bien ; on peut vivre long-temps & en très bonne santé sans connoître cette excrétion ; on observe même que ceux qui ne suent jamais ont en général un bon tempérament, ainsi il ne faut point provoquer la sueur , à moins que ce ne soit dans le cas de maladie & par ordre du Médecin. Mais il ne suffit point de ne pas prendre de sudorifiques , de ne pas faire un exercice trop violent, il faut aussi éviter plusieurs autres causes de la sueur, comme la grande quantité d'alimens solides & fluides , sur-tout ceux qui sont échauffans, les mauvaises digestions, les amas des humeurs qui surchargent le corps, la suppression de quelque excrétion , des urines , de la transpiration insensible.

Dangers de la suppression subite des sueurs

§. 253. Lorsque la sueur est arrêtée subitement par le froid, & qu'elle se refroidit sur le corps, on a à redouter ; 1°. tout ce que produit la supression de la transpiration insensible, parcequ'elle est un des effets de la suppression subite de la sueur ; 2°. les effets de la sueur arrêtée, parceque le danger est plus grand que quand cela arrive à la transpiration, dont les effets nuisibles sont plus grands & plus nombreux : il y en a deux causes ; la premiere est, que le refroidissement subit est beaucoup plus considérable que quand c'est la transpiration seule qui s'arrête : d'ailleurs l'humidité qui accompagne la sueur, & non la transpiration augmente & entretient le froid, & la sensation qu'on éprouve alors resserre tous les pores avec beaucoup de force, ce qui n'arrive pas dans la supression ordinaire de la transpiration.

En second lieu, ce qui fait la matiere de la sueur, & qui est une humeur beaucoup plus grossiere que celle de la transpiration, étant arrêtée dans son cours & resserrée par l'élasticité des vaisseaux que le froid augmente ; elle y séjourne, s'y épaissit & est plus difficile à chasser que l'humeur de la transpiration, elle contracte aussi plus d'âcreté.

Voilà pour la sueur momentanée. Quant aux sueurs habituelles qui s'arrêtent naturellement, ou par quelque cause étrangere, elles produisent des maladies opiniâtres, aigües, chroniques & souvent incurables. *Voyez leurs Dangers §. suiv.* On peut prévenir en partie les effets dangereux de cette suppression, en usant aussitôt après de boissons chaudes, apéritives, diaphorétiques, & par les frictions, un exercice moderé.

Dangers d'arrêter les Sueurs extraordinaires des pieds, des aisselles, de la tête, &c.

§. 254. On voit assez fréquemment des excrétions que l'on peut nommer extraordinaires, par le lieu, le tems où elles se font, leur quantité, & leur qualité : tels sont les sueurs considérables d'une odeur forte & de différentes couleurs qui sortent continuellement périodiquement ,, ou irréguliérement, des pieds, des mains ,, des aisselles, de la tête. La nature semble avoir établi ces excrétions dans certains sujets pour se débarrasser de quelque humeur âcre, putride, qui ne pourroit rester dans le corps ,, sans corrompre toutes les autres humeurs : du moins l'odeur forte & souvent insupportable de ces excrétions,

& les funeltes effets de leur fuppreffion, autorifent à en avoir les idées que nous en donnons.

L'incommodité de ces exécrétions pour foi , & pour ceux avec qui l'on vit ont fait plus d'une fois chercher & prendre les moyens de s'en délivrer : mais alors la matiere de ces fueurs ne faifant que changer de place , & fe portant prefque toujours fur des parties du corps plus aifées à offenfer , ou dont les fonctions font plus effentielles à la vie que celles que la nature avoit choifies , elle produit d'auffi terribles effets que les poifons. Tous les fuccès en ce genre ont été bientôt fuivis de douleurs de tête , de vertiges , de bourdonnemens dans les oreilles , de difficulté de refpirer , de pthifie , d'affoupiffemens, de léthargie , d'obftructions , de tumeurs , d'apoplexie , de la mort fubite ; en un mot , on peut affurer que ceux qui font affez imprudens pour arrêter ces fueurs, & pour ne point confulter un Médecin quand elles s'arrêtent naturellement , ce qui arrive quelquefois entre 45 & 55 ans , font dans un danger certain.

Dangers de prodiguer fa falive.

§. 255. La falive, cette humeur claire prefque fans odeur & fans faveur, quand

on est en bonne santé, qu'on n'est point à
jeun & qu'elle n'est point alterée par l'é-
tat vicié des gencives ou des dents est nécessaire pour la mastication, la dégluti-
tion, la digestion, le goût. L'importance
de ces différentes fonctions pour conserver la santé rend la salive une des plus
précieuses humeurs de notre corps ; c'est
pourquoi la nature a multiplié les organes
qui la préparent, & a établi des mouvemens involontaires par lesquels celle qui
coule dans la bouche continuellement hors
des repas est portée dans l'estomac pour y
attendre les alimens.

Ceux qui se privent de cette humeur
bienfaisante en crachant beaucoup, soit
qu'ils y soient excités par le tabac ma-
ché, fumé, pris en poudre, soit qu'ils
ayent pris cette mauvaise habitude sans
s'en appercevoir, ou qu'ils croyent cette
salive une liqueur nuisible comme les mélancoliques, & ceux qui s'imaginent que
c'est là cette pituite qu'ils regardent comme la cause de leurs incommodités ;
ceux, dis-je, qui crachent leur salive, excitent une secrétion excessive de
cette humeur qui prive le sang d'une sérosité qui lui est nécessaire pour la circulation facile, pour entretenir les solides
dans une humidité convenable à leurs usages, & pour fournir aux secrétions aqueu-

ses , la transpiration , l'urine , &c. les alimens manquent non-seulement de la salive
qui est un des meilleurs instrumens de la
digestion , mais du suc pancréatique ,
gastrique , intestinal , qui ont le même
usage de favoriser la digestion, qui alors se
fait très mal ou ne se fait point, fournit un
chile mauvais ou trop épais, qui ne nourrit
pas , donne de mauvais sang , & bientôt
toutes les humeurs du corps sont viciées
ou sans vertu ; on n'a point de goût ni
d'appétit , ou ils sont dépravés, on souffre
la soif , une sécheresse ardente , la constipation. Une excrétion qui est excessive ,
diminuant ou supprimant les autres du
même genre ; on transpire peu , les
urines sont épaisses , âcres , brûlantes , ce
qui devoit être chassé par les pores de la
peau au moyen de la transpiration sensibles & insensible ne l'est pas & devient
nuisible ; en un mot , l'ordre de l'économie animale est très dérangé : ces effets
occasionnent la foiblesse , la maigreur, les
maladies de peau , la mélancolie , les obstructions.

On ne doit donc point prodiguer ou
rejetter la salive qui coule naturellement
ni en exciter l'évacuation avec le tabac :
toutes les fois qu'elle est telle que nous
l'avons décrite au commencement de ce §,
il est seulement à propos de la cracher

quand elle a une odeur ou un goût mauvais, dans les cas de catarrhes & de plufieurs autres maladies dans lefquelles le Médecin en avertira.

Dangers d'avoir habituellement le ventre très lâche.

§. 256. On voit un affez grand nombre de perfonnes qui ont habituellement, & par tempérament le ventre lâche, ce dérangement les affoiblit, les maigrit, les épuife; elles doivent encore craindre que cette incommodité augmentant ne les jette dans le marafme ou confomption, l'hydropifie générale ou particuliere, les affections vaporeufes, la cachexie, &c. c'eft pourquoi ces perfonnes doivent éviter les purgatifs & tous les médicamens irritans, les boiffons abondantes & relâchantes, les alimens aqueux de difficile digeftion, & leur trop grande quantité : elles feront bien de chercher à corriger un peu leur tempérament, en diminuant leur boiffon, bûvant un peu plus de vin qu'à leur ordinaire & du vin fort vieux, évitant la multitude des mets, mangeant de la viande rôtie ou grillée peu ou point de légumes, de bouilli, de fruits, ragoûts ; reftant moins au lit, faifant de l'exercice, prenant un peu de vin d'alicante, de rota, en fe couchant, ou quelques grains de quinquina, ou de limaille de fer le matin ou au repas : de tels moyens pourront rendre à cette excrétion les qualités qu'elle doit avoir & faire succéder une santé parfaite à cet état qui approche plus de la maladie que de la santé.

Dangers du dévoiement accidentel.

§. 257. Il arrive assez souvent qu'une cause momentanée, comme une legere indigestion, une irritation passagere dans les intestins produites par la quantité, la qualité des alimens, par la bile trop abondante ou trop âcre, &c. donnent un dévoiement. C'est un accident utile à la nature, il la débarrasse de ce qui lui nuit ; nous ne pouvons pas mieux faire : celui qui a le dévoiement ne sort pas pour cela de l'état de santé s'il n'est pas excessif, s'il ne fatigue pas trop, s'il ne dure que deux ou trois jours ; aussi ne faut-il rien faire pour l'arrêter ; ce seroit s'exposer à des maladies fâcheuses, aigües ou chroniques. On doit pendant ce tems vivre avec plus de sobriété qu'auparavant, n'user que d'alimens sains, aisés à digerer, ne rien prendre le soir ou du moins point de viandes, éviter le froid, les exercices violens & tous les excès ; le troisieme ou le

quarrieme jour au plus tard, il faut ſe mettre au régime conſeillé dans le paragraphe
précédent ou plutôr conſulter un Médecin.

Dangers de la conſtipation.

§. 258. On a obſervé que ceux qui ne
vont pas fort ſouvent à la ſelle jouiſſent
d'une bonne ſanté, & que la conſtipation
eſt l'état naturel de beaucoup de forts tempéramens : mais lorſque l'on eſt trois,
quatre, cinq jours ou plus ſans aller à la
ſelle, il ſurvient pluſieurs eſpeces d'incommodités & des maladies même qu'on
peut regarder comme des effets de la conſtipation, la tenſion, les douleurs ſourdes
& les coliques du bas-ventre, la ſenſation
de peſanteur dans cette partie, les vents,
la chaleur interne augmentée, les maux
de tête, les vertiges, migraines, l'inſom-
nie, le ſommeil inquiet, agité, les obſtructions des vaiſſeaux du bas-ventre ; outre cela la matiere des ſelles ſéjournant
long-tems dans les inteſtins & y étant fort
échauffée, elle ſe corrompt & communique
par l'abſorption, ſon âcreté, ſa putridité
aux fluides qui l'environnent, & tous les
autres y participent bientôt par le moyen
de la circulation, ce qui occaſionne des
maladies aigües & chroniques, ou du
moins les rend opiniâtres & difficiles à guérir.

Pour se garantir de la constipation &
de ses suites, il faut éviter ce qui la produit ou l'augmente ; les exercices violens
qui causent une transpiration ou des sueurs
excessives, & toutes les autres excrétions
très abondantes, l'usage du vin pur, des
boissons acides & astringentes, des diuré-
tiques, des fruits acides & qui ne sont pas
murs, l'exercice trop fréquent du cheval,
la vie sédentaire, le long sommeil.

Ces moyens ne suffisant pas, il est à
propos de boire plus que de coutume, &
même de l'eau pure, sur-tout à jeun, de
manger des légumes & des fruits murs,
cruds & cuits, de prendre des lavemens.

Lorsque la constipation vient de la trop
petite quantité de la bile, de son peu d'activité, du défaut de l'humeur intestinale,
elle ne cede point aux moyens indiqués
ci-dessus pour la rétablir, c'est un état
maladif. Il faut consulter un Médecin qui
agira suivant les symptômes & les causes.
Cette incommodité vient souvent des hémorrhoïdes, alors les lavemens en seront
le remede tant qu'elles subsisteront.

Dangers de se retenir d'aller à la selle.

§. 259. Une partie des alimens solides
& liquides que nous prenons est employée
à l'accroissement & à l'entretien de notre

corps ; une autre est dissipée par la transpiration insensible , la mucosité du nez , des oreilles , les crachats , &c. Une troisieme incapable de nourrir & de sortir par la transpiration & les autres secrétions, & inutile au corps ou plutôt nuisible si elle y restoit , en est chassée avec ce qui est le produit du frottement des solides les uns sur les autres , & des fluides sur les solides , de la dégenerascence des fluides & de la dépuration que la nature opere continuellement dans nos humeurs ; c'est ce qui forme la matiere des selles , qui par leur nature sont âcres & irritantes , & qui par leur séjour dans le corps le deviennent encore bien davantage : elles s'amassent en quantité dans les intestins , elles s'y durcissent , se sechent , tendent le ventre , elles compriment les vaisseaux distendent les fibres , causent la colique , elles sortent très difficilement , causent la constipation, les douleurs & les pesanteurs de tête , les vertiges , hémorrhoïdes , maladies des yeux , une grande ardeur d'entrailles, elles se corrompent , attaquent les nerfs , & communiquent bientôt par la resorbtion leurs mauvaises qualités à toutes les humeurs du corps.

Dangers de retenir son urine.

§. 260. Lorsque l'urine reste long-tems dans la vessie, elle l'échauffe, l'irrite, & la distend jusqu'à lui faire perdre son action & la rendre excessivement grande & paralytique ; la même chose arrive aux reins, & aux ureteres, vaisseaux qui font la communication de ces parties : elle dépose, donne lieu à la formation de la pierre dans la vessie, dans les reins, aux coliques néphrétiques, aux inflammations, aux ardeurs d'urine ; elle se corrompt & communique ses mauvaises qualités, par la résorbtion & la circulation à toutes les humeurs, la salive, la sueur tiennent des qualités de l'urine ; en transsudant à travers les membranes qui la contiennent ; elle irrite les solides : il est à propos lorsqu'on remarque que l'on rend des urines fort épaises, très rouges, qui déposent beaucoup lorsqu'on éprouve de la peine & de l'ardeur en urinant, de boire un peu plus qu'à son ordinaire, de faire usage d'eau seulement, de vins legers blancs, de bierre legere avec de l'eau, de mettre un peu de sel de nitre dans sa boisson, d'uriner un peu plus souvent, de marcher davantage.

On ne doit point se refuser pendant

long - tems au befoin d'uriner ; l'urine
retenue s'échauffe , devient irritante ,
la veſſie ſe diſtend & devient paralytique , l'urine dépoſe , on ſent des feux
par-tout le corps , il ſurvient de petites ſueurs , des angoiſſes , des maux de
tête , des nauſées , des ſyncopes ; & quelquefois chez les gens âgés l'apoplexie , la
mort ſubite ont été les ſuites de cette imprudence.

Dangers de faire des efforts pour uriner &
aller à la ſelle ſouvent.

§. 261. On trouve aſſez ſouvent des
perſonnes de l'un & de l'autre ſexe , qui
par un ſoin mal-entendu pour leur ſanté
& dans la crainte que l'urine & la matiere
des ſelles ne s'amaſſe & ne leur cauſe des
maladies par leur qualité & leur ſéjour ,
font preſque continuellement ou du moins
fort ſouvent des efforts pour uriner & aller
à la ſelle : lorſque cela ſe fait ſans que
la nature le demande , on dérange l'ordre
de ſes fonctions naturelles , & l'économie animale étant un cercle , dont toutes
les parties ſe tiennent , ce déſordre en attire bientôt d'autres & la ſanté eſt néceſſairement altérée ; en effet , comme c'eſt
l'imagination ou l'habitude , & non le beſoin qui font faire ces efforts , les évacuations ſont fréquemment répétées , & ce

qui en fait la matiere ne reſte pas dans le corps auſſi long-tems qu'il y fut reſté ſans cela, & qu'il eſt néceſſaire qu'il y reſte pour remplir les vues de la nature, ou ſa deſtination puiſqu'elle ne s'en débarraſſe point; 2°. les mêmes actes réiterés forment une habitude, c'eſt-à-dire, une facilité à leur répétition ; ils ſe reproduiſent à la moindre cauſe qui met ces organes ou ces agens en mouvement, deſorte qu'à la préſence de la plus petite quantité d'urine ou d'excrémens, il ſe fait une legere ſenſation, qui autrefois n'étoit pas ſenſible, & qui eſt devenue par l'habitude ſuffiſante pour exciter à une évacuation.

Mais bientôt cette décharge, que la ſeule imagination rendoit fréquente devient néceſſaire; les inteſtins, la veſſie, qui n'ont plus que de petites quantités de matieres à contenir, & qui ſont continuellement ſollicités par la volonté à ſe reſſerrer & qui le ſont en effet par les fibres muſculaires qui les compoſent perdent de leur capacité; ils ne peuvent plus réellement contenir que de petites quantités qui produiſent alors ſur leurs parois une irritation qui n'étoit produite auparavant que par une plus grande. Outre cela dans les endroits où il y a une irritation continuelle ou très fréquente, il ſe fait un abord des humeurs de toutes les parties du corps

qu'il eſt dangereux de conſerver long-
tems, parcequ'il extenue, énerve, & parceque lorſqu'on veut le faire ceſſer on s'expoſe à bien des maux.

Voilà, je crois, aſſez de ſuites fâcheuſes
qui viennent des efforts dont il s'agit ici,
pour convaincre qu'il faut attendre pour
ces évacuations que la nature marque le
beſoin qu'elle en a, en y ſollicitant, &
pour ne pas multiplier ſans néceſſité,
le nombre de nos beſoins, qui n'eſt déja
que trop grand.

Dangers de l'amas d'humeur dans les oreilles.

§. 262. Il y a dans l'extérieur de l'o-
reille des glandes qui donnent une liqueur
jaune, épaiſſe, amere, il arrive quelquefois que cette humeur s'amaſſe en aſſez
grande quantité, & eſt ſi fort épaiſſie
qu'elle couvre la membrane du tympan,
lui ôte ſon élaſticité & les qualités qu'elle
doit avoir pour que la perception du ſon
ſe faſſe bien; où elle bouche totalement le
canal de l'oreille, & empêche l'air d'y
pénétrer & de parvenir au tympan, ce qui
produit comme le premier accident la
ſurdité, le bourdonnement; quelquefois
auſſi cette humeur des oreilles amaſſée devient ſi âcre qu'elle cauſe des démangeai-

fons. On peut prévenir ces maux en se né-
toyant les oreilles de tems en tems, &
d'autant plus souvent que l'on observe
l'humeur plus abondante, & que l'on a
l'ouie foible & dur.

Dangers du célibat.

§. 263. [Le mariage, tel qu'il est éta-
blit chez nous & chez les autres peuples
raisonnables & religieux, est l'état qui
convient à l'homme ; c'est l'état naturel
dans lequel il doit faire usage des nouvelles facultés qu'il a acquises par la puberté,
qui lui deviendroient à charge, & même
quelquefois funestes s'il s'obstinoit à garder
le célibat. Le trop long séjour de la liqueur séminale dans ses réservoirs, peut
causer des maladies dans l'un & dans l'autre sexe] le satyriasis, le priapisme, les
pollutions nocturnes, les vapeurs, la mélancolie, les douleurs, les tumeurs, les
inflammations des parties génitales, l'é-
paississement, l'âcreté, la corruption de
l'humeur séminale, les pâles couleurs,
les fleurs blanches, la passion uterine, la
fureur hiftérique, & des irritations si violentes, que la raison & la religion seroient
à peine suffisantes pour résister à ces passions impétueuses : elle peut rendre l'homme semblable aux animaux, qui sont fu-

rieux & indomptables lorsqu'ils ressentent ces impressions.

D'ailleurs, le grand nombre des célibataires est un obstacle à la population, il diminue le nombre des citoyens, & il trouble l'ordre de la société de bien des manieres.

Ce ne font pas là de ces dangers auxquels on remédie par des ordonnances de Police & de Médecine, mais un peu plus d'honneur & quelques avantages attachés à l'état du mariage, opération très aisée, diminueroient bientôt le nombre des célibataires de l'un & de l'autre fexe.

Dangers des plaisirs de l'amour.

§. 264. Nous devons regarder la femence comme la plus noble & la plus précieuse des humeurs de notre corps. Tout nous le perfuade, fes effets, fes ufages, fa formation & les accidens qui en accompagnent la perte lorfqu'elle eft trop grande : en effet, dès la naiſſance, le fang, la la lymphe, le fluide nerveux, la bile, &c. rempliſſent leurs vaiſſeaux & cela en fanté, comme en maladie, au lieu que la femence ne fe forme que lorfque notre corps approche de fa perfection ; elle manque lorfqu'il a atteint un certain degré de dépériſſement, & quand il n'eft pas en santé. On peut perdre beaucoup de fang, de lymphe, faire une dépenfe confiderable du fluide nerveux, & conferver affez de force pour qu'on ne s'en apperçoive pas quelques heures après, mais la foibleffe, un efpece d'affoibliffement, fuivent immédiatement une évacuation de femence qui eft infiniment moins forte. La fortie de la femence, & fa vive circulation feule font accompagnées d'une fenfation de volupté qui produit une tenfion générale & exceffive des fibres, un état d'érétifme dans tout le fyftême nerveux qui ne ceffe que, parceque les fibres & les nerfs parvenus à leur dernier degré de tenfion & fatigués, paffent tout-à-coup à un relâchement auffi exceffif qu'a été la tenfion qui l'a précédé, femblables à un reffort que l'on tendroit affez pour qu'il perdît fon élafticité ou la poffibilité de la reprendre : on feroit tenté de croire que dans ce moment le fluide nerveux fort avec la femence ou fe diffipe, toutes les opérations de l'efprit & du corps fe trouvant fufpendues & laiffant dans un état extatique qui fubfifte jufques à ce qu'il fe foit formé de nouveau fluide nerveux, qui ait été diftribué à tous les organes, & les ait remis en état d'agir.

Si le commerce des femmes eft répété trop

trop fréquemment, il s'enſuivra néceſſairement une perte de ſemence trop grande,
une dépenſe exceſſive du fluide nerveux, &
& l'affoibliſſement, ou même l'anéantiſſe-
ment de la propriété tonique & élaſtique
de tous les ſolides : effets dont réſulteront
le déſordre dans toutes les parties de l'é-
conomie animale, la laſſitude, la foibleſſe,
la difficulté de ſe mouvoir, la courbure
de l'épine, les douleurs de la tête, de l'é-
pine, la diminution de la force vitale &
de la chaleur interne, celle de la tranſpiration, les ardeurs ou feux continuels
ou paſſagers, fixes ou vagues, les tremblemens, les convulſions ; l'affoibliſſement de tous les ſens, & ſur-tout de la
vue, celui des facultés ſpirituelles ou de
l'intellect, la ſtupidité, l'imbecillité, la
perte de la mémoire & de l'imagination,
l'accélération de la circulation, le deſſechement, le dérangement de l'eſtomac, les
mauvaiſes digeſtions, les coctions, ſécré-
tions, excrétions, dépurations imparfaites,
la maigreur, le maraſme, la phtiſie, pulmonaire & dorſale, les palpitations, la
langueur, les défaillances, l'inaptitude
aux plaiſirs dont on a abuſé, ou du moins
l'infécondité, l'évacuation de la ſemence
involontaire, ou à un mouvement du corps
un peu fort, & lorſqu'on penſe, qu'on entend, qu'on voit, qu'on touche quelque cho-

se qui a rapport aux plaisirs de l'amour , & en réveille les idées ou les sensations.

Dangers des mariages où les époux sont trop jeunes.

§. 265. Il est plus important que l'on ne croit communément de ne pas faire des mariages disproportionnés pour l'âge & le tempérament ou la constitution, & de ne pas marier des personnes trop jeunes. L'âge de puberté dont tout le monde connoît les marques, est celui que la nature a marqué pour cet état le seul naturel à l'homme ; aller contre cette loi, c'est exposer les époux à s'épuiser avant l'âge, & à n'avoir pas d'enfans; ce qui les rend inutiles à l'Etat, indifférens l'un pour l'autre, & quelquefois insupportables. S'il vient un enfant, la mere qui n'étoit pas encore formée, ne l'a fait qu'ébaucher : il ne vit point, ou s'il vit, il est foible, délicat, malade ; & supposé qu'il lui soit possible de se perpétuer, il naîtra de lui un enfant encore plus délicat : ainsi la race présente a dégénéré de celles qui l'ont précédée ; & les races futures ne pourront croire ce qu'ils liront de l'âge de nos ancêtres, de la force de leurs corps, & même de celle de leur ame; car qui est-ce qui doute que celle-ci ne dépende de l'autre.

*Dangers de marier enſemble des perſonnes
dont les âges ſont diſproportionnés.*

§. 266. Quand on marie une jeune fille
à un vieillard, un jeune homme à une
femme âgée, il réſulte de ces ſortes d'u-
nions contre nature, un avantage réel
pour celui qui eſt âgé, mais le déſa-
vantage eſt preſque auſſi certain pour celui
qui eſt jeune ; en effet pluſieurs expériences ont conſtaté que lorſqu'on a atteint
l'âge de puberté, & qu'on jouit d'une
bonne ſanté, les émanations & la chaleur
du corps ſont très conſiderables, & qu'elles diminuent quand on approche de la
vieilleſſe : lors donc que deux perſonnes de
différens ſexe & d'âge très diſproportionné
ſont couchés enſemble, les émanations
de celui qui eſt jeune ſont échauffantes &
fortifiantes ; cette chaleur paſſe en abondance du corps qui l'a dans celui qui en
manque, & avec elle je ne ſais quel principe ſpiritueux que l'on ne peut méconnoître à ſes heureux effets, lorſque la Médecine employe ce moyen pour redon-
ner des forces à la vieilleſſe épuiſée : celles
de la vieilleſſe ne communiquent rien de
bon ni d'urile : heureux les jeunes gens
qui en pareilles circonſtances ne deviennent pas foibles & maigres, pluſieurs même

ont gagné la goutte, des rhumatifmes, la maladie & les infirmités de la vieilleſſe.

Je ne parle point de l'état où ſe trouve une jeune fille ſage mariée à un vieillard, on ſait qu'il eſt violent & cruel : c'eſt un ſupplice lent que les loix devroient empêcher pour le bien des deux époux, de leurs enfans, & la conſervation des bonnes mœurs.

Dangers de l'acte vénérien pour les gens âgés.

§. 267. Le moment où le commerce des femmes devient dangereux & même funeſte aux hommes, eſt celui auquel il ne ſe prépare dans l'homme qu'autant de nourriture qu'il en faut pour reparer les pertes que fait le corps & entretenir ſes forces ou lui fournir la quantité de fluide nerveux que dépenſent les opérations de l'eſprit & les fonctions du corps. Le danger eſt plus grand, comme on l'imagine bien, lorſque la quantité de cette nourriture n'eſt pas ſuffiſante pour l'entretien de l'homme, & qu'il ſe fait un décroiſſement, un dépériſſement ſenſible. Dans ces deux cas on ne peut être trop avare de ce qui ſe dépenſe avec les femmes, parcequ'il eſt néceſſairement pris ſur le principe des forces & de la vie ; il faut un tems confiderable pour réparer les pertes faites en un moment, fouvent même elles ne le font qu'imparfaitement ou ne le peuvent être ; tous les organes qui font partie du fyftême vital ne fupportent pas cette évacuation, ces fecouffes ou vives ofcillations, enfin, l'état violent de l'acte vénérien, fans qu'il en refte une impreffion difficile à effacer. Les facultés de l'entendement femblent obfcurcies, les fens font dans une efpece d'engourdiffement ; il n'y a plus de force dans les mufcles, les mouvemens du corps font mal affurés, les membres tremblent : alors plus ces actes feront multipliés ou excités, plus on y mettra de vivacité, de tems, de paffion, plus ils affoibliront, énerveront, épuiferont ; la chaleur du corps diminuera, la tranfpiration s'arrêtera, les fecrétions & excrétions feront troublées, interrompues, & le corps fera furchargé d'humeurs nuifibles. C'eft donc lorfqu'on commence à s'appercevoir de quelques-uns des fymptômes décrits ci-deffus, que l'on doit rompre avec les femmes tout commerce qui oblige à une dépenfe dont les desavantages l'emportent de beaucoup fur les avantages, ou plutôt il faut prévenir ce moment qui vient à différens âges fuivant les conftitutions, les tempéramens, la façon de vivre.

O iij

Il ne faut pas se laisser tromper par l'aptitude & la facilité qui sont souvent les suites d'un exercice fréquent des organes de la génération : facilité qui devient funeste, parceque la nature y portant, par l'habitude qu'elle a contractée, par la facilité qu'elle a acquise & par les sensations qui l'y déterminent, la plus grande partie des fluides qui font sa force & l'entretiennent, toutes les autres fonctions du corps qui font beaucoup plus importantes pour la vie & la santé ne se font point comme il faut. Ce mal ne s'apperçoit que lorsqu'il est fait, & souvent irréparable, parcequ'il n'est pas de moyens certains de faire changer cet ordre dans les secrétions, & les excrétions qui subsistent à ce dégré depuis long-tems, ainsi que toutes les habitudes anciennes : celle-ci est si funeste qu'il vaut mieux la rompre que de la conserver. Que l'on prenne bien garde que les dangers dont j'avertis ici ne regardent que l'acte vénérien ; car je suis bien éloigné de condamner, & d'interdire aux gens âgés l'habitation avec les femmes, mêmes celles qui font jeunes ; en effet, autant le commerce des femmes est dangereux pour les vieillards, parcequ'il les énerve & les épuise, & que ce qu'ils dépensent avec elles, est une perte qu'ils ne peuvent plus reparer, autant la proximité du corps d'une femme jeune

& faine, peut leur procurer d'avantages : il
fe fait par la tranfpiration & l'abforption,
une communication des efprits du corps
de la femme jeune au corps affoibli de
l'homme qui le rechauffent & raniment la
circulation. Nous avons dans l'hiftoire plufieurs exemples des bons effets de ce remede. Mais il faut bien de la prudence
dans fon ufage, parcequ'il eft à craindre
qu'il n'opere fi efficacement, que celui
que l'on a ainfi rajeuni, oubliant fon premier état, ne veuille témoigner fa reconnoiffance à celle qui lui a été fi utile, ce
qui rendroit une feconde fois le remede
néceffaire, mais il deviendroit moins
falutaire, fouvent même inutile.

Dangers de l'acte vénérien, relatifs au moment de l'acte.

§. 268. Il n'eft point indifférent pour
la fanté que l'acte vénérien fe faffe dans
un tems ou dans un autre : il faut l'attendre plutôt que de l'exciter, préférer le
tems froid au chaud, la nuit au jour, les
momens éloignés des repas à ceux où fe
fait la digeftion & où on eft prêt à prendre de la nourriture, le tems où on eft
bien repofé à celui où on eft fatigué de
quelque exercice. Au refte, ces regles de
fanté ne font pas telles, qu'on ne doive

jamais s'en écarter; c'est sur ce sujet, plus que sur tout autre, que l'on doit prendre conseil de l'occasion & de la nécessité : j'en excepte cependant les gens foibles, maigres, les malades & les vieillards, & encore plus les blessés, dont les efforts seuls sans dépense, ne peuvent que leur être funestes, & pour qui la consommation l'est toujours; toute dépense que ces personnes font pour d'autres que pour eux, est prodigalité dont ils auront lieu de se repentir.

Dangers de la Manstupration.

§. 269. Les maux infinis & inévitables qui résultent de la fréquente manstupration, le grand nombre de ceux qui y sont adonnés, le tort considérable qu'elle fait à la société, sont des raisons de ne point obmettre dans l'exposition des dangers pour la santé cette habitude infâme. J'espere que ce tableau affreux, mais fidele, fera frémir d'horreur ceux qui commettent ce crime, lorsqu'ils y verront la cause des maux qu'ils souffrent, & ceux qui leur sont réservés pour le reste de leurs jours; que ceux qui n'en sont point encore coupables, ou ne l'ont commis que rarement, trembleront en lisant les deux effets terribles des premieres fautes sur leur esprit

& sur leur corps. 1°. L'esprit est dans une espece de fureur, de délire si violent, que ni les plus fortes résolutions, ni les remords, ni les douleurs les plus cruelles, ni la vue d'une fin prochaine, ni la honte & l'infamie ne peuvent retenir leur main : ce défaut d'empire sur eux mêmes les tourmente, leur donne du dégoût, les jette dans le désespoir, ils pleurent de rage, & il ne leur manque que du courage & des forces pour se donner la mort. 2°. Supposez qu'ils vinssent à bout d'empêcher leurs mains de commettre ces vrais suicides, il ne sera pas facile de rompre l'habitude formée par la répétition du crime, c'est-à-dire, cette disposition qu'ont contractée les organes de la génération à entrer en action, sans besoin, sans acte de de la volonté, à la cause la plus legere ou sans cause exerne, & seulement par le même méchanisme que le sommeil prend & cesse que les besoins d'uriner & autres se font sentir tous les jours au même moment, où on a coutume de les satisfaire & de les provoquer : les facultés de l'entendement s'affoiblissent, se dépravent, s'anéantissent ; la mémoire diminue, se perd ; les idées s'obscurcissent, elles manquent ; on devient stupide, imbeille ; fou : les sens s'émoussent, se dépravent, se perdent ; on éprouve de l'angoisse, de l'agitation, des vertiges, de l'inquiétude, des remords, la mélancolie la plus noire, l'indifférence ou même l'aversion pour les plaisirs, pour la société ; il se fait un relâchement général du système nerveux ; il n'y a plus d'action tonique, l'élasticité des fibres musculaires & la sensibilité sont presque anéanties : on est dans la plus grande foiblesse, on ressent une lassitude continuelle & insurmontable ; il n'est point d'attitude, de posture commode ; tous les mouvemens généraux ou particuliers sont difficiles, douloureux ; le corps se desseche, maigrit, prend une couleur brune ; il ne se fait plus de crue, du moins elle n'est pas telle qu'elle auroit été : les jeunes gens ont l'air & les infirmités des vieillards ; la taille se gâte, elle se courbe ; le corps devient roide, les jambes ne peuvent plus le porter, & souvent quelque partie est attaquée de paralysie ; il y a une diminution considérable de la chaleur naturelle, tantôt on se plaint d'une ardeur seche interne, & d'un sentiment de froid à l'extérieur, tantôt d'un froid général, quoique dans ce moment même la peau ait la chaleur ordinaire ; accidens qui montrent que le principe de la vie est plus ou moins vitié. On ne dort pas pour l'ordinaire, quelquefois cependant il y a assoupissement; mais le sommeil est troublé par des rêves

ou fâcheux ou lascifs qui donnent lieu à
de nouveaux actes criminels ; des douleurs extrêmement vives se font sentir à
la tête, à la poitrine, à l'estomac, aux intestins, à l'épine, aux lombes, aux os,
aux muscles, aux articulations ; elles paroissent tantôt goutteuses, tantôt rhuma-
tismales, tantôt scorbutiques ; quelquefois il y a engourdissement dans toutes les
parties du corps, quoiqu'elles soient si
sensibles en même-tems que la moindre
compression cause de la douleur ; on a une
sensation très incommode comme de fourmis qui descendent de la tête le long de l'é-
pine du dos; on ressent des douleurs de tête,
à l'intérieur & à l'extérieur, elles sont tantôt sourdes, tantôt très vives ; le visage est
pâle, les yeux se cavent, le regard est fixe,
stupide, la vue diminue, on a un bourdonnement incommode dans les oreilles,
l'ouie devient dur, la voix est foible, rauque ou enrouée ; il se leve des boutons, &
souvent des pustules suppurantes sur le visage & sur-tout au front, dans le nez, sur
la poitrine, les cuisses, les parties genita-
les, & aux environs : les organes de la respiration s'affoiblissent ; la respiration est
lente, pénible, souvent il y a de la toux,
quelquefois des palpitations, suffocations;
un mouvement un peu violent donne ce
qu'on appelle l'essoufflement qui est un leger

degré d'afthme ; l'appétit eft irrégulier ou
dépravé , ou il manque tout-à-fait ; l'eftomac eft tourmenté de coliques, de vomiffemens ; on éprouve une fenfation très
douloureufe au creux de l'eftomac, des
ardeurs au foie , aux reins ; les uns ont des
conftipations opiniâtres , d'autres le dévoiement ou un écoulement extrêmement
fréquent de matieres fanieufes , aqueufes
fétides ; beaucoup ont des hémorrhoïdes,
des difficultés d'uriner , des tumeurs très
douloureufes aux parties génitales internes & externes ; on contracte quelquefois par cette infâme habitude, de l'indifférence pour les plaifirs légitimes de l'hy-
men. Les uns font tourmentés par un pria-
pifme très douloureux , d'autres n'ont
point d'érection, le coït leur eft impoffible
dans quelques circonftances qu'ils fe trouvent : chez plufieurs la liqueur feminale
fe répand à une foible érection , à un leger prurit, dans les efforts pour aller à la
felle , quand quelqu'un des fens eft occupé de quelque chofe de voluptueux , de
lafcif, ou que l'efprit repréfente des
idées du même genre ; la femence eft dé-
pravée au point qu'elle eft fans vertu , ou
plutôt ce n'eft plus de la femence , mais un
écoulement de toutes les humeurs lymphatiques & nerveufes du corps que l'ir-

titation attire dans les réſervoirs deſtinés à la ſemence.

Je n'ai point encore parlé des convul-ſions, ſpaſmes, tremblemens, apoplexie, léthargie, aſſoupiſſement. délire, épilep-ſie, paralyſie, que l'on obſerve lorſque le mal eſt enraciné, & près de finir par la mort des malheureux qui ſe ſont jettés dans cet état affreux. Lorſque des perſon-nes qui ont cette habitude criminelle ont quelques maladies aigües occaſionnées par les effets de la manſtrupation ou par toute autre cauſe ; ces maladies ſont ac-compagnées des ſymptômes les plus fâ-cheux, irréguliers, biſarres ; les périodes, les criſes ne s'obſervent plus ou ſont im-parfaites, il naît à tout moment des con-trindications, la guériſon eſt très difficile, & la convaleſcence longue, ſujette aux re-chutes, & à ſe terminer par des maladies chroniques.

§.270 J'ai cru devoir joindre à ce tableau affreux des effets d'une criminelle habitu-de, l'hiſtoire & les aveux de quelques mal-heureuſes victimes, pour ne négliger aucun des moyens d'exciter au repentir ceux qui leur reſſemblent.

[D...... horloger avoit été ſage & avoit joui d'une bonne ſanté juſqu'à l'âge de dix ſept ans. A cette époque il ſe livra à la manſtupration qu'il réitéroit tous les jours, souvent jusqu'à trois fois ; & l'éjaculation étoit toujours précédée & accompagnée d'une legere perte de connoissance, & d'un mouvement convulsif dans les muscles extenseurs de la tête qui la retiroient fortement en arriere, pendant que le col se gonfloit extraordinairement. Il ne s'étoit pas écoulé un an qu'il commença à sentir une grande foiblesse après chaque acte : cet avis ne fut pas suffisant pour le retirer du bourbier ; son ame déja toute livrée à ces ordures n'étoit plus capable d'autre chose , & les réitérations de son crime devinrent tous les jours plus fréquentes, jusqu'à ce qu'il se trouva dans un état qui lui fit craindre la mort. Devenu sage plus tard qu'il n'auroit dû , le mal avoit déja fait trop de progrès pour pouvoir être guéri , & les parties génitales étoient devenues si irritables & si foibles , qu'il n'étoit plus besoin d'un nouvel acte de la part de cet infortuné, pour faire épancher la semence ; l'irritation la plus legere procuroit sur le champ une érection imparfaite qui étoit immédiatement suivie d'une évacuation de cette liqueur, qui augmentoit journellement sa foiblesse ; ce spasme qu'il n'éprouvoit auparavant que dans le tems de la consommation de l'acte & qui cessoit en un même-tems , étoit devenu habituel & l'attaquoit souvent sans aucune

cauſe apparente, & d'une façon ſi violente,
que pendant tout le tems de l'accès qui
duroit quelquefois quinze heures, & jamais moins de huit, il éprouvoit dans
toute la partie poſtérieure du col, des douleurs ſi violentes, qu'il pouſſoit ordinairement non pas des cris, mais des hurle-
mens ; & il lui étoit impoſſible pendant
tout ce tems-là d'avaler quoi que ce ſoit
de liquide ou de ſolide : il avoit une voix
enrouée, il perdit totalement ſes forces.
Obligé de renoncer à ſa profeſſion, incapable de tout, accablé de miſeres, il lan-
guit preſque ſans ſecours pendant quelques mois, d'autant plus à plaindre, qu'un
reſte de mémoire qui ne tarda pas à ſe perdre, ne ſervoit qu'à lui rappeller ſans ceſſe
les cauſes de ſon malheur & à l'augmenter
de toute l'horreur des remords. J'appris
ſon état, je me rendis chez lui, je trouvai
moins un être vivant qu'un cadavre giſſant
ſur la paille, maigre, pâle, ſale, répandant une odeur infecte, preſqu'incapable
d'aucun mouvement ; il perdoit ſouvent
par le nez un ſang pâle & aqueux, une
bave lui ſortoit continuellement de la
bouche : attaqué de la diarrhée il rendoit
ſes excrémens dans ſon lit ſans s'en appercevoir. Le flux de ſemence étoit continuel ; ſes yeux chaſſieux, troubles, éteints
n'avoient plus la faculté de ſe mouvoir ;

le pouls étoit extrêmement petit, vîte & fréquent; la respiration très gênée, la maigreur excessive ; les pieds commençoient à s'enfler. Le désordre de l'esprit n'étoit pas moindre, sans idées, sans mémoire, incapable de lier deux phrases, sans réflexion, sans inquiétude sur son sort, sans autre sentiment que celui de la douleur, qui revenoit avec tous les accès au moins tous les jours. Considerer un être raisonnable réduit dans un état qui l'a mis au-dessous de la brute, est un spectacle dont on ne peut pas concevoir l'horreur : on avoit peine à reconnoître qu'il avoit appartenu une fois à l'espece humaine ; je parvins assez promptement à l'aide des remedes fortifians à détruire ces violens accès spasmodiques qui ne le rappelloient si cruellement au sentiment que par les douleurs : content de l'avoir soulagé à cet égard, je discontinuai des remedes qui ne pouvoient pas améliorer son état, il mourut au bout de quelques semaines, son corps étant enflé généralement.]

Il est impossible que la description précédente ne fasse horreur. Profitons de ce moment d'émotion, & pour rendre utile l'impression qu'elle fera sur l'esprit de ceux pour qui ceci est écrit, faisons-les frémir par les aveux de leurs compagnons en infamie, & prendre une ferme réfolution & les moyens de fe corriger.

[J'eus le malheur, comme bien d'autres jeunes gens, m'écrit quelqu'un qui eft préfentement dans l'âge mur, de me laiffer aller à une habitude auffi pernicieufe pour le corps que pour l'ame : l'âge, aidé de la raifon, a corrigé depuis quelque tems ce funefte penchant, mais le mal étoit fait. A l'affection & fenfibilité extraordinaire du genre nerveux & aux accidens qu'elles occafionnent, fe joignent une foibleffe, un mal-aife, un ennui, une détreffe qui femblent m'affliger comme à l'envi. Je fuis miné par une perte de femence prefque continuelle ; mon vifage devient prefque cadavereux, tant il eft pâle & plombé ; la foibleffe de mon corps rend tous mes mouvemens difficiles, celle de mes jambes eft fouvent telle que j'ai beaucoup de peine à me tenir debout, & que je n'ofe pas m'hafarder à fortir de ma chambre : les digeftions fe font fi mal que la nourriture fe repréfente auffi en nature trois ou quatre heures après l'avoir prife que fi je ne venois que de la mettre dans mon eftomac : ma poitrine fe remplit de phlegmes, dont la préfence me jette dans un état d'angoiffe, & l'expectoration dans un état d'épuifement.

Voilà un tableau raccourci de mes miſeres, qui ſont encore augmentées par la triſte certitude que j'ai acquiſe, que le jour qui ſuit ſera encore plus fâcheux que le précédent; en un mot, je ne crois pas que jamais créature humaine ait été affligée de tant de maux que je le ſuis; ſans un ſecours particulier de la Providence, j'aurois bien de la peine à ſupporter un fardeau ſi peſant.]

[J'ai eu, diſoit un autre, le malheur dès ma tendre jeuneſſe de contracter cette pernicieuſe habitude, qui de bonne heure a ruiné mon tempérament; mais ſurtout depuis quelques années, je ſuis dans un accablement extraordinaire, j'ai les nerfs extrêmement foibles, mes mains ſont ſans force, toujours tremblantes & dans une ſueur continuelle; j'ai de violens maux d'eſtomac, des douleurs dans les bras, dans les jambes, quelquefois aux reins & à la poitrine, ſouvent de la toux; mes yeux ſont toujours foibles & caſſés, mon appétit eſt dévorant, & cependant je maigris beaucoup, & j'ai tous les jours plus mauvais viſage.] Je finis ces exemples par une phraſe qui termine la lettre d'une des victimes de la manſtupration, & qui doit faire trembler ceux qui ſont coupables d'une pareille infamie.

[Si la religion ne me retenoit pas, j'aurois déja terminé une vie d'autant plus cruelle qu'elle l'eſt par ma propre faute.]

Dangers de la manſtupr. pour les femmes.

§. 271. Les hommes ne ſont pas les ſeuls criminels & les ſeules victimes de l'infâme habitude dont nous expoſons les dangers. Les filles & les femmes y ſont excitées par la ſenſibilité, l'irritabilité de leurs organes, la vivacité de leur imagination, & elles en éprouvent en peu de tems les terribles & funeſtes effets à cauſe de la foibleſſe de leur tempérament & de leur conſtitution. Leurs aveux ſur ce ſujet inſpirent l'horreur, & les obſervations démontrent que les ſuites en ſont encore plus affreuſes qu'elles ne le ſont chez les hommes. Les femmes éprouvent non-ſeulement les maux que j'ai rapportés, mais elles ont des vapeurs hiſtériques affreuſes, des jauniſſes incurables, des crampes cruelles de l'eſtomac & du dos, de vives douleurs de nez, des pertes blanches dont l'âcreté eſt une ſource continuelle des douleurs les plus cuiſantes, des douleurs aigües, des inflammations, des ſquirrhes, des cancers, des abcès, des ulcérations à la matrice, des chûtes de cette partie, des fureurs uterines qui leur ôtent la pudeur, la raiſon.

§. 272. Les moyens d'éviter les maux affreux & funeſtes dont nous avons fait un tableau qui fait horreur, mais qui n'eſt que
trop vrai, ſont de ne rien toucher, entendre, ni voir qui puiſſe exciter des ſenſations
voluptueuſes ou laſcives. Il faut faire en
ſorte que les jeunes gens ne ſoient jamais
ſeuls jours & nuits; ne mettre auprès d'eux
que des hommes ou des femmes de la vertu deſquels on ſoit ſûr ; ne point les donner à garder ou à inſtruire à des Maîtres
dont on ſoupçonne les mœurs & la retenue
dans les diſcours ; ne leur donner aucun
livre qui leur apprenne ce qu'ils ne doivent pas ſavoir, ou leur laiſſe des inquiétudes qui occupent leur imagination. Un
moyen qui ne ſeroit pas moins efficace
pour bien des gens, eſt de leur faire voir ou
des victimes de cette infâme habitude, &
entendre leur confeſſion, ou lire le tableau
affreux des maux qui en réſultent : ces choſes feroient certainement plus d'impreſſion
ſur les jeunes gens, & les corrigeroient
plus que l'expoſition de leurs devoirs.

Il faut fuir l'oiſiveté, l'inaction, le
trop long ſéjour au lit, un lit trop mollet
& trop chaud, une diete ſucculente, aromatique, ſalée, de grands ſoupers peu de
tems avant le coucher, le vin, les liqueurs
ſpiritueuſes, la bierre, le caffé, les ouvrages licentieux, les mauvais exemples

ou conseils qui portent à commettre ou entretiennent dans la mauvaise habitude. Le bain froid, l'exercice, le bon air, les fruits rafraîchissans, font aussi très utiles en pareils cas. Mais si ces précautions ne produisent pas le bien qu'on en doit attendre, & qu'on remarque quelques-uns des effets du crime que nous combattons, il faut avoir recours au Médecin.

Dangers des pollutions nocturnes.

§. 273. Les personnes de l'un & de l'autre sexe, qui ayant atteint l'âge de puberté font d'une forte constitution, d'un tempérament sensible, irritable ou sanguin, qui font usage de beaucoup d'alimens échauffans, de boissons spiritueuses, qui ont souvent dans l'esprit des idées voluptueuses, dont les sens font fort fréquemment frappés & occupés d'objets lascifs, qui font couchés dans des lits très chauds; ces personnes, dis-je, font sujettes à avoir pendant leur sommeil des rêves relatifs aux plaisirs de l'amour, qui par un effet de l'action de l'ame sur le corps, & sans faire cesser le sommeil, mettent en action les organes de la génération & produisent les pollutions: quelquesfois aussi elles font occasionnées par l'irritation que produisent les humeurs du corps fur ces organes & par l'érétifme des folides. Cette évacuation quoique involontaire peut avoir les fuites funeftes de la manftupration , ce qui arrivera certainement fi ces actes font fréquemment répétés pendant quelque tems: alors il fe forme une habitude de cette évacuation, & elle a une telle facilité à fe faire, qu'elle fe reproduit par la caufe la plus legere, ou même fans aucune caufe interne ni externe, parcequ'il fuffit pour qu'un acte devienne involontaire ou fpontané, que les organes qui l'exécutent ayent acquis par la répétition de cet acte, une difpofition à le faire après un certain tems, à un tel moment, ce qu'on nomme habitude. Je n'expoferai point ici les maux qui peuvent réfulter de la frequence de cet acte, ce feroit répéter ce qui eft dit dans les §. précédens, on peut les confulter.

Celui qui eft fujet aux pollutions nocturnes , doit éviter de voir, d'entendre, de penfer , de lire même quelque chofe qui ait rapport aux plaifirs de l'amour ; il faut en un mot, qu'il n'en occupe en aucune façon fon efprit ou fes fens, furtout à l'heure de fon fommeil. Il ne fe couchera point fur le ventre , il fera ufage de boiffons rafraîchiffantes, comme les laits d'amande & de femences froides, la limonade, l'eau nitrée, l'eau acidulée avec le vinaigre , le verjus, qui rafraîchissent & resserrent , & d'alimens qui soient doux & peu nourrissans , comme les légumes, les fruits : il soupera très légerement, & mettra assez d'intervalle entre le souper & le coucher , pour que la digestion soit faite ; il ne boira point de bierre ni beaucoup d'eau froide ou chaude , il doit être couché sur un lit qui ne soit pas très chaud , & il ne doit pas l'être sur-tout sur de la plume ; le crin , la paille, le cuir sont à préférer en pareil cas.

Si ces moyens ne suffisent pas , les pollutions nocturnes forment une maladie souvent opiniâtre & difficile à guérir, pour laquelle il faut consulter les Médecins.

CHAPITRE ONZIEME.

DE LA NEGLIGENCE DES ATTENTIONS NECESSAIRES POUR LA PROPRETE', ET DES SOINS MAL-ENTENDUS.

Dangers de négliger le soin des dents.

§. 274. LA néceffité des dents pour préparer les alimens & favorifer la digeftion, leur utilité pour la prononciation, le tort que font à la phifionomie le défaut de dents & les dents gâtées, font des raifons qui doivent engager tout le monde à en avoir le plus grand foin pour les conferver bonnes & belles, en les nettoyant après chaque repas des alimens qui y reftent attachés, & en les lavant matin & foir & après chaque repas, avec de l'eau tiéde.

Dangers de quelques moyens qu'on emploie pour conferver les dents.

§. 275. Il ne faut pas pour y réuffir employer indifféremment tous les moyens qui font en ufage, parcequ'il y en a

plufieurs

plufieurs qui font plus capables de détruire les dents que de les conferver, ou
qui ont d'autres inconvéniens : on fait
très bien de nettoyer fes dents & de fe
laver la bouche tous les matins , & principalement après les repas, pour enlever les
reftes des alimens , qui par leur nature ou
en fe corrompant par la chaleur de la bouche attaquent les dents , mais il ne faut
pas fe fervir de cure-dents d'or , d'argent,
de cuivre ou de tout autre métal , encore
moins d'épingle , de couteau, dont la fraîcheur offenferoit les nerfs, & dont la dureté
& les pointes aigües détacheroient ou brife-
roient l'émail des dents ; à la deftruction de
cette partie, fuccéderoient bientôr des douleurs vives , la perte des dents & les maux
incurables qui en font la fuite néceffaire.

Quelque dur que foit l'émail de la
dent, les liqueurs fpiritueufes fortes &
les acides l'attaquent, le détruifent ; le
froid fe fait fentir aux dents, y caufe des
douleurs vives , & attire fur ces parties
des fluxions , des inflammations : on doit
par conféquent éviter de fe laver la bouche avec des liqueurs acides ou très froides : une autre raifon qui doit empêcher
d'employer des liqueurs ou eaux fpiritueufes , fortes ou des acides; c'eft parceque
leur ufage fréquent, produit l'épaiffiffement
des fluides & le refferrement des folides, des

glandes de la bouche, du gofier, de l'œ-
fophage : il n'eft pas rare de voir des obf-
truction & des endurciffemens de ces glandes qui n'ont point d'autre caufe. Bien
des perfonnes ne fe contentent pas de nettoyer leurs dents & de laver leur bouche
après les repas, elles frottent encore leurs
dents avec des broffes, des poudres, différentes étoffes pour les blanchir ; mais pour
peu que ce dont elles fe fervent foit rude
& dur, elles parviennent par ce foin mal-
entendu à ufer l'émail des dents, à les dé-
raciner, à détacher & à ouvrir ou déchirer les gencives.

Dangers de ne manger que d'un côté de la machoire.

§. 276. Quelques perfonnes ne mangent que d'un côté de la bouche, cette
habitude donne lieu aux dents du côté
qui ne fert pas de fe gâter, elles font prefque toujours couvertes de tartre qui les
jaunit & les détruit ; elles ne font point
fermes dans les alveoles, il s'amaffe des
férofités autour, les gencives de ce côté
s'enflent, enveloppent les dents, fai-
gnent fort aifément : il faut donc manger
alternativement ou tout à la fois de chaque
côté.

Dangers de rompre des corps durs avec les dents.

§. 277. Quelques dures que soient les dents, il faut éviter de leur faire faire de trop grands efforts pour rompre des choses dures, ou en porter de très pésantes, on risque de se casser les dents, de les ébranler, de les déranger, de les fendre.

Dangers de certains alimens pour les dents.

§. 278. Les alimens sucrés, les confitures, les dragées, les pâtes, tablettes, syrops, laissent sur les dents une matiere grasse qui attaque l'émail, le jaunit d'abord, puis le détruit ; il faut avoir grand soin après qu'on a mangé des choses sucrées de se laver la bouche avec de l'eau tiéde : l'eau froide ne suffiroit pas pour enlever cette matiere grasse, visqueuse, restée sur les dents & les gencives.

Dangers de ne se point peigner.

§. 279. Il se fait à la tête une transpiration insensible fort considérable, c'est aussi une des parties du corps où les sueurs sont plus abondantes & plus fréquentes, sur-tout quand elle est fort garnie de cheveux ; les glandes ou oignons des che veux fournissent aussi une liqueur épaisse, grasse : toutes ces excrétions s'arrêtent à la surface de la tête & dans les cheveux, tiennent l'épiderme, pour ainsi dire, en macération, ce qui en détache continuellement quelques portions : si on ajoute à tout cela la quantité considérable de poudre & de pommade dont bien des gens la couvrent, & les corpuscules que l'air y dépose, on aura une idée de toutes les matieres qui forment sur la tête une couche de crasse considérable dont l'effet est d'empêcher la transpiration sensible & insensible, de vitier les fluides qui circulent aux environs par l'absorption, de causer des démangeaisons, des dartres, érésipeles, la galle même, & de favoriser la multiplication des insectes, lorsqu'on ne tient pas la tête nette en la peignant souvent.

Dangers en nettoyant les oreilles.

§. 280. Nous avons parlé dans un des §. précédens du danger de ne pas nettoyer les oreilles. Il faut bien prendre garde en le faisant de blesser, de crever, détacher la membrane du tympan, ce qui rendroit l'ouie plus dur, & cet organe seroit exposé à un bien plus grand nombre d'accidens, le froid y feroit beaucoup plus d'impression, les corps qui voltigent dans

l'air, ceux qui entrent par hasard dans le
canal de l'oreille, la mucosité qui s'y sé-
pare, pénétreroient jusqu'aux organes délicats de l'ouie, l'offenseroient, diminueroient sa sensibilité, ou même la détrui-
roient.

Dangers de ne se pas laver les mains.

§. 281. On ne doit pas négliger de se laver
les mains, sur-tout lorsqu'on a touché quelque chose dont une partie s'étant attachée
à la peau en obstrue ou bouche les pores par
lesquels se font la transpiration sensible &
la transpiration insensible, ou qui s'insi-
nuant dans les vaisseaux absorbans peut être
portée par ce moyen dans la circulation & y
produire des effets fâcheux. Quand on a touché des poisons ou des choses dont l'action
est très violente, la négligence à laver ses
mains donne encore occasion à l'insensi-
bilité ou à l'altération de la finesse du tact
dans ces parties, aux callosités de la peau.

Dangers de se laver les mains trop souvent, & avec de l'eau très chaude.

§. 282. Il y a plusieurs inconvéniens à
donner dans l'excès contraire au précédent,
c'est à-dire à laver ses mains trop souvent: si
l'on se sert d'eau très chaude, de savon ou
de pâte très active pour laver ses mains, &

qu'on les essuie avec un linge fort rude , on a craindre de lever les petites écailles dont l'épiderme est formé , ce qui rendroit la peau rude. Quand en répétant cela fort souvent on vient à détruire l'épiderme totalement , la peau de dessous a d'abord trop de sensibilité , puis elle devient calleuse. L'usage très fréquent de l'eau fort chaude peut , en produisant un grand relachement dans les fibres , diminuer la finesse du toucher , rendre plus sensible au froid & sujet aux engelures & ridera la peau. Si l'on veut conserver la blancheur des mains , il ne faut pas les exposer souvent au grand air étant mouillées ou aussitôt qu'on les a essuyées , ce qui les noirciroit & les rideroit.

Dangers de se laver les mains avec de l'eau très froide.

§. 283. On ne doit pas se laver souvent avec de l'eau très froide, elle gerse la peau, la rend rude. Il y a des circonstances où on risque en se lavant les mains dans l'eau froide , parcequ'elle peut produire un saisissement ou un mouvement convulsif & la suppression de quelque évacuation , & même arrêter la circulation ; plus l'eau est froide , plus il est dangereux d'y mettre les mains quand on a fort chaud, que l'on sue, quand le sang est bouillonnant & agité par

des paſſions violentes, comme la fureur.
Les perſonnes délicates, infirmes, convaleſcentes, les femmes à l'approche & dans
le tems de leurs regles ne peuvent prendre
ſur cela trop de précaution.

Dangers de toucher quelque partie du corps nue avec des mains mal-propres.

§. 284. Il faut éviter de porter au viſage & en général ſur toute la peau des
mains mal-propres, ou qui ont touché des
malades, ſur-tout ſi ce ſont des maladies
contagieuſes : on riſque de ſe faire venir
des boutons ou de ſe donner la maladie,
& dans le dernier cas, il eſt à propos de ſe
laver les mains avec du vinaigre.

Dangers de ne ſe point laver les pieds.

§. 285. Pluſieurs raiſons doivent engager à ſe laver les pieds ſouvent ; elles ont
plus ſouvent lieu quand on va beaucoup
à pied. Preſque tout le monde eſt ſujet à
ſuer des pieds, cette ſueur a une odeur
forte, & il ſe dépoſe à la ſurface des pieds
une craſſe qui forme une excrétion ordinaire & naturelle : il y en a outre
ſuppreſſion de la tranſpiration dans quelques parties, & abſorption des molecules
& des vapeurs putrides. Chez beaucoup
de perſonnes cette ſueur eſt néceſſaire,

elles n'ont pas même befoin de marcher
pourqu'elle coule abondamment. Il eft affez
ordinaire que cette incommodité foit accompagnée d'une autre qui la rend très
défagréable pour foi & pour les autres :
cette fueur à une odeur forte, aigre, fétide, qui fe répand très loin. Nous ne parlons pas du danger de la fuppreffion de
cette fueur , parceque nous en avons fait
un article particulier. Le moyen de diminuer les mauvaifes qualités & les effets
dangereux de la fueur des pieds , eft de
les laver fouvent dans l'eau tiéde.

Cette attention a encore l'avantage de
relâcher , d'amollir les fibres , ce qui prévient & empêche la formation des cors ,
des durillons.

Dangers de ne pas tenir propres certaines
parties du corps.

§. 286. Il y a plufieurs parties du corps
où la tranfpiration eft beaucoup plus abondante que dans d'autres, ce qui vient de
leur conformation ou de la préfence d'une
plus grande quantité d'organes fecrétoires
& excrétoires , ou enfin de la chaleur &
du frottement qui y font continuels & plus
grands qu'ailleurs : telles font les aiffelles,
les aînes, la région du pubis , les parties

génitales, le periné & l'entre-feſſon ou la raye ; ſi la tranſpiration, la ſueur ſéjournent dans ces parties, la chaleur les exalte, & outre la mauvaiſe odeur qu'on porte & qu'on répand partout, une partie de ces exhalaiſons & de ce qui en fait la matiere eſt repriſe par les vaiſſeaux abſorbans & portée dans la circulation où elle ne peut que nuire, en diſpoſant les humeurs à la putrefaction. Se laver tous les jours, & après les grandes ſueurs avec de l'eau tiédie en hiver, & telle qu'elle eſt dans l'été, eſt le moyen facile de ſe garantir de ces incommodités.

Dangers du bain.

§. 287. On prend les bains par propreté, pour ſon plaiſir, ou pour ſa ſanté ; on trouvera à l'article des remedes de précaution, les dangers auxquels on s'expoſe en prenant ces différens bains comme remedes de précaution. Je ne parlerai ici que des dangers que l'on courre lorſqu'on prend les bains chauds pour ſon plaiſir ou par propreté. Il y a des conſtitutions, des circonſtances dans leſquelles les effets des bains ſont dangereux, le ſang ſe rarefie dans les parties qui ſont plongées dans l'eau chaude, il s'y porte en plus grande quantité, ſon mouvement, ſa circulation ſ'accélerent, le ſang ſe porte avec force dans

certaines parties , comme la tête , les poulmons ; les fibres fe relâchent , la tranfpiration augmente conféquemment à ces
effets : le bain produira des laffitudes , des
douleurs de tête , la foibleffe , des hémorrhagies , fur-tout aux perfonnes qui fe
trouvent alors avoir beaucoup de fang ;
fi elles font remplies d'humeurs de mauvaife qualité , il eft à craindre qu'elles ne
foient mifes en mouvement , & qu'il n'en
réfulte des maladies.

Dangers du demi bain.

§. 288. Le demi bain qui attire le fang
& le raréfie dans les parties baignées , ne
doit point être répété fouvent par les perfonnes qui ont des hémorrhoïdes ou qui
y font fujettes , & encore moins dans le
tems qu'elles fluent, ni par celles qui ont des
maladies ou la veffie eft affectée : les femmes ne doivent pas faire un ufage fréquent du demi-bain , non-feulement dans
les circonftances que nous venons de rapporter , mais encore lorfqu'elles font fujettes aux pertes ou regles abondantes,
lorfqu'elles font groffes ou récemment accouchées.

Dangers du bain de pied.

§. 289. Le bain de pied attirant le fang

dans les parties inférieures & l'y raréfiant, produit les mêmes effets que le demi bain, sur-tout lorsqu'on y reste long - tems de suite, ou lorsqu'il est trop souvent répété, & il peut causer les mêmes accidens, si on l'emploie dans les circonstances dont nous avons parlé ci - dessus : on ne doit donc user du bain de pied qu'avec les mêmes précautions.

Dangers lorsqu'on va à la garde-robe.

§. 290. Lorsque l'on va à la selle, il faut se garder d'employer des papiers ou trop durs, ou qui ont été long - tems exposés à l'air, ou sales, ou écrits, ou imprimés : les premiers peuvent blesser ; les autres irriteront par les matieres dont ils sont couverts, la poussiere, la suie d'huile, l'alun, &c. ils attireront quelque inflammation, ou feront venir des boutons & des furoncles toujours dangereux à l'anus.

Dangers des dépilatoires.

§. 291. On appelle dépilatoires communément, les médicamens que l'on emploie pour faire tomber ou arracher le poil : ils sont de différent genre ; les uns agissent comme machines, ce sont les résines & autres matieres gluantes, tenaces, la poix & les pommades que l'on applique chaudes fur les poils & les cheveux. Lorf-qu'ils font refroidis, on les enleve & avec eux les poils ou cheveux : l'irritation in-féparable de cette action d'arracher, peut faire venir des rougeurs, des boutons, des éréfipeles, &c. Les pinces à épiler ont le même inconvénient quand on ôte beau-coup de poil, fur-tout dans le même en-droit. Les autres efpeces de dépilatoires, & ce font ceux qui méritent vraiement ce nom, parcequ'ils agiffent fur le poil & le détruifent jufqu'à la racine, font très dangereux pour la plupart ; du moins ceux qui réuffiffent : ils font compofés de cho-fes âcres, corrofives, comme la chaux vi-ve, l'orpiment, le fuc de tithymale, les œufs de fourmis &c.

Ces médicamens ont deux effets que l'on doit redouter ; 1°. ils détruifent, ron-gent la peau & les vaiffeaux qui font deffous, ils forment des excoriations, font venir des rougeurs, attirent & fixent quelquefois des humeurs errantes, comme feroit un véfica-toire.

2°. Ils peuvent être portés par l'abforp-tion dans la circulation, & produire fur les parties où ils feront portés les effets des poifons.

On doit s'abftenir de tous les dépila-toires, parcequ'ils font ou dangereux ou infuffifans.

Nous connoiſſons encore trop peu l'u-
ſage des poils ſur tout le corps, pour aſſurer qu'il ſoit dangereux de les ôter ; mais
la ſageſſe de la nature, ſes vues de ſim-
plicité & d'œconomie, les découvertes
que l'on fait tous les jours de l'uſage de
choſes que nous croyions n'en point avoir,
ſont des raiſons pour préſumer que les
poils ſont de quelque utilité, & comme
elle peut être conſidérable, il eſt de la prudence de les conſerver. Quand on a le front
trop garni de cheveux & trop étroit, ce qui
eſt hideux, déſagréable, on peut ſans
courir aucun danger, faire tomber une
partie de ces cheveux en ſerrant le front
avec une bandelette de drap.

Dang. des poudres & pommades ſur la peau.

§. 291. Les poudres & les pommades de
quelque eſpece que ce ſoit, dont ſe ſervent
les femmes pour ſe peindre, ont, indépendamment des inconvéniens qui ſont attachés à la nature de chacune, un effet qui donne ordinairement lieu à pluſieurs maux.

Nous avons dit, à l'article de la tranſpiration, que le corps étoit criblé de petits
trous, par leſquels il ſortoit en très grande abondance une matiere très ſubtile. &
que cela étoit ſi néceſſaire pour la ſanté,
que lorſque cette tranſpiration étoit diminuée ou interceptée, il ſurvenoit des maladies : les poudres & les pommades, dont

il s'agit ici , bouchent les pores , les trous
de la peau, & empêchent la tranfpiration,
ce qui produit bientôt la fécherelfe & la
rudelfe de la peau : outre cette difformité
ou ce défaut, on remarque que ces femmes
font beaucoup plus attaqueés de maladies
de peau au vifage , de boutons , de dartres,
de rougeurs.

Un autre danger auquel on s'expofe
par cet ufage des poudres & des pommades,
c'eft que fi on vient à avoir des maladies
de peau au vifage , ce qui eft fort commun ,
fur-tout pendant les groffeffes & après les
couches , elles font prefque incurables.

Dangers des eaux pour le teint.

§ 293. Les femmes employent pour fe conferver le teint frais, empêcher la rudelfe de
la peau , prévenir les rides , & détruire ou
s'oppofer aux impreffions que l'age fait fur
la phifionomie, d'une multitude de remedes , dont les meilleurs font les moins actifs ; car il ne faut pas qu'elles s'attendent
à réuffir dans leur deffein de s'empêcher de
vieillir ou de rajeunir , mais il y a un grand
nombre des moyens qu'elles mettent en
ufage qui peuvent leur faire beaucoup de
mal ; de ce nombre font toutes les eaux ,
tous les laits virginaux , les pommades
dans lefquelles il entre du fucre ou du fel
de faturne , de la litharge , de l'alun , du

fublimé corrofif. Se laver le vifage avec de l'eau , même la plus pure ou diftillée , & s'expofer auffi-tôt après au grand air noir-cit la peau.

Dangers du rouge.

§. 294. Le rouge dont fe fert le plus grand nombre des femmes eft le vermil-lon , c'eft le plus beau de tous , mais auffi il eft le plus dangereux , le mercure qui en fait partie occafionne fouvent la perte des dents , un flux de falive abondant , une haleine mauvaife , le gonflement des gencives. *Voyez le Supplément.*

Dangers du fard.

§. 295. On employe, pour faire le fard ou le blanc le plus en ufage, des préparations d'étain , de plomb & de bifmuth , qui étant reçues par les petits vaiffeaux appelés ab-forbans , qui fe trouvent à la furface de la peau , & étant portées dans l'intérieur du corps , y produifent les effets dont nous avons prouvé que ces métaux étoient ca-pables dans les §. 165 & fuiv. où il s'agit des vins lithargirés, & des vaiffeaux de cuivre, de plomb & d'étain.

Dangers des mouches.

§. 296. Les mouches dont fe fervent les Dames ne font point fans inconvénient ,

plus elles font grandes & plus on a à appré-
hender les effets dont je vais parler.

1°. Les mouches empêchent que la tranfpiration dont nous avons tant parlé de fois,
ne fe faffe à la partie de la peau qu'elles couvrent, l'humeur de la tranfpiration s'y amaffe & forme quelquefois de petites ampoul-
les ou veffies.

2°. Il y a beaucoup de perfonnes, dont
la peau eft fi fenfible, fi aifée à irriter, que
lorfqu'on y applique quelque chofe qui la
recouvre un peu exactement, cela produit
l'effet du véficatoire, une démangeaifon
& l'abord de quelque humeur.

CHAPITRE DOUZIEME.

Du baiser des filles publiques, des animaux vénimeux, enragés, et en colere, des efforts, des coups, de l'uniformité de vie, de la vieillesse, des attrappes, &c.

Dangers du baiser.

§. 297. QUAND on ne se permet de plaisirs que ceux qui ne peuvent être ni accompagnés d'inquiétudes, ni suivis de repentir, on doit renoncer à prendre des baisers & à en recevoir, sans une certitude de l'état sain des personnes. L'haleine ou l'air qui sort par la bouche chargé des miasmes renfermés duns le corps, la salive qui est impregnée des liqueurs corrompues sont très capables de communiquer un grand nombre de maladies, il n'est pas même nécessaire qu'elles soient déclarées. Les humeurs du corps sont très souvent dans un état maladif qui peut se communiquer long-tems avant que les symptômes qui caractérisent la maladie paroissent, c'est ainsi qu'on peut gagner la

petite vérole, la galle, les fiévres éruptives,
le scorbut , de gens qui n'ont pas encore
les signes qui les font reconnoître. Le
danger est à la vérité plus certain & la
contagion plus prompte , ou presque iné-
inévitable lorsqu'on voit la maladie ; mais
il n'est pas moins prouvé par l'expérience
que même dans le premier cas on a des
démangeaisons , des cuissons , des boutons au visage , aux lévres , à la langue ,
pour avoir baisé des scorbutiques , des
vérolés, des personnes mal-propres, celles
dont la digestion ne se fait pas bien, qui
ont les gencives ulcerées , les dents gâtées,
des suppurations au poulmon : d'où l'on
peut conclure qu'on ne doit donner ou
recevoir de baiser , sur tout sur la bouche,
qu'autant qu'on est très sûr de l'état sain
des personnes à qui on les donne ou de
qui on les reçoit.

Dangers de tolérer les filles publiques.

§. 298. Il regne dans toutes les villes ,
& principalement dans celles qui sont très
peuplées , un désordte qui est plus pernicieux à la population & à la santé des Citoyens, que tous les dangers ensemble que
nous avons exposés jusques ici , & plus funeste que la peste même. On va jusqu'à
dire qu'il est nécessaire qu'il y ait des filles

publiques, des Demoiſelles du monde,
pour prévenir de plus grands maux qu'on
ne ſauroit empêcher autrement. La Police s'eſt crue obligée de les tolérer, leur
nombre & leur licence ſont montés à l'excès. Peut-être qu'avant que cette maladie cruelle & horrible qui s'eſt répandue
en Europe dans le quinzieme ſiécle, fût
auſſi commune qu'elle l'eſt aujourd'hui ;
les raiſons qui engageoient à tolérer les
filles publiques étoient plus fortes que celles qui demandoient qu'on ne les ſouffrît
point ; mais il deviendra inconteſtable
pour tous ceux qui voudront obſerver &
réfléchir, que les maux qui réſultent
maintenant de la tolérance de ce déſordre,
l'emportent infiniment ſur les raiſons qu'on
peut apporter pour le laiſſer regner
dans les grandes villes : d'ailleurs l'aſſu-
jettiſſement où ont été long-tems les filles
publiques de s'habiller de maniere à être
reconnues, d'habiter dans des rues qui
leur étoient marquées, & de ne pouvoir
faire leur infâme métier que dans des
lieux publics qu'on leur indiquoit, & où
elles ne pouvoient reſter que juſqu'à une
certaine heure, empêchoit la plus grande
partie des horreurs qui ſe commettent
chez elles maintenant. L'occaſion qui dé-
termine le plus ſouvent la jeuneſſe au li-
bertinage, ne ſe trouvant pas alors par-

tout sous ses pas comme aujourd'hui , un grand nombre échappoient à une corruption qui est la source de toutes les maladies , de tous les vices & de tous les crimes possibles , mais il n'en est plus de même.

§. 299. *Corrumpere & corrumpi ludus censetur hodie , & à seculi moribus non veniam tantum , sed ferme plausum invenit ; quæque via Parisiis suum habet lupanar , quæque fere domus suam meretricem agnoscit. Juventus in vitium flecti cerea , ad venerea invitatur certamina , quibus succos robusto corpori constituendo aptos consumit : brevi corporis robur & animi vigor prosternuntur , languore & tabe dorsali pereunt multi , superstitesque , si quam , debilem , procreant sobolem , nec belli nec pacis operibus idoneam : sed non ea sola sunt , blandientis & perfida deæ munera ; lues venerea ante trecentos annos incognita , medicos frequentius hodie exercet quàm quilibet alius morbus* (1). *Impurâ vagâque venere , quâ nihil pestilentius est , longe latèque disseminatur virus horrendum , quod acerbis cruciatibus miseros plerumque opprimit :*

____

(1) Celui-là ne s'est pas beaucoup éloigné de la vérité qui a dit : On peut assurer que quand 30000 hommes combattent en bataille rangée contre des troupes égales en nombre, il y a environ 20000 V.... de chaque côté.

cum vero adeò felices sunt , ut medicamen-
tis extinctum fuerit venenum , vitâ languen-
ti , morbis obnoxiâ & senio præmaturo ,
pœnas suæ , vel parentum , vel nutricis insi-
pientiæ debitas persolvunt. Ex illa promis-
cuâ scortatione , quâ plebs lue venereâ fere
tota inficitur prole numerosâ destituitur res-
publica , inutilibusque obruitur civibus : ma-
xima igitur in hac urbe calamitas metuen-
da est , si tantis malis non occurratur vel
scortationem omnem legum asperitate coer-
cendo , vel quodlibet aliud remedium affe-
rendo. Si lupanaria permitti necessum vide-
tur , vel illa reprimi non possint , expe-
diret ut meretrices identidem explorarentur,
lue venerea inquinatæ sumptibus publicis
curarentur , & non nisi expurgatæ sanæque
dimitterentur; cette visite fréquemment répétée est le seul moyen de diminuer la violence de la maladie & le nombre des malades.

Dangers des animaux vénimeux

§. 300. Le nombre des animaux vénimeux est heureusement très petit dans ce
pays ci; on ne doit regarder, à proprement
parler , comme tels que les viperes , les
scorpions & les grosses araignées des caves
& autres endroits humides.

La crainte que l'on a de la couleuvre, de
l'orvet , du moire & de quelques autres
petits serpens est mal fondée , & c'est sans

doute à leur forme qu'ils doivent la mauvaife réputation qu'ils ont ; les crapauds
& les grenouilles de différente efpece, ne
laiffent d'autres impreffions fur ceux qui
les ont touchés, que celle que font tous
les corps fales, mal-propres fur les perfonnes qui ont la peau très fine, comme
démangeaifons, boutons, qui fe diffipent
en lavant la peau avec un peu d'eau &
de vinaigre.

Quelques perfonnes regardent auffi comme vénimeufes les chenilles, elles ne le
font certainement pas, toutes les chenilles rafes peuvent être touchées avec autant
de fécurité que le ver à foye qui en eft une
efpece ; quant aux chenilles velues, elles
produifent fur la peau qui n'eft pas très dure, un effet qui a fans doute donné lieu
de les croire, & en général toutes les chenilles & les vers, vénimeux & nuifibles.
Les petits poils qui forment le velu d'un
grand nombre de chenilles fe détachent
facilement de leur peau lorfqu'elles font
prêtes à muer, c'eft-a-dire, à changer
d'habit, & qu'elles font proches du rems
de leur transformation en chryfalides.
Si l'on touche dans ces différens tems les
chenilles, leurs poils qui font d'une pe-
titeffe extrême, s'infinuent, s'implantent
dans les pores ou petits trous dont la peau
eft remplie, & la démangeaifon ou irri-

tation qu'ils caufent, fait venir des ampoules, de l'enflure, des rougeurs, qui quelquefois deviennent éréfipelateufes ; le remede à ces maux legers eft d'enlever les petits poils, & de laver l'endroit où ils ont été avec un peu d'eau & de vinaigre mêlés : les perfonnes fur lefquelles les poils des chenilles velues font cette impreffion, ne doivent point en toucher, fe repofer fous des arbres, ni fe promener dans des allées d'arbres où il y a des chenilles de cette efpece, fur-tout fi la direction du vent peut porter fur elles ces petits poils détachés de la chenille dans fa mue.

Il y a quelques infectes dans ce pays ci, les abeilles ou mouches à miel, les guépes, les frelons, les coufins, dont les piquûres font cuifantes, caufent de l'enflure & quelquefois une rougeur éréfipélateufe, on a même vu des perfonnes à qui elles ont occafionné une fiévre affez forte, des évanouiffemens, des convulfions, parcequ'elles fe trouvoient fur des parties très fenfibles, comme les paupieres & l'œil même.

Ces accidens, même les plus graves, font ordinairement de peu de durée & fe diffipent fans aucun remede, mais il eft à propos d'en employer quelques-uns pour les prévenir ou les diminuer, & les abréger, c'eft à quoi l'on parviendra ; 1°. en

retirant l'aiguillon de l'animal s'il est res-
té ; 2°. en lavant avec de l'eau & du vinaigre, ou des jus exprimés de persil, de
cerfeuil le lieu qui a été piqué, ou en appliquant dessus des linges ou de la flanelle trempés dans des décoctions de fleurs de
sureau, de safran, de guimauve ou des ca-
taplasmes de mie de pain & de lait.

Dangers de devenir enragé. Dangers des petits chiens.

§. 301. Tout le monde sait quelle terrible maladie & quels affreux accidens
occasionne la morsure des animaux qui
sont dans cet état, qu'on nomme la rage ;
mais il n'est pas aussi connu avec quelle
facilité on peut contracter cette maladie
sans avoir été mordu : un grand nombre
de faits authentiques prouvent qu'il suffit
pour devenir enragé de recevoir dans la
bouche, sur une plaie, la salive ou la bave
de l'animal, de mettre dans sa bouche une
chose qu'il a mâché, & infecté de sa salive de quelque façon que ce soit, de
boire de l'eau où il a été noyé ou jetté
après sa mort.

On ne peut donc employer trop de précaution pour se garantir de ce danger, 1°. il faut
faire prendre aux chiens des alimens solides & liquides ; 2°. on ne doit laisser
approcher

approcher de foi les chiens que dans les momens où ils peuvent être utiles, à la chasse, en voyage, &c. ceux qui font deſtinés à la garde de nuit, ne doivent être mis en liberté que dans ce tems-là ; ceux qui font faits pour le guet peuvent être à l'attache : la Police doit faire tuer tous ces chiens qui courent les rues fans maître, & ceux dont on fe fait accompagner dans les villes fans aucune raifon d'utilité. Mais il n'y a point de chiens plus dangereux que ces chiens de petite efpece que l'on voit dans toutes les maifons, & auxquels les hommes & les femmes prodiguent leurs foins, leurs careſſes, & pour lefquels ils n'épargnent point la dépenfe. Ces gens ne connoiſſent-ils donc point d'objets qui en foient plus dignes ; & font-ils infenſibles au plaiſir d'obliger leurs femblables & à leur reconnoiſſance ? Un étranger témoin de ces careſſes demandoit à ceux qui les faifoient, ſi dans leur pays il n'y avoit point de femmes ; s'il eut vu la dépenfe qu'on fait & les attentions qu'on a pour ces animaux qui n'ont aucune efpece d'utilité, il eut fans doute cru qu'il n'y avoit pas dans ce même pays d'indigens & de malheureux : il doit être dur pour ces derniers, & il eſt bien honteux pour les premiers, que les fentimens de bienfaifance, que la nature a mis dans le

Q

cœur de l'homme, ne soient utiles qu'à
des animaux préférablement & exclusive-
ment aux hommes. Qu'on me pardonne
cette digreſſion, où m'a entraîné une conduite qui deshonore & outrage la nature,
je réviens aux dangers qui en font la ſuite.
L'eſpece des petits chiens eſt au moins auſſi
ſujette à la rage que les autres, & elle eſt
ſur-tout attaquée de celle dont les ſymptômes ne font pas très marqués.

On ne peut pas prévenir ou empêcher la
rage, parcequ'on n'en connoît ni la cauſe
ni les premiers commencemens, & àvant
qu'elle ſoit connue, elle a le tems de faire
des progrès & de ſe communiquer à ceux
qui baiſent ces animaux enragés, qui s'en
font lécher, qui mangent & boivent avec
eux & après eux, dans les mêmes vaiſſeaux & des mêmes choſes, qui couchent
avec eux. Ou la rage ſe déclare bientôt
après qu'on l'a gagnée, ou elle ne ſe montre qu'au bout d'un tems, après avoir jetté
de profondes racines & être devenue incurable.

Les ſymptômes de quelques maladies
étant proportionnés à la force de celui qui
en eſt attaqué, & d'ailleurs chaque genre
de maladie ayant des eſpeces dont les
ſymptômes font plus ou moins ſenſibles,
les petits chiens peuvent être long - tems
dans les premiers degrés de la rage ordi-

naire ou d'une espece de rage que nous ne connoissons pas bien, sans qu'on s'apperçoive de leur état. Que ne risque-t on pas quand on se conduit avec eux comme s'ils étoient en santé ; peut-être des maladies sont-elles devenues fâcheuses, accompagnées de symptômes nerveux singuliers, par une semblable cause.

Dangers des chiens, des chats malades.

§. 302. L'amitié qu'on a pour les chiens, les chats, fait qu'on les conserve auprès de soi, même lorsqu'ils sont malades & dégoutans ; on les touche, on les caresse, on les baise, on se laisse lécher comme lorsqu'ils étoient en santé. Sans vouloir inquiéter mal-à-propos ceux qui ont cette foiblesse pour les chiens & les chats, je crois pouvoir faire regarder cette conduite comme dangereuse. Puisqu'il est prouvé que les hommes communiquent leurs maladies aux hommes qui vivent familierement avec eux, & qu'ils les communiquent mêmes aux animaux, pourquoi ne craindroit-on pas de gagner des animaux les maladies qu'ils ont, ou d'autres produites par le vice que le mêlange de leurs humeurs occasionneroit dans celles de l'homme : non - seulement le raisonnement rend ce danger vraisemblable, mais il y a des obſervations qui en démontrent la vérité ; je crois même que le nombre en ſeroit fort grand ſi on faiſoit plus d'attention à cette cauſe qui peut occaſionner les maladies de peau, les boutons au viſage, auxquels ſont ſujettes les perſonnes qui ſe font lécher perpétuellement par ces animaux & qui les baiſent.

Dangers de gagner la rage.

§. 303. Comme la rage eſt de toutes les maladies la plus terrible, qu'elle eſt très difficile à guérir & le plus ſouvent incurable, parcequ'on tarde trop à employer les remedes efficaces ; que les occaſions de la gagner ſont extrêmement communes ; qu'il n'eſt point quelquefois facile de la reconnoître avant & hors les accès. J'ai cru qu'il ſeroit à propos de donner les moyens d'éviter ce danger, en rapportant tout ce qu'il eſt important de ſavoir ſur les animaux qui deviennent enragés ſpontanément & ſans contagion, ſur ceux qui gagnent la maladie par communication, ſur les cauſes de cette maladie, & les façons dont elle ſe communique, & enfin ſur ſes effets, afin qu'on puiſſe prendre des précautions efficaces pour s'en garantir, ou ſe faire traiter, dès qu'on en eſt attaqué, ou qu'on a lieu de le ſoupçonner.

On croit communément que les chiens,
les chats , les loups, les renards , les chevaux , les ânes , les mulets , les bœufs , les
cochons , les singes , les coqs , peuvent devenir enragés spontanément , c'est-à-dire ,
sans avoir été mordus par un animal enragé , & sans avoir gagné de toute autre
façon & par communication la maladie ;
mais ce que l'on peut dire de mieux prouvé , c'est que chez le chien , le loup, le
renard , la rage est produite par des causes
internes , & que chez l'homme & tous les
autres animaux , tant ceux que nous avons
nommés que ceux dont nous n'avons pas
parlé , elle ne l'est que par contagion ou
communication. Malgré les efforts qu'on
a fait pour prouver que l'homme étoit sujet
à la rage spontanée ; cette opinion n'est rien
moins que démontrée , parceque l'horreur
des liquides & la difficulté de boire se rencontrent dans des malades qui ne sont
point enragés.

Un climat brûlant , ou qui est alternativement très chaud & très froid , une
température qui est excessivement chaude
& seche pendant long-tems , une nourriture de chairs putrides , fétides , vermi-
neuses ; la privation des liquides pendant
long tems , les vers dans les reins , les intestins , le cerveau , les cavités des narines,
sont les causes de la rage , ou du moins on

les regarde comme telles, parcequ'on les a
obfervé fréquemment avant cette maladie,
& nous les rapportons afin qu'on les évite
ou qu'on faſſe perir les animaux ſur leſquels
ces cauſes ont agi, quoiqu'elles n'aient
encore produit chez eux aucun ſymptôme
de rage : la prudence exige qu'on prenne
ces précautions tant qu'on ne ſera pas inftruit des vraies cauſes de la maladie, duſ-
ſent-elles être inutiles, c'eſt le cas certainement de ne rien riſquer.

§. 304. Je vais rapporter dans le
plus grand détail les ſignes de la rage des
chiens, ſuivant ſes tems & ſes dégrés.
Il eſt important de connoître les ſignes de
la rage commençante, afin qu'on puiſſe
diſſiper le danger, en tuant l'animal avant
qu'il ait mordu & communiqué ſa maladie, & afin qu'on vive dans la ſécurité
avec les animaux qu'on ne verra pas attaqués de ces ſymptômes.

Les chiens ſont triſtes, ils cherchent la
ſolitude & s'y tiennent, ils ſe cachent, on
ne les entend pas aboyer, mais ſeulement
grogner ou murmurer ; on en voit auſſi
qui étant enfermés aboyent un jour ou
deux ſans diſcontinuer, & refuſent de prendre des alimens ſolides & liquides, ils
s'irritent contre ceux qui ne leur ſont pas
connus & ſe jettent ſur eux, ils recon-
noiſſent encore leur maître & le reſpec-

:ent, ils portent les oreilles & la queue baſſe & ont l'air de dormir en marchant. On dit que les chiens évitent leurs ſemblables qui ſont enragés, & que dès qu'ils les entendent, ils fuyent avec un air d'effroi & en ſecouant la tête : tels ſont les ſymptômes de la rage des chiens qui eſt encore à ſon premier degré. Dans la ſuite leur reſpiration paroît difficile, ils haletent, ont la gueule béante, tirent la langue & jettent beaucoup d'écume, ils marchent lentement & ſont comme à moitié endormis, puis tout à coup ils ſe mettent à courir, mais ils ne vont jamais droit, ils commencent à méconnoître leur maître, leur yeux ſe ferment, ſont larmoyans & ſemblent couverts de pouſſiere, la langue eſt plombée, & en fort peu de tems ils maigriſſent, la folie, la fureur s'emparent d'eux : voilà le ſecond degré du mal dans lequel il peuvent à peine être trente heures ſans périr ; la morſure faite dans ce tems eſt très difficile à guérir, & cette difficulté eſt proportionnée à la violence, à la durée de la maladie dans l'animal & à la proximité du moment de ſa mort.

Les ſymptômes de la rage dans les chevaux, les bœufs, les ânes, les mulets & tout le bétail, ſont un gonflement & une grande diſtenſion de toutes les veines, l'inflammation des yeux, la ſueur, les tremblemens, les grincemens de dents; ces animaux fe frappent contre les murs, & bientôt la fureur & tous les derniers fymptômes de la maladie commencent à paroître.

Il n'eft point de venin qui fe communique avec autant de facilité& de tant de manieres que la rage : il fuffit, pour devenir enragé, d'une morfure faite à travers les habits qui ait effleuré la peau, il n'eft pas même néceffaire qu'il foit forti du fang. L'air qui de la poitrine de l'animal paffe immédiatement dans celle de l'homme, fon écume récente, ou même ancienne & féche reçue fur la langue & les lévres, un baifer donné fur la bouche, toucher la bleffure dont l'animal eft mort enragé, manier beaucoup l'inftrument avec lequel on l'a tué,& qui eft encore couvert de fon fang ou de fon écume, ou toute autre chofe infectée de quelque humeur de l'animal, manger fa chair, fon lait, font autant de différentes façons, dont on a vu la rage fe communiquer. Une femme l'a gagnée dans le commerce qu'elle eut avec fon mari, quoique celui-ci n'eut pas encore eu d'accès de la maladie; on ne peut donc encore une fois porter trop loin les précautions pour fe garantir de la rage. Que l'on ne foit pas dans la fécurité quand les fymptômes de la maladie ne fe

manifeſtent pas , peu de tems après
avoir été dans le cas de la gagner , parcequ'il ſe paſſe quelquefois beaucoup de
tems avant qu'ils ſe montrent , & on a
vu de longs intervalles de ſanté entre
les accès les plus furieux : il s'eſt écoulé
dans ces deux cas des mois, des années entieres , & même en grand nombre ; c'eſt
pourquoi je conſeille à tous ceux qui auront été mordus par des animaux ou hommes enragés, de prendre au plutôt les remedes les plus efficaces contre la rage ſous
la conduite d'un Médecin habile.

Nous avons rapporté ce qui ſe paſſe
chez l'animal enragé & qui pouvoit avertir du danger ; mais quand perſonne n'a
vu l'animal avant qu'il ait mordu , & n'a
eu le tems de le conſiderer , il faut faire
tout ſon poſſible pour l'arrêter , le conſerver , & alors on examinera s'il a les ſym-
tômes rapportés ci deſſus. Lorſqu'il eſt mort
on doit employer tous les moyens connus
de s'aſſurer de ſon état; comme de frotter
les dents , les gencives , le goſier du chien
mort ſoupçonné de la rage avec un morceau de chair bouillie , & de le préſenter à
un chien qui ſoit en ſanté : ſi le premier
eſt mort enragé, celui ci ne mangera point
la chair , il s'irritera & heurlera au lieu
de ſe jetter deſſus , comme il auroit fait ſi
le chien mort n'eût pas eu la rage. On

dit encore que quand il demeure une croute fur la bleffure, il y a tout à craindre pour le malade, mais que fi elle fe cicatrife parfaitement, il n'y a pas d'apparence qu'elle ait des fuites fâcheufes : je ne garantis pas ce fait, il mérite d'être vérifié ; jufqu'à ce qu'il l'ait été on ne doit pas s'y fier.

§. 305. Ce n'eft pas affez de connoître les fignes de la rage des animaux, il faut auffi favoir quels font les fymptômes de celle de l'homme, foit pour que ceux qui les éprouveront & qui auront ignoré jufqu'alors leur état aient recours aux Médecins fans perdre de tems, foit afin que les autres voient le danger d'affez bonne heure pour s'y fouftraire. Voici les effets de la rage chez l'homme, fuivant l'ordre où ils fe préfentent dans les différens tems.

Le lieu qui a été le premier envénimé devient douloureux, on reffent auffi des douleurs vagues aux parties voifines & dans d'autres lieux ; on éprouve de la laffitude, de la pefanteur, de la pareffe, de la difficulté dans le mouvement, le fommeil eft inquiet, troublé, agité d'effroi, de mouvemens convulfifs & de treffaillemens : on eft dans une inquiétude continuelle, on foupire, on eft trifte, on aime la folitude, tel eft à-peu-près le premier dégré du mal ; le fang que l'on tire alors paroît bon. En-

suite les premiers accidens augmentent,
il survient un grand resserrement aux hy-
pochondres ; la respiration se fait avec peine, & est entre-coupée de soupirs ; on est
saisi d'une certaine horreur ; les cheveux se
dressent ; on tremble à la vue des liquides
quels qu'ils soient, des choses transparen-
tes, chatoyantes ou brillantes, & si on
vient à les toucher, sur-tout avec la langue
ou les lévres ; on est saisi de tremblement,
agité de convulsions terribles, on entre
presque en fureur, on vomit une bile
gluante brune ou verdâtre ; la chaleur augmente, la fiévre se déclare, on a des insomnies perpétuelles, le priapisme, une foule
d'idées étranges, extraordinaires, peu naturelles, & sans liaison ; voilà l'état que
l'on nomme le second degré de la rage. Tous les symptômes qu'on vient de
décrire deviennent communément plus
violens de jour en jour, la bouche est ouverte, la langue qui en sort est rude au toucher, la voix est rauque, la soif est extrême, la bouche se remplit d'écume, on tâ-
che même malgré soi de cracher sur ceux
qu'on voit, & de mordre tout ce qui se présente, on fait des grimaces, on grince les
dents en écumant, le pouls & la respiration manquent, on a des sueurs froides,
la rage devient extrême, & cependant, ce
qui est étonnant, on conserve de la présence

Q vj

d'esprit & de la prudence, on craint & on avertit de la disposition où l'on est de faire du mal aux autres; quand le malade est à ce dégré il passe rarement plus de quatre jours sans périr dans les convulsions & suffoqué.

Avec les instructions qui précedent & de la prudence, on peut ou se garantir de la rage; ou quand cela n'a pas été possible, on peut prévenir les accès de la maladie, en diminuer les effets, ou au moins se préserver de la mort, en se mettant de bonne heure entre les mains d'un Médecin qui emploiera le mercure.

Dangers des morsures des animaux en colere.

§. 306. Il n'est pas absolument nécessaire qu'un animal soit enragé pour que ses morsures soient nuisibles, les faits prouvent qu'elles sont dangereuses dès qu'il est en colere, & on voit de tems en tems des morsures de chiens, de chats, d'oiseaux qui ne paroissent pas enragés, & d'insectes, qui de leur nature ne sont point vénimeux; on voit, dis-je, ces morsures être accompagnées & suivies de symptômes terribles & de maux funestes. Quand on a eu le malheur d'être mordu par des animaux en fureur, il faut laver les plaies assiduement avec des liqueurs spiritueuses, vulnéraires & antiseptiques.

Dangers d'avaler des corps durs irritans.

§. 307. Il n'eſt pas rare qu'on avale par inadvertance, imprudence, ou par toute autre cauſe, des corps d'un gros volume, durs, irritans : ſoit qu'ils s'arrêtent dans l'œſophage, ſoit qu'ils parviennent à l'eſtomac & aux inteſtins, ils cauſent tôt ou tard les ſymptômes les plus cruels, les maladies & la mort même ; s'ils s'arrêtent dans l'œſophage qui eſt le canal par lequel les alimens ſont portés de la bouche à l'eſtomac, ils peuvent produire des douleurs, de l'irritation, de l'inflammation, des abcès, des ulceres, des envies de vomir, des convulſions de l'eſtomac, des angoiſſes, l'oppreſſion, la difficulté de reſpirer, la rougeur & la lividité du viſage, le gonflement de la tête, du col, la gangrenne & la ſuffocation : ces effets ſont d'autant plus prompts, d'autant plus conſidérables, & d'autant plus funeſtes, que le corps arrêté qui le cauſe eſt dur & irritant, & qu'il ôte la facilité de reſpirer, en comprimant le larinx ou le canal qui porte l'air à la poitrine & l'en rapporte. Lorſque le corps avalé eſt deſcendu dans l'eſtomac, il peut cauſer par ſon poids des douleurs, des peſanteurs, de l'angoiſſe, & s'il eſt pointu il irritera, il pourra par les différens mouvemens de l'eſtomac, entrer dans des membranes, caufer inflammation, abcès, gangrenne, hémorrhagie. Quand, par le méchanifme qui après la digeftion, vuide ce qui fe trouve dans l'eftomac, de ce vifcere dans les inteftins, le corps étranger fera porté à l'orifice de l'eftomac qui conduit aux inteftins ; il peut s'y arrêter, caufer des douleurs vives, de l'inflammation, un abcès, un fquirrhe, des convulfions, la gangrenne, la mort. Le corps pointu & irritant, fût-il bien paffé de la bouche dans l'eftomac, & de l'eftomac dans les inteftins, on a à redouter qu'il ne produife de l'irritation, des douleurs, l'inflammation, des ulceres, la gangrenne dans tout le trajet qu'il a à parcourir avant d'être hors du corps ; ces accideus font fur-tout à craindre dans ces parties à caufe de leur longueur & de la multitude des rides, des coudes & des infractuofités qui font pour un corps pointu de fréquentes occafions de s'arrêter.

J'en ai, fans doute affez dit, pour faire fentir combien il eft dangereux d'avaler des corps durs, irritans & d'un gros volume, & on devinera aifément, fans que j'en faffe l'énumération, tous les cas, toutes les occafions où ce malheur peut arriver ; c'eft, par exemple, en mangeant avec voracité, avidité, *voyez fur ce fujet le Supplement au §. 143*, en tenant dans la bou-

che des cloux, des épingles, des aiguilles,
des fragmens de quelque métal, ou tout
autre corps capable par sa forme de produire les effets que nous avons rapportés,
en jouant à recevoir dans la bouche d'un
certain éloignement, ou d'en-haut ces
mêmes corps. Des gens ont eu l'imprudence d'avaler des pieces d'or, d'argent,
des diamans pour les voler ou les souftraire
aux recherches ; d'autres des noyaux, des
cailloux, des pieces d'argent, d'or, de
cuivre, par gageure ou inadvertance. Je
n'indiquerai point les moyens de prévenir
ces malheurs, chacun fait que c'eft affaire de prudence : quant aux remedes, lorfque le mal eft fait, il n'entre
point dans mon plan de les apprendre,
on trouvera tout ce que l'on peut faire de
mieux en pareil cas dans *l'Avis au Peuple*,
Chap. xxix. §. 372 & fuiv.

Dangers des efforts.

§. 308. Lorfque l'on met les mufcles, foit
d'une partie du corps, foit de tout le corps
dans une action & une tenfion exceffive,
ces mufcles, ou feulement un nombre
plus ou moins grand de fibres mufculaires changent de pofitions, de directions ;
les parties fur lefquelles ces mufcles tendus
portent, font preffées fortement, ce qui

les meurtrit, interrompt la circulation, occafionne les hernies, les ruptures des différens genres de vaiffeaux , les extrava-fations : les fibres mufculaires peuvent fe détacher, fe rompre à leurs extrêmités ; le périofte qu'elles traverfent pour s'attacher aux os , fouffre plus ou moins ; ce n'eft là qu'une partie des effets des efforts, mais ils fuffifent pour montrer combien il eft dange-reux , de foulever, de porter , de tirer, de traîner beaucoup plus qu'on ne peut,& mê-me de faire tout fon poffible pour cela : on eft auffi expofé aux fuites fâcheufes des ef-forts en criant, en chantant, en touffant , en vomiffant , dans l'acte vénérien , mais on trouvera des articles fur les dangers qui accompagnent ces différentes actions. On peut prévenir une partie des maux qui fuivent les efforts en fe ceignant le ventre, en ôtant tout ce qui peut gêner l'action des mufcles & les articulations , le col, les jarretieres, les boutons , en un mot , tout ce qui ferre fortement.

Dangers des coups, commotions, ébranle-mens, fecouffes.

§. 309. Lorfqu'on heurte contre quel-que corps dur ou qu'on en eft frappé, qu'on tombe, qu'on éprouve de violentes fe-couffes par la chûte ou le choc d'un corps

par lequel on eſt porté, il en réſulte ordinairement deux ſortes d'effets ; les premiers regardent la partie externe qui a
éprouvé le choc , elle eſt offenſée , meurtrie, entamée, il y a plaie, fracture, luxation : je n'ai pas beſoin de dire ce qu'il
faut faire , le mal tombe ſous les ſens , &
ou il fait bien-tôt recourir aux remedes
ou il n'en mérite pas la peine. Mais il eſt
un ſecond genre d'effets produits par la
commotion, les coups, les ſecouſſes ; quelquefois les parties internes du corps qui ont
un volume un peu conſidérable & de la
peſanteur, qui ne ſont pas tellement attachées & preſſées qu'elles ne puiſſent ſe
mouvoir, comme le cerveau, le foie, les
poulmons, la rate, l'eſtomac, la veſſie,
la matrice, ſe heurtent contre les corps
qui les environnent, & ſe font d'autant
plus de mal que le choc eſt violent, que
le corps environnant eſt dur, & que ſa forme eſt propre à percer ou déchirer. Quand
les parties qui éprouvent de fortes ſecouſſes ſont iſolées & renferment des fluides,
ſi les parois de ces ſacs ne ſont pas en état
de ſoutenir les efforts que font dans ce
moment contre eux les fluides qui y ſont
contenus, leurs fibres ſe diſtendront, ſe
rompront ; il arrive auſſi fort ſouvent que
les ligamens qui tenoient ces ſacs attachés
ſe déchirent, & les filets nerveux ſont

dans un état de trop grande tenſion ou ſe
rompent : lorſque le corps qui reçoit la
ſecouſſe a de la ſolidité comme le cœur ,
ou eſt formé d'une multitude de petits
vaiſſeaux comme la rate , le foie , ce ſont
ſur-tout les vaiſſeaux , les fibres nerveuſes
& muſculaires qui les tiennent ſuſpendus
qui ſouffrent : ils ſont relâchés , déchirés
rompus , il ſe forme des varices , des ané-
vriſmes , il arrive des hémorrhagies internes.

De toutes les parties du corps , il n'en
eſt point pour laquelle les ſecouſſes ou
commotions aient des effets plus dangereux que pour le cerveau. Le volume , le
poids , la molleſſe , le grand nombre des
vaiſſeaux de toute groſſeur juſqu'aux infiniment petits de ce viſcere , la dureté
des corps qui l'environnent , la fineſſe &
la facilité à ſe rompre des filets qui l'attachent au crâne , ſont autant de cauſes qui
chacune en particuler rendent ces ſecouſſes de la plus grande conſéquence , &
doivent faire craindre quelques uns des
effets ſuivans. Les filets membraneux ,
lymphatiques , nerveux , vaſculeux qui
attachent le cerveau & ſes membranes au
crâne , qui traverſent ces membranes , &
les lient les unes aux autres, ſe rompent, il
ſe fait des extravaſations dans ces parties ;
les fluides par leur ſéjour , s'y corrompent

& avec eux les solides environnant , la substance du cerveau s'affaise , se meurtrit, il s'y forme des ruptures , des obstructions.

En général , quand les commotions ou secousses sont assez fortes pour produire des effets très remarquables & fâcheux , elles ont ordinairement des suites moins funestes , parcequ'on y remédie aussi-tôt ; que quand les effets ne se manifestent point , ou n'affectent pas assez pour faire user des remedes ou des précautions nécessaires,car alors le mal fait des progrès, & lorsqu'il commence à paroître il n'est plus possible de rien faire d'utile : souvent même il se forme des maux secondaires qu'on traite mal , parcequ'on en ignore la vraie cause.

Je ne donnerai point ici les moyens de prévenir les effets des secousses , ébranlemens , coups , commotions , parcequ'on ne doit pas agir de même dans tous les cas : c'est suivant les circonstances qu'il faut se conduire, & les gens de l'art sont les seuls juges auxquels on puisse avoir confiance ; mais si l'on n'est pas à portée de les consulter , & que ce soit la tête qui ait souffert , la violence de la commotion est seule une raison suffisante pour faire sans différer une saignée : il y a tout à craindre en ne prenant point cette précaution de bonne heure , & en supposant qu'elle

ne fût pas néceffaire, l'inconvénient qui
en réfulte, n'eft pas à comparer au danger que l'on auroit couru en ne la faifant
pas.

Dangers pour la voix.

§. 310. L'utilité de la voix dans le commerce de la vie, & l'agrément du chant
quand la voix eft forte, belle ou gracieufe,
& conduite avec art, font des raifons
bien fuffifantes d'en avoir un foin particulier. Le voix peut s'altérer ou diminuer
& fe perdre entierement par les caufes
fuivantes, l'air froid, les boiffons froides
& à la glace, la fuppreffion de la tranfpiration par quelque caufe que ce foit au
col, à la tête, à la poitrine, aux pieds,
les alimens, fluides ou folides, très acides, aigres, aftringens ou acerbes & âpres
comme les citrons, oranges, bigarades,
verjus, grofeilles, grenades & tous les
fruits qui ne font pas murs, les alimens
âcres, épicés, de haut goût, trop chauds,
les vins très fpiritueux, les liqueurs fortes, la fumée d'une lampe mal-éteinte,
parler long-tems, chanter, crier trop
haut, & fur-tout en plein air & au vent
froid & humide : voilà une partie des
chofes qui occafionnent tous les jours des
extinctions de voix, des toux, des enroue-
mens, qui étant répétés gâtent infailli-

ɩ blement la voix : on les évitera en fuyant
les occaſions, ou ſe garantiſſant de l'action
de toutes les cauſes que nous avons expoſés.
Il n'eſt pas peu utile pour cela de ne point
ſortir & reſpirer l'air froid, ſans avoir
pris quelque boiſſon chaude ou même
quelque aliment ſolide que l'on ne peut
mâcher ſans faire couler la ſalive, & des
humeurs qui amolliſſent, lubrefient les
organes de la voix, & empêchent que
l'air n'agiſſe & ne produiſe le même effet que s'il les eut trouvés découverts &
ſecs. Il eſt à propos de faire uſage après
qu'on a chanté, ou même pendant le
chant s'il dure long-tems, de boiſſons chaudes, délayantes, relâchantes.

Dangers de l'uniformité conſtante dans la maniere de vivre.

§. 311. Une très grande régularité &
une conſtante uniformité dans la maniere
de vivre peuvent devenir nuiſibles à la
ſanté. Il y a à la vérité peu d'occaſions
d'obſerver les dangers d'une telle vie,
parcequ'on ne trouve qu'un petit nombre
d'hommes qui la menent, ſoit parcequ'elle
eſt du goût de très peu de perſonnes, ſoit
parcequ'il faudroit pour cela renoncer
à vivre dans la ſociété, & conſéquemment
à y être de quelque utilité ; car il y a peu

de profession où l'on soit absolument maître de faire tous les jours & à toutes les
heures les mêmes choses : cependant s'il se
trouvoit quelques personnes que le desir
de prolonger leur vie déterminât à préférer le bien particulier au bien public, en
oubliant qu'ils doivent à la société un tribut de travail, quel qu'il soit, & en n'étant
uniquement occupé que de conserver leur
santé ; qu'ils sachent que la vie réguliere
qui est un des moyens les plus sûrs pour
vivre long - tems & en santé peut aussi
abréger les jours & détruire la santé, voici
pourquoi. Il est, on peut le dire, impossible que dans le cours de plusieurs années
& avec la plus ferme résolution d'être cons-
tant, il ne se rencontre des momens où on
se trouve en deçà ou au delà de la régle
qu'on s'est prescrite pour les alimens, la
boisson, l'exercice, la veille, le sommeil,
l'air, &c. Ce changement dans l'habitude
peut produire un dérangement très considérable dans l'économie animale ; il est
donc à propos de ne pas être régulier à l'excès dans la maniere de vivre afin de n'être
point incommodé dans les occasions fréquentes que l'on a de ne pouvoir se con-
former aux mêmes regles. On peut, sans
danger, & on le doit quand on se porte
bien, mener un genre de vie diversifié,
être tantôt à la ville, tantôt à la campa-

gne , uſer d'alimens de différente nature , prendre divers exercices & ſe repoſer tour-à-tour , manger , ſe coucher , ſe lever à diverſes heures, mais dans cette variété d'action , il ne faut jamais aller au-delà des bornes preſcrites par la prudence.

Dangers de l'embonpoint.

§. 3 1 2. On appelle corpulence ou obéſi-té l'état d'une perſonne qui eſt exceſſive-ment graſſe , outre que cette augmenta-tion de volume de toutes les parties du corps , & ſur-tout du ventre , forme une eſpece de difformité , ôte l'agilité & l'ai-ſance des mouvemens , la facilité au tra-vail des mains ; elle eſt dangereuſe, parce-qu'elle empêche preſque toutes les fonc-tions du corps de ſe faire auſſi bien qu'elles le devroient pour la conſervation de la ſanté , la reſpiration, la circulation, les ſenſations , & qu'elle diſpoſe à pluſieurs maladies comme apoplexie , obſtructions, hydropiſies : on peut prévenir la corpu-lence par la ſobriété dans le boire & le manger, par une vie active & occupée, par beaucoup d'exercice & peu de ſommeil ; ſi cela ne l'empêche ni ne la diminue , on aſſaiſonnera les alimens avec un peu de vinaigre , on redoublera d'exercice & de ſobrieté , on s'abſtiendra de nourritures succulentes, de pain mollet, de viandes blanches, on fera usage de pilules de savon à la dose d'un demi gros soir & matin, & de purgatifs de tems en tems; le savon est un remede certain contre la corpulence & qui n'est pas nuisible.

Dangers de la vieillesse prématurée.

§. 313. De tous les dangers qui menacent la vie des hommes, il n'en est aucun aussi certain que le danger de vieillir avant le tems marqué par la nature, & il n'en est point auquel on s'expose davantage. La vieillesse est l'effet du dessechement de toutes les parties solides du corps; & ce dessechement fatal que nous pouvons à peine retarder avec bien des soins, mais que nous ne pouvons empêcher tout-à-fait, nous sommes les maîtres de l'avancer considérablement par notre façon de vivre, & nous faisons avec ardeur tout ce qu'il faut pour y réussir. La mauvaise constitution reçue de nos parens, la mauvaise nourriture dans tous les âges de la vie, les maladies, les travaux excessifs, les veilles, les alimens échauffans, les liqueurs spiritueuses, le commerce prématuré ou excessif des femmes, passer sa vie dans dans des climats très différens de celui où on est né & où on a été élevé.

dans

dans des lieux où l'air est mauvais, où
on éprouve souvent les excès du froid &
du chaud, du sec & de l'humide, & le
paſſage rapide de l'un à l'autre ; habiter
des maiſons trop peu élevées au-deſſus du
ſol, & dont les vents du nord & de l'eſt
ne peuvent renouveller l'air, ni emporter
les exhalaiſons animales & l'humidité ;
faire uſage d'alimens âcres, peſans & qui ſe
digerent difficilement ; prendre plus d'alimens qu'il ne faut, de trop de genres différens ; ne faire qu'un repas ; manger avant
que la digeſtion ſoit faite ; ne pas ſe nourrir aſſez, ne pas proportionner les alimens, pour la quantité & la qualité, à l'â-
ge, à la conſtitution, au genre de vie : il
faut une nourriture légere pour les gens
délicats, ſédentaires, & une nourriture
forte, ſubſtantieuſe & qui réſiſte un peu aux
agens de la digeſtion pour les perſonnes
robuſtes & qui travaillent beaucoup de
corps ; ne pas mâcher les alimens autant
qu'ils doivent l'être ; boire habituellement du vin pur, des liqueurs ſpiritueuſes, &c.

Les moyens de retarder la vieilleſſe &
d'empêcher qu'elle ne vienne à ſi grands
pas ſont, d'éviter tous les dangers qui
attaquent la ſanté, & les cauſes qui avancent la vieilleſſe. Que l'on ne croie pas ce-

R

pendant que je conseille de faire sa seule occupation des moyens de prolonger ses jours, & par conséquent de fuir le travail & tout ce qui peut fatiguer l'esprit ou le corps ; je veux engager à éviter ce qui peut nuire, mais sans empêcher de servir la patrie, de se faire un nom ; car je pense que la vie ne doit être prolongée qu'autant qu'elle est utile ou honorable. Si elle n'est pas telle, qu'on ne fasse point usage de mes conseils pour la conserver, car la mort est mille fois préférable à une vie inutile & sans honneur.

Dangers en coupant les cors des pieds. Dangers d'y appliquer des remedes caustiques.

§. 314. Beaucoup de personnes sont dans l'usage de se faire couper de tems en tems les cors des pieds, mal dont nous avons parlé plus haut, en exposant les causes qui le font naître. Il faut de l'adresse & un peu de savoir pour faire cette petite opération, parcequ'il est à craindre qu'on ne blesse ou qu'on ne détruise quelque tendon ou quelque nerf, ou qu'on n'offense l'os, accidens qui seroient suivis de douleur, d'inflammation, d'abcès, de gangrene même, de la diminution du mouvement & du sentiment des parties voisines ou de leur perte totale. Il est aussi

très dangereux de mettre fur les cors des
médicamens rongeans ou cauftiques,
comme l'huile de vitriol, l'eau-forte, l'ar-
fenic, qui produiroient les mêmes maux
dont nous avons parlé.

Pour prévenir les maux que caufent
ces moyens ufités & dangereux, & cependant calmer les douleurs; il faut mettre fouvent les pieds dans l'eau, attendre
pour couper le cors qu'il foit amolli, &
alors n'emporter que la fuperficie avec un
inftrument qui foit propre, fans jamais fe
fervir de la pointe qui penetre fouvent
plus profondément qu'il ne faut & qu'on
ne veut.

Dangers de quelques tours ou attrapes.

§. 315. Prefque tout le monde connoît,
& on pourroit dire aime le genre de plaifir qui confifte à jouer des tours ou à faire
des attrapes. Ces tours ou attrapes font
infpirés par la gaieté, fur tout par celle
qui devient fi vive, que d'un commun
accord on l'appelle folie; ils font d'ailleurs
l'amufement favori de la jeuneffe qui a
trop d'étourderie pour refléchir, & trop
peu de connoiffances & d'expérience pour
diftinguer ce qui peut nuire, de ce qui
en eft incapable; auffi n'eft-il pas rare d'en
voir des fuites fâcheufes, elles ont ordi-

nairement pour caufe ou le moyen dont
on s'eft fervi pour attrapper , ou l'état actuel & la difpofition de la perfonne qui eft
attrappée. En parlant des attrappes , je ne
nommerai point ce dont on fe fert , ou la
maniere de les faire , afin de ne point inf-
truire ceux à qui il ne manque que cela
pour les exécuter.

On fait avaler différentes matieres propres à donner des vents , & on retient en
compagnie celui à qui on a joué ce tour ,
afin qu'il foit tourmenté par les vents :
affez ordinairement cela réuffit & même
au-delà de ce qu'on fouhaite ; des coliques terribles de l'eftomac & des inteftins , l'inflammation de ces parties , les
colera fec & humide , les convulfions &
plufieurs autres maladies , étant les fuites
de la quantité exceffive des vents qui font
retenus dans le corps.

On fait prendre par le nez , comme
du tabac , des poudres extrêmement irritantes , qui par leur irritation, leur caufti-
cité , & les éternuemens violens & fréquens qu'elles produifent , caufent de l'inflammation dans le nez , offenfent les nerfs
de l'odorat , diminuent la fineffe de ce
fens , excitent des hémorrhagies violentes , & des convulfions.

On met dans les alimens des fubftances
irritantes , brûlantes , échauffantes , ou

d'une odeur forte, & on en frotte tous
les inſtrumens de table ; l'ardeur interne,
la ſéchereſſe de la gorge, la ſoif que l'on
cherche à exciter ſont dangereuſes par
l'inflammation qu'elles peuvent cauſer, &
ces matieres empêchent la digeſtion, l'excrétion de la ſalive, de la bile & des autres humeurs digeſtives : mais ce n'eſt là
qu'une partie du mal, la quantité conſidérable de liquides qu'on eſt obligé de boire
peut cauſer d'autres accidens auſſi fâcheux
que les premiers.

Je ne m'étendrai pas ſur le danger de
l'effroi & de la peur que l'on ſe plaît à
faire principalement aux perſonnes qui
ſont aiſées à effrayer. On a vu plus haut
qu'elle produiſoit le trouble dans toute
l'économie animale, & les maladies les
plus graves : c'eſt ſur-tout aux femmes qu'il
eſt dangereux de faire peur ; il y en a beaucoup à qui on a cauſé ainſi des ſuppreſſions
de regles, des pertes, l'avortement, des
metaſtaſes ou dépôts ſanguins & la mort
ſubite même.

Dangers des chûtes ſur le derriere.

§. 316. On trouve tous les jours des perſonnes imprudentes, ſur-tout parmi la jeuneſſe, qui prennent plaiſir à faire tomber
quelqu'un ſur le derriere en ſecouant ou

tirant un siege sur le bord duquel il est assis, en ôtant son siege on en le rangeant de côté, ou de toute autre maniere que la malice leur suggere. Quand on réussit dans son projet, on s'en répent ordinairement aussi-tôt : celui qui tombe perd connoissance, se meurtrit, se déplace le coccix, la cuisse, & se blesse la tête, les bras, les jambes, en heurtant avec violence contre les corps environnans ; & ce qui est le plus funeste, souvent la commotion ou secousse que tout le corps reçoit fait une telle impression sur le cerveau, & la moelle de l'épine, qu'il survient des convulsions, de la fiévre, du délire, & la mort même.

Dangers de ce qu'on appelle faire voir à quelqu'un son grand pere.

§. 317. On appelle communément faire voir à quelqu'un son grand pere, quand en mettant une main sous son menton, l'autre sur le derriere de la tête près du col, on l'éleve ainsi de terre; le poids du corps, l'extension violente & les mouvemens qu'on fait pour se débarasser peuvent occasionner la rupture ou le déplacement des vertebres, les blessures, & la compression de la moelle épiniere, qui ne peut être offensée sans qu'il survienne les accidens les plus fâcheux : plusieurs personnes sont mortes subitement dans cette espece de jeu.

Dangers de manger par raison.

§. 318. On entend tous les jours exciter les perſonnes qui ne mangent pas , le plus ſouvent parcequ'elles n'ont point d'appétit, à manger par raiſon : c'eſt manquer de raiſon & de prudence que de penſer ainſi, de donner un pareil conſeil & de le ſuivre; l'appétit ne manque ordinairement que lorſque l'eſtomac eſt malade & rempli d'humeurs de mauvaiſe qualité , après des indigeſtions, aux approches d'une maladie. Alors le défaut d'appétit , l'abſtinence d'alimens nourriſſans , & ſur-tout ſolides ne peuvent qu'être très utiles en laiſſant à l'eſtomac le tems de ſe rétablir , & aux forces vitales celui de combattre la maladie en chaſſant, en corrigeant les humeurs vitiées; au lieu que ſi l'on prend de la nourriture contre le vœu de la nature qui ne demande rien, on ſe donnera des indigeſtions , la fiévre, le dévoiement , on accelerera l'arrivée de la maladie qui ſe préparoit , ſes ſymptômes ſeront plus violens lorſqu'elle ſe déclarera, & toutes les forces de la nature ſeront inſuffiſantes pour chaſſer la grande quantité & éloigner la quantité des humeurs qui ſe ſont amaſſées & corrompues de plus en plus.

R iiij

Dangers de fraper sur le dos d'une personne qui touffe, quand il est entré quelque aliment dans la trachée artere.

§. 319. Il arrive affez fouvent qu'en bûvant, en mangeant, la trachée artere, qui eft le canal par lequel l'air defcend dans la poitrine, s'ouvre pour refpirer, parler, rire, ou par quelqu'autre caufe occafionnelle, & qu'alors il tombe dans la trachée une portion d'aliment folide ou liquide qui excite une toux violente dont la durée eft reglée par le tems que ce corps étranger eft dans la trachée artere. Pour en faciliter la fortie, on eft dans l'ufage fort mauvais de frapper avec la main fur le dos de celui qui touffe : quand ces coups feroient moderés, ils font non-feulement inutiles au but qu'on fe propofe, mais même ils nuifent aux efforts que fait la nature pour fe délivrer de ce qui l'incommode en interrompant les efforts qu'elle fait ou détruifant leur effet. Outre cela les coups étant donnés par des gens robuftes à d'autres qui font très foibles, ils leur font de la douleur & les meurtriffent.

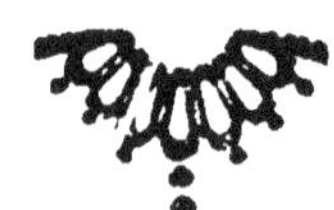

CHAPITRE TREIZIEME.

DES REMEDES DE PRECAUTION, SAIGNÉES, PURGATIONS, TABAC, DES MALADIES IMAGINAIRES, DES LIVRES DE MEDECINE, &c.

Des remedes pris mal-à-propos.

§. 320. LES perfonnes foibles, délicates, mélancoliques, oifives, font fouvent dans la crainte de tomber malades : ont-elles une petite douleur dans quelque partie du corps que ce foit, auffi-tôt elles fe croyent attaquées de la maladie la plus cruelle qui puiffe furvenir à cette partie, l'inquiétude les agite ; quelquefois elles confultent un Médecin, mais le plus fouvent elles font ufage de tous les remedes que leur mémoire leur fournit ou qu'elles trouvent indiqués dans des livres de médecine, dont pour leur malheur elles ne font que trop pourvues. Les remedes font entre les mains de ces gens là ce qu'eft un arme entre les mains d'un fou ; & après en avoir ufé ou plutôt abufé, pendant qu'elles fe portoient bien, elles paffent de l'état de malade imaginaire à celui de malade réel, &

R v

comme elles ont détruit les forces de la nature, qui auroient pu surmonter la maladie, elles n'en ont plus pour la combattre, & elles succombent à des maladies qui par leur nature n'étoient point mortelles.

Outre les malades imaginaires dont nous venons de parler, il y a un petit nombre de personnes, qui plus prudentes que les autres, donnent quelques soins à la conservation de leur santé ; elles employent de tems en tems quelques-uns des moyens les plus efficaces pour prévenir les maladies, comme les saignées, les purgations, la diette, plus ou moins sévere, les eaux minérales, &c. Rien ne contribueroit davantage à entretenir en santé & à prolonger la vie qu'un usage fait à propos de ces secours, mais ordinairement on le fait à l'imitation de quelqu'un ou par habitude ; en un mot, sans avoir de raison suffisante pour employer des préservatifs, pour choisir l'un préférablement à l'autre, & pour faire usage de l'un avant l'autre, ce qui est très dangereux, & a été pernicieux à plusieurs, parceque les effets de ces remedes ne sont presque jamais indifférens.

Dangers de la saignée de précaution.

§. 321. La saignée faite sans nécessité n'est presque jamais indifférente, quelques

bons que foient le tempérament & la conftitution de celui à qui on la fait : elle produit un changement fubit dans toutes les
parties du corps , & par conféquent dáns
toutes les fonctions de l'économie animale ; l'ordre de la circulation eft interrompu, le fang diminue de quantité dans certaines parties, ou les quitte & fe porte dans
d'autres avec plus de force & en plus grande abondance qu'auparavant ; il fe fait un
relâchement dans les folides qui donne lieu
au ralentiffement de la circulation , à la diminution de la chaleur , les fecrétions font
altérées pour la quantité & la qualité ainfi
que les excrétions ; fi un organe n'avoit
avant la faignée que ce qui lui falloit de
force pour remplir l'emploi qu'il a dans
l'économie animale , il n'en aura plus affez
après la faignée ; & par la liaifon qu'ont en-
femble toutes les fonctions du corps, le dérangement d'une feule entraînera celui des
autres à proportion de fon importance.
Ainfi une faignée faite fans néceffité ou
produira dans le moment même quelque
maladie, ou au moins elle y difpofera : les
cas dans lesquels ni l'un ni l'autre n'arrive-
ront font rares , & on ne peut raifonnable-
ment efpérer d'être dans le cas d'une exception ; outre cela , une faignée faite fans
une bonne raifon occafionne la néceffité
de faigner dans des momens où on auroit pû

s'en dispenser, si on ne l'eut pas fait mal à propos précédemment ; pour rendre ce danger plus sensible, je donnerai un exemple.

Dans la jeunesse où le sang se trouve en plus grande quantité que dans les âges précédens, parcequ'il y en a moins d'employé au développement & à l'accroissement du corps, que l'appétit & les forces digestives sont dans toute leur force ; que la chaleur naturelle & la rapidité de la circulation sont très augmentées; dans la jeunesse, dis-je, il est fort ordinaire d'avoir des saignemens de nez, des douleurs de tête, des hémorrhoïdes, &c. Il n'est pas douteux que si ces accidens sont à un certain dégré de violence ou durent long-tems, il faut recourir à la saignée pour les diminuer, les dissiper, & empêcher les maladies inflammatoires, les transports & les efforts violens du sang sur des parties qui ne pourroient être lésées sans que la vie fût en danger : mais si à la premiere apparition au plus petit dégré sensible des symptômes ci-dessus, on se fait tirer du sang ; premierement, on empêchera un développement ou changement qui se fait à cet âge dans l'économie animale, qui est dans l'ordre de la nature & salutaire ; j'entends cette augmentation de diametre des vaisseaux sanguins, qui est nécessaire aux âges suivans ;

secondement, les vaisseaux n'ayant point supporté l'effort du sang, & ne s'étant pas, pour ainsi dire, accoutumés à s'étendre, à réagir sur le sang & à être moins sensibles aux effets que produit sur eux ce fluide ; il deviendra absolument nécessaire de saigner chaque fois qu'il y aura un peu plus de sang qu'à l'ordinaire, parceque les vaisseaux ne prêteront pas, parceque l'on ressentira aussi tôt tous les symptômes de la plénitude ou du trop de sang ; les douleurs de tête, la difficulté de respirer, l'embarras dans le mouvement, l'assoupissement, &c.

Quant aux momens où cette plénitude existera, ils ne peuvent pas ne pas être extrêmement fréquens ; il suffit pour qu'il y ait un peu plus de sang dans un moment que dans un autre, ou ce qui est la même chose, pour qu'il soit plus rarefié, & alors il occupe plus de place, il suffit, dis-je, pour produire ces effets, que l'on mange ou que l'on boive davantage, que l'on prenne des alimens fluides ou solides échauffans, comme des liqueurs spiritueuses, du caffé, que l'on fasse moins d'exercice qu'à son ordinaire.

Lorsque l'on repéte souvent les saignées de précaution, ou sans une nécessité réelle ; aux effets dangereux & nuisibles à la santé que nous avons exposés ci-deſſus, il s'en joint un grand nombre d'autres, & tous augmentent beaucoup plus que ſuivant la proportion du nombre des ſaignées ; le corps s'affoiblit, s'énerve, les forces de la vie diminuent, s'éteignent, le mouvement des humeurs mérite à peine le nom de circulation ; la petiteſſe du pouls, ſon intermittence fréquente, la petite quantité des ſecrétions, la ſuppreſſion, la diminution de quelques-unes, ou l'arrêt des excrétions les plus importantes, ſur-tout de la tranſpiration, les palpitations, les fréquentes ſyncopes, ſymptômes que produiſent les ſaignées trop répétées, ſont des preuves de l'extrême lenteur, & même de l'interruption de la circulation : ces maux en occaſionnent bientôt d'autres ; comme les catarrhes, la diarrhée, l'impuiſſance des mouvemens du corps & du travail de l'eſprit, les affections nerveuſes, les vapeurs, la mélancolie, les tumeurs œdemateuſes, l'hydropiſie. Le ſang ſe répare fort vîte, dit-on ; cela eſt vrai pour les perſonnes bien conſtituées ſeulement, & non pour les autres qui forment le plus grand nombre ; d'ailleurs ce nouveau ſang n'eſt pas auſſi bien travaillé, les différentes parties qui le compoſent, n'ayant ni les qualités qu'elles doivent avoir, ni l'union néceſſaire & que met entre elles une longue

circulation ; s'il vient une caufe qui attaque ces qualités & ce mêlange, & qui
tende à les détruire, elle y réuffira d'autant plus aifément que dans la maffe du
fang la quantité du nouveau fang fur-
paffera celle de l'ancien.

Il eft principalement dangereux de faigner les perfonnes qui ont un tempérament
foible naturellement, ou que les maladies
ont rendu tel ; celles qui ont le pouls petit, rare, intermittent, dont la peau eft
molle & pâle, les extrêmités du corps fouvent froides, & les pieds fréquemment
enflés ; celles qui mangent peu ou feulement des alimens peu nourriffans, qui
diffipent beaucoup par le travail de l'efprit, celui du corps & l'exercice ; celles
qui ont un mauvais eftomac, qui font
habituellement de mauvaifes digeftions,
qui ayant depuis du tems des obftructions
dans le bas-ventre font peu de fang ; celles
qui en ont beaucoup perdu, & en perdent
encore par des hémorrhagies, qui ont des
évacuations confidérables, comme dé-
voyemens, fueurs, fuppurations ; celles
dont le fang contient peu de la partie
rouge, ou dont les différentes parties font
mêlées, & ne fe féparent pas, comme celui
des fcorbutiques ; celles qui ont des boutons, des taches & éruptions : les faignées
faites à ces perfonnes, les jettent dans

des états fâcheux, & leur font affez fouvent funeftes. Il y a des cas où la faignée
fait du mal, quoique le tempérament paroiffe fanguin, la conftitution pléthori-
que & le corps robufte; la crainte ou la
répugnance pour ce remede, l'état de l'air
précédent ou actuel & nombre d'autres
caufes, rendent tous les jous la faignée
de précaution nuifible.

Dangers des faignées périodiques & répétées même par nécéffité.

§. 322. Un affez grand nombre de perfonnes fe font faigner par précaution plufieurs fois l'année ou tous les ans à certain tems. On peut voir ci-deffus les dangers de la faignée faite fans néceffité au
jugement des gens de l'art, & les dangers
de ces faignées répétées. Il y a au moins autant de gens, que des maladies fréquentes,
leur tempérament bouillant, & des accidens ou fymptômes dangereux, obligent de
faigner fort fouvent. Lorfqu'après s'être fait
ainfi une habitude de diminuer la quantité de fon fang de tems en tems, on néglige de fe faire faigner, parcequ'on a
changé de façon de penfer, ou qu'on ne
le peut pas; ou enfin qu'aucune des raifons qui avoient engagé à le faire auparavant ne paroît plus fubfifter; on doit
redouter les fuites fâcheufes de cette cef-

sation. On éprouve alors un mal-aise, une
lassitude, un engourdissement presque
universel ; mais ces sensations sont encore
plus fortes dans les parties par lesquelles
le sang sortoit ; on y a même quelquefois
de la tension, un gonflement douloureux,
de la rougeur, de l'ardeur, des pulsations.
Il se forme des congestions, des tumeurs
internes & externes, des obstructions,
des inflammations : on est attaqué de
goutte, rhumatismes, douleurs de tête,
difficulté de respirer, d'hémorrhagies, de
fiévres avec engorgement sanguin ou transf-
port violent du sang au cerveau, de folie, d'apoplexie, &c.

Tous ces maux ne sont pas à craindre
quand cette évacuation de sang artificielle
est suppléée par une naturelle, comme
saignement de nez, hémorrhoïdes & quand
elle est remplacée par une suppuration ou
une sueur abondante. Le changement de
maniere de vivre, peut aussi rendre l'é-
vacuation du sang inutile, comme quand
on mange beaucoup moins, qu'on fait
beaucoup plus d'exercice que dans le tems
où on étoit dans l'habitude de se faire
saigner : mais en voilà assez sur ce sujet qui ne doit être traité que pour les
gens de l'art, les autres ne pouvant profiter de ce que l'on pourroit ajouter. Je
finirai en avertissant que le danger dont

il s'agit eſt fréquent & très grand , &
qu'en pareil cas on ne doit être tranquille que lorſqu'un Médecin habile veille
ſur la ſanté.

Nous ne manquons pas de moyens pour
prévenir les effets dangereux de l'interruption des ſaignées : l'exercice, la tranſpiration, la diminution de la nourriture & du
ſommeil, le bain, les apéritifs, les frictions,
quelques purgatifs ſont très utiles pour cela; mais encore une fois, leur application ne
peut être bien faite que par les Médecins.
La ceſſation des hémorrhagies naturelles ,
des hémorrhoïdes , du ſaignement de nez,
des regles n'eſt pas moins dangereuſe,
comme on le verra dans le danger des
différens âges des deux ſexes.

Dangers des purgations de précaution.

§. 323. Il ſe fait à tout âge & de tems
en tems chez les perſonnes qui ſont en
ſanté, des eſpeces de criſes préparées &
produites par la nature, ou ce qui eſt la
même choſe par l'action de toutes les puiſ-
ſances vitales. Ces criſes ſont des dévoiemens bilieux, des urines abondantes, troubles, très chargées, des crachats épais,
jaunâtres, &c. elles ſont formées, par ce
que l'on peut appeller le marc, le réſidu
qu'occaſionnent le mouvement inteſtin,

ou la fermentation des humeurs, & l'action méchanique des fluides & des solides, soit sur eux-mêmes, soit les uns sur les autres; elles ont aussi pour matiere ces humeurs de mauvaise qualité, qui se sont formées dans les petits dérangemens que produisent dans l'économie animale de legeres erreurs dans la conduite dont on ne connoît pas la conséquence, & souvent aussi des causes inévitables.

Si pendant que la nature opere cette dépuration, & en chasse le produit par une autre voie que les intestins, on prend un purgatif, l'ouvrage salutaire de la nature est interrompu, ce qui devoit sortir du corps y reste & devient plus ou moins nuisible à raison de sa qualité & de sa quantité. On croit communément que la purgation est le remede certain contre le dégout ou le défaut d'appétit, contre la pituite, les maux de tête, de dents, les maladies des nerfs, les mauvaises digestions, &c. parcequ'on a vu ces maladies cesser ou diminuer par la purgation: il est vrai que ce remede peut dans bien des cas procurer du soulagement, souvent cependant il ne fait l'effet que d'un palliatif le mal revient bientôt; mais il y a beaucoup de circonstances dans lesquelles les purgatifs nuisent infiniment, ou dans le moment même, ou dans la suite.

Dangers de la purgation sans préparation.

§. 324. La purgation faite sans prépa-ration, c'eſt-à-dire, sans avoir délayé les humeurs pour favoriſer leur ſortie, & ſans avoir procuré le relâchement des ſolides pour empêcher que l'irritation ne produiſe le reſſerrement & n'arrête l'évacuation : les purgations, dis-je, faites ſans ces précautions, & dans le tems où il y a beaucoup de chaleur & de ſenſibilité dans tout le corps, ou ſeulement dans l'eſtomac & les inteſtins, peut donner lieu aux douleurs, à la colique, aux inflammations, à la fiévre, &c.

Dangers des purgatifs réitérés ſans néceſſité.

§. 325. Les purgatifs dont on fait un uſage fréquent ſans une néceſſité reconnue par des gens capables d'en juger, n'ont pas moins d'inconvéniens que la ſaignée répétée ; ils attirent aux inteſtins par leur irritation tous les fluides du corps, ils entraînent au dehors par cette voie toutes les humeurs utiles avec celles qui ne le ſont pas, leur abondance occaſionne la diarrhée, le relâchement des fibres inteſtinales, les vents, les coliques ; l'eſtomac ſe dérange, les digeſtions ſe font mal, le corps maigrit, la tranſpiration diminue; on devient ſujet aux tumeurs, aux enflures ſereuſes, au-fluxions, aux maux de nerfs; la foibleſſe, la langueur, la mélancolie s'emparent du corps, lui impriment tous les ſignes de la vieilleſſe long-tems avant l'âge.

Les purgations ont auſſi des dangers qui dépendent du moment où on les prend, de la ſaiſon, de l'état de l'air, de la répugnance ou antipathie, du tempérament particulier; car on peut ſe faire beaucoup de mal en prenant un médicament purgatif trop tôt après un repas, lorſqu'il fait une ſé-chereſſe ou une chaleur exceſſive, dans des épidémies contagieuſes, lorſque la répugnance que l'on a pour la médecine jette le trouble dans l'économie animale, lorſque le purgatif dont on s'eſt ſervi eſt ſingulierement contraire au tempérament &c.

Dangers des vomitifs.

§. 316. Le nombre de ceux qui prennent des vomitifs par précaution eſt peu conſidérable; on ſe réſout difficilement à uſer d'un remede violent & qui cauſe de la douleur; cependant comme il y a des perſonnes que cette raiſon ni la prudence ne retiennent point, il convient d'expoſer les dangers des vomitifs qu'on prend ſans être conſeillé &

conduit par des gens de l'art : ce genre de
remede peut faire beaucoup de mal lorf-
qn'on a une chaleur, une fécherefle confidérable, générale ou particuliere, naturelle, ou accidentelle ; il caufera l'inflammation s'il y a une grande fenfibilité, il
donnera des convulfions, il ne fe fera aucune évacuation, il reftera des tremblemens, des affections nerveufes pour le refte
des jours : ces accidens ne font pas rares,
parcequ'il eft difficile de donner une dofe
convenable ou qui ne foit ni trop forte
ni trop foible ; il n'y a que les gens de l'art
qui puiffent juger, par l'effet des autres remedes, par l'état actuel & le tempérament
des perfonnes, quelle dofe elles peuvent fupporter, & quand ils n'ont rien qui puiffe
leur fervir de régle, ils effaient & agiffent
avec toutes fortes de précautions. D'ailleurs les vomitifs ont plus ou moins de
force à raifon de leur qualité, de leur préparation, & de plufieurs autres circonftances auxquelles on doit faire une grande
attention, & avoir égard en les adminif-
trant, mais il faut pour cela être Médecin.

Dangers des eaux minérales.

§. 327. On voit de tems en tems des
perfonnes qui fe donnent des maladies ou
la mort même en prenant des eaux minérales mal-à-propos, par précaution, par

compagnie, sans s'y être préparé ou sans les attenttions convenables : plus les eaux sont actives, & plus il faut être circonspect sur leur usage; souvent elles attaquent les nerfs, causent un grand relâchement, le flux de ventre, le diabete, le vomissement, la colique, la constipation, les hémorrhagies, la fiévre, lorsqu'on ne les prend point par le conseil des Médecins, & qu'on ne suit pas les régles qu'ils prescrivent dans leur usage, & le régime qu'ils ordonnent.

Dangers des bouillons, du lait, &c.

§. 328. Tous les remedes de précaution, soit ceux dont nous avons parlé, soit les bouillons rafraîchissans, purifians, apéritifs & autres bouillons qu'on appelle médicinaux ; soit le lait, le petit lait, ne doivent point être pris sans le conseil des Médecins, ou du moins sans s'être assuré par des preuves non équivoques, du besoin que l'on a de ces remedes, & qu'il n'y a aucune disposition qui les puisse rendre dangereux.

2°. Dans le cas où l'on fait usage de remedes par précaution, il faut suivre un régime qui s'accomode avec les remedes & leurs effets, & qui concourre au même but : nous n'entrerons point dans ce détail, parceque nous ne faisons qu'avertir des

dangers sur cet article , que l'on évitera si
on ne prend de remedes que par le conseil
des Médecins , & si on observe ce qu'ils re-
commandent pendant leur usage.

Dangers des sueurs.

§. 329. Je crois devoir mettre les sueurs
au nombre des remedes de précaution,
parceque dans la persùasion où l'on est
communément que les sueurs peuvent
seules guérir toutes les maladies, beaucoup de gens sur-tout ceux qui sont forts , .
conseillent , employent dans les cas d'indisposition tous les moyens qu'ils connoissent pour provoquer la sueur ; comme des
chambres échauffées au point qu'une personne en santé s'y trouveroit suffoquée ,
des couvertures chaudes , & encore plus
pesantes, des boissons abondantes, brûlantes & faites avec ce que l'on connoît de
plus échauffant : celui qui étant seulement
indisposé en se mettant au lit usera de
tous ces moyens , sera bien heureux si tous
ces expédiens employés pour le guérir ne
lui donnent point une maladie réelle. Cette
conduite a donné plus d'une fois occasion
à des maladies aigües qu'on a rendu mortelles en continuant à agir de même.

Il y a sans doute des cas où la transpiration supprimée, causant l'indisposition

que

que l'on reſſent, une ſueur peut remettre tout dans l'ordre en rétabliſſant cette fonction importante, & débarraſſant la nature du poids qui l'accabloit : mais ſi cette ſueur eſt immodérée, ſi les moyens qu'on employe dérangent d'autres fonctions principales de l'économie animale, échauffent le ſang, l'épaiſſiſſent en le privant de la ſéroſité néceſſaire pour la circulation ; il en réſultera bientôt une maladie grave; & pour un malade qui ſe trouve bien de ce régime, parceque ſon mal vient d'une tranſpiration ſupprimée, tous ceux qui commencent à avoir de la fiévre, & une maladie inflammatoire en ſont les victimes.

Dangers de prendre du tabac en poudre.

§. 330. Les hommes, induſtrieux à ſe faire des beſoins qui les rendent malheureux lorſqu'ils ne peuvent les ſatisfaire, ſe ſont tellement accoutumés au tabac depuis la découverte de l'Amérique, d'où cette plante a été apportée, qu'il y a aujourd'hui très peu de perſonnes de l'un & de l'autre ſexe, dans tous les âges & toutes les conditions, qui ne faſſent uſage du tabac : on croiroit à leur voir multiplier les uſages de cette plante, que c'eſt un remede qui empêche de vieillir, d'être malade ou qui prolonge la vie. Si on pouvoit trouver quelque défaut ou voir

S

les inconvéniens de ce qu'on aime, il y a long-tems que le tabac feroit rélégué dans les boutiques des Apotiquaires & des Herboriftes pour n'en être tiré que par l'ordonnance du Médecin ; mais l'homme eft perpétuellemeut occupé à fe tromper ; & il met au nombre de fes plaifirs, ce qu'il fait pour contenter un befoin qu'il s'eft donné : eft-ce habileté, eft-ce mal-adreffe ?

On emploie le tabac de trois manieres différentes qui ont toutes leurs dangers : je vais les expofer en parlant de chacune lorfque j'aurai rapporté en peu de mots les qualités du tabac. Le tabac eft une plante dans laquelle on doit diftinguer deux parties très actives ; l'une eft âcre & irrite vivement ; l'autre, beaucoup plus mobile que la premiere, eft ftupéfiante ou affoupiffante ; elle agit fur les nerfs de façon que le fentiment eft diminué confidérablement & fouvent anéanti.

On a dit du Peuple Romain qu'il fe trouvoit heureux lorfqu'on lui donnoit du pain & des fêtes ou des jeux : on peut dire aujourd'hui que le peuple de tout âge & de tout fexe, s'eft fait par l'habitude un tel befoin de tabac, qu'il eft malheureux lorfqu'il lui manque ; quelque foit fon indigence, s'il a du pain & du tabac, il ne paroît point mécon-

tent de son fort. Il en est du tabac comme
du caffé, du vin, qui semblent par leurs
qualités & leurs effets, nous avoir été
donnés par la nature comme des remedes,
& dont nous avons non-seulement perdu
le fruit par l'habitude d'en user en santé,
mais encore fait des poisons par l'abus. Il
y a des cas dans lesquels l'usage du tabac
en poudre est fort utile, mais s'il est pris
en quantité par des gens d'un tempérament sec, maigres, échauffés, il augmen-
tera le feu, desséchera les fibres, détournera par le nez une sérosité nécessaire au sang,
dont les différentes parties qui le composent doivent être dans une certaine
proportion pour la conservation de la santé ; il occasionnera une évacuation trop
grande de la salive nécessaire à la mastication & à la digestion. S'il est porté par l'air
que l'on inspire du nez dans la gorge, il
causera de la toux, de l'enrouement, de
la douleur ; tombe-t-il dans l'estomac, il
produit des nausées, le vomissement, la
purgation.

Dangers de fumer du tabac.

§. 331 Fumer du tabac, devient tous les jours
une chose plus commune, il est un nombre
d'indispositions pour lesquelles les gens
qui ne sont point Médecins conseillent

l'ufage , ou prennent l'habitude de fumer du tabac ; quelques-uns même fument par amufement ou pour faire comme ceux avec qui ils font.

Sans parler des maux de tête , vertiges, fyncopes , naufées , vomiffemens , purgations , que l'on éprouve les premieres fois qu'on fume ; on a à craindre pour la fuite les effets de la trop grande évacuation, de la férofité du fang & de la falive,& l'action affoupiffante ou ftupéfiante du tabac fur les nerfs , & principalement fur ceux de l'eftomac , fur le cerveau ; c'eft ainfi que le tabac caufe la perte de la mémoire, les tremblemens , les convulfions, les naufées.

Dangers de mâcher du tabac.

§. 332. C'eft avec raifon que quelques Auteurs ont mis le tabac au nombre des poifons : les effets de cette plante chez ceux qui la mâchent , font des preuves qu'elle eft poifon , au moins quand on en fait cet ufage. Par l'irritation qu'elle produit dans la bouche, elle excite un flux de falive confidérable , ce qui eft nuifible ; 1°. parcequ'il refte moins de falive pour humecter les alimens & favorifer la digeftion , 2°. parceque lorfqu'il fe fait une fecrétion très abondante d'une humeur , elle a moins de qualité , elle eft aqueufe & fans vertu & il s'en fait une dérivation nuisible. Le principe narcotique du tabac attaque les nerfs , leur ôte la senfibilité & fans doute une grande partie de leur action ; parconféquent s'il tombe dans l'eftomac un peu de ce tabac , & il eft prefque impoffible que cela n'arrive pas fouvent, il excite les naufées, le vomiffement, la diarrhée , une ftupeur dans toutes les parties où il parvient.

Dangers de la limonade.

§. 333. L'ufage modéré de la limonade peut être falutaire dans plufieurs des cas où on la prend par précaution ; c'eft prefque toujours lorfqu'on fe fent échauffé, qu'on a une chaleur interne , des feux qui montent à la tête , des boutons au vifage ou fur le refte du corps , des démangeaifons , &c. Mais cette boiffon peut nuire lorfqu'elle eft fort acide ou prife pendant long-tems, fur-tout aux perfonnes qui ont l'eftomac froid, le genre nerveux aifé à irriter : la limonade leur donne des douleurs d'eftomac, les empêche de digérer, caufe le dévoiement & des coliques très vives. Si l'on faifoit un long ufage de la limonade , on pourroit être attaqué d'une colique qui reffembleroit beaucoup à cette terrible colique que l'on nomme de Peintre ou de Plombier.

Dangers de la boiſſon chaude.

§. 334. Un des remedes de précaution les plus uſités parmi ceux qui ont quelque attention pour leur ſanté, eſt de boire
beaucoup d'eau chaude, principalement le
matin, ou même le ſoir, après le ſouper,
ou au lieu de ſouper.

Cette abondance d'eau chaude relâche les
fibres, détruit leur élaſticité, & ſurtout celle
de l'eſtomac & celle des inteſtins; elle énerve
l'activité des ſucs digeſtifs, enleve cette mu-
coſité qui défend les fibres nerveuſes des
impreſſions trop vives : le chile & toutes
les humeurs du corps deviennent trop fluides, il ſe fait une ſecrétion abondante par les
urines qui diminue ou ſupprime même les
autres, produit la conſtipation ; & l'on ne
tarde pas à voir toutes les effets de la boiſſon
trop abondante dont nous avons parlé ; la
pâleur, la foibleſſe, le défaut d'appétit, la
diminution de la chaleur, de la circulation,
la maigreur.

Dangers des lavemens chauds.

§. 335. Les lavemens qui ſont utiles
dans bien des cas, ſoit pour guerir, ſoit
pour prévenir les maladies, deviennent nuiſibles lorſqu'on en fait un uſage trop fré-

quent ; ils produifent néceffairement la diminution de l'élafticité , du ton , & de la
fenfibilité des fibres inteftinales ; ce canal
devenant fort relâché & perdant beaucoup
de fa fenfibilité , les excrémens s'y amaffent & le diftendent extraordinairement.
Ni la quantité ni la qualité des matieres ne
follicitent la nature à les chaffer , d'ailleurs
elle a perdu l'habitude & le pouvoir de s'ac-
quitter de cette fonction , quand elle a été
ainfi prévenue plufieurs fois de fuite ; & ils
féjourneroient trop long-tems dans le corps
fi on n'avoit recours aux lavemens dont on
fe trouve bien-tôt obligé de faire un ufage
journalier ou au moins toutes les fois qu'on
veut aller à la garde robe. Il eft aifé de juger
par ce que nous avons dit fur les effets des
lavemens fréquens de ceux que doit produire l'habitude journaliere de ce remede
de précaution , elle détruira entierement
l'élafticité , la fenfibilité des vifceres, des
glandes , des vaiffeaux excrétoires , fécré-
toires & fanguins , de toutes les parties du
bas - ventre , auxquelles l'eau forme un
bain chaud prefque continuel : bientôt
toutes ces parties fe trouveront hors d'état
de remplir les ufages auxquels elles font
deftinées , mais dont elles font incapables fans le ton , l'élafticité , la fenfibilité
à un dégré médiocre, & fans l'exercice. La
diminution ou la perte de l'élafticité & de

la fenfibilité des fibres inteftinales , font
auffi les fuites d'une trop grande quantité
d'eau prife à la fois & de l'eau trop chaude.

Dangers des lavemens froids.

§. 336. Quelques perfonnes prennent
des lavemens froids : ils font d'autant plus
dangereux que l'eau dont on fe fert eft
froide & dure , ou qu'elle a quelque autre
mauvaife qualité, & que celui qui l'emploie
à cet ufage a beaucoup de chaleur , foit générale , foit dans le bas-ventre feulement :
on a à craindre des coliques , fouvent très
violentes , des conftipations opiniâtres , &
même des inflammations ; fi on en a fait
une habitude , elle peut caufer des obftructions dans le bas-ventre.

L'eau qui ne fera que tiéde n'aura point
ces inconvéniens , ni ceux de l'eau chaude,
& elle aura tous les avantages qu'on attend
des lavemens pris comme remedes de précaution.

Dangers des friftions.

§. 337. De tout tems on a recommandé
l'ufage de fe faire frotter pour entretenir
la tranfpiration ; ce moyen eft très falutaire quand on en ufe modérement , il fup-
plée affez bien à l'exercice que ne peuvent
faire les gens à qui les affaires du public ou

les leurs font mener une vie fédentaire ;
mais les frictions répétées trop fouvent ,
trop long tems , excitent une tranfpiration
exceffive qui affoiblit beaucoup , détour-
ne des humeurs de leur deftination ;
c'eft pourquoi on doit ufer avec modération des frictions & fur-tout les perfonnes foibles & délicates : lorfqu'on fait ufage des frictions , il ne faut pas s'expofer au
froid auffi-tôt après cette opération , qui
ayant ouvert les pores de la peau rend
beaucoup plus fenfible aux impreffions de
l'air. On fera bien de s'abftenir des frictions quand on ne prendra point de nourriture, quand on aura de la fiévre, & de n'en
point faire , du moins de fortes fur des endroits où il fe fait un abord de quelque humeur, fur les tumeurs , dans les maladies
de peau , comme dartres , éréfipeles.

Dangers de faire un jeûne trop long & trop févere quand on fe fent indifpofé.

§. 338. C'eft un préjugé affez commun parmi ceux qui veulent paffer pour gens prudens & inftruits, & qui s'ingerent à donner
des confeils de médecine, que lorfqu'on fe
fe trouve un peu indifpofé, que l'on a mal
à la tête , de la laffitude , de l'infomnie ,
un peu de fiévre , du dégoût , en un mot

les avant coureurs des maladies, il faut se priver de toute nourriture solide & liquide, s'exercer ou plutôt fatiguer beaucoup. Ces moyens sont non seulement insuffisans pour dissiper les premiers accidens, mais ils sont capables d'en causer de plus grands & de faire naître une maladie grave par la chaleur qu'un tel régime ne peut manquer d'exciter. Quand à la conduite qu'il est à-propos de tenir dans le cas que nous avons supposé, le plus sûr est d'appeller un Médecin. Si on ne peut en avoir un promptement, il faut se mettre au lit, ne prendre aucune nourriture, boire souvent de l'eau tiéde, prendre des lavemens ; si les symptômes subsistent après quelques jours de ce régime, *voyez Avis au Peuple.*

Dangers de ne prendre que de l'eau.

§. 339. On trouve souvent des gens qui se sont fait un systême de ne point prendre de nourriture lorsqu'ils sont indisposés ou malades, & qui ne font usage que d'eau pendant plusieurs jours, ce régime peut être salutaire dans une infinité de cas, où un amas peu considérable d'humeurs qui ne sont pas d'une très mauvaise qualité, un état du sang légerement inflammatoire, une inflammation locale commençante sont les causes des symptômes qui font prendre la précaution que nous combattons ; mais il eſt des cas, & en aſſez grand nombre où ce remede eſt inſuffiſant, fait perdre un tems prétieux qu'il faudroit employer à faire des remedes, on même il augmente beaucoup le mal, comme dans des fiévres putrides, malignes, nerveuſes

Dangers des livres de Médecine.

§. 340. Il réſulte pluſieurs inconvéniens très grands de la lecture des livres de médecine, qui traitent des ſignes des maladies & de leur traitement, quand elle eſt faite par des gens qui ne font point de la médecine une étude particuliere & approfondie. Je vais expoſer les dangers de lire des livres de médecine, premierement, pour ſoi-même, ſoit en ſanté ſoit en maladie ; ſecondement, pour ceux que l'on connoît, que l'on rencontre, par les conſeils qu'on leur donne dans quelque état qu'ils ſe trouvent.

1°. Du danger de lire des livres de médecine pour les momens où l'on eſt en ſanté.

Quelque bonne que ſoit la ſanté dont on jouit, il n'eſt pas poſſible que l'on ne reſſente de temps en temps des douleurs internes ou externes, mais elles n'affectent nullement quand on eſt occupé

ou diffipé ; fi l'on eft dans l'oifiveté, & fur-
tout fi l'on n'y eft pas accoutumé, on fait
plus d'attention à ces douleurs qu'elles ne
le méritent, cependant comme elles ne
continuent pas on les oublie ; mais il n'en
eft pas ainfi quand on lit ou qu'on a lu
quelques livres de médecine, on reconnoît dans la defcription des maladies quelques-unes des chofes que l'on a reffenties
& qui inquiétent ; on conclut auffi tôt que
l'on eft malade : il refte à la vérité prefque
toujours quelque doute fur l'efpece de la
maladie, parcequ'il eft rare quand on s'é-
coute & qu'on fe tâte ainfi, qu'on ne fe
trouve avoir eu plufieurs des fignes qui appartiennent à différentes maladies, ou un
feul fymptôme qui fe rencontre dans différentes maladies : cette difficulté eft bien
tôt levée, on juge qu'on a plufieurs maladies. Ceux qui fans être Médecins lifent
des Ouvrages de Médecine ne font pas
moins dangéreux pour les autres que pour
eux, car à peine entendent-ils quelqu'un
fe plaindre, ou croient-ils lui reconnoître quelques fymptômes de maladie, qu'ils
l'intimident, lui donnent l'alarme fur fa
fanté en lui nommant deux ou trois maladies dangéreufes, dont il eft, difent-ils,
attaqué, ou au moins menacé ; & cette
perfonne eft encore fort heureufe, fi les pré-
tendus connoiffeurs ne s'offrent pas à la

traiter on à lui envoyer le remede qui les a guéris, & beaucoup d'autres.

20. La lecture des livres de médecine est dangereuse pour le tems de la maladie.

Ce que nous avons dit ci-deſſus de la difficulté, & même de l'impoſſibilité où ſont les gens qui ne ſont pas Médecins de diſtinguer lorſqu'ils ſont en ſanté, de quelle maladie ils ſont menacés ou même attaqués, quand ils ont un ſymptôme qui convient à differentes maladies, ou pluſieurs ſymptômes qui ſe rencontrent dans différentes maladies ; cette difficulté, dis-je, eſt bien plus conſidérable dans le cas d'une maladie réelle ou formée, qui eſt toujours accompagnée d'un nombre de ſymptômes ; ainſi ou ils ne pourront déterminer leur maladie, ou s'ils décident, il y a tout à parier qu'ils donneront à gauche, parcequ'ils ne peuvent rencontrer juſte qu'une fois, au lieu qu'ils peuvent ſe tromper de cent façons, & malheureuſement la plûpart des erreurs en médecine ſont funeſtes.

La plûpart des livres de médecine, & ſur-tout ceux qui ſont faits pour les gens qui ne ſont point Médecins, ne renferment point tous les cas & toutes les combinaiſons de maux qui peuvent ſe faire, il devient alors impoſſible de trouver la maladie dont on eſt attaqué, & on commet des fautes , qui font prefque toujours mortelles.

Ceux qui fans avoir étudié la médecine , lifent les livres qui en traitent , n'entendent pas un grand nombre des termes que l'on y employe ; ils ne connoiffent ni la force des mots ordinaires de la langue que l'on applique aux maladies , ni leur raport avec les différens dégrés de la maladie , ce qui eft abfolument néceffaire , & qui ne s'acquert que par l'étude de cette langue particuliere, de la théorie & de la pratique de l'art : car comment faura-t-on autrement ce que fignifient ces expreffions un pouls fort ou foible , une fièvre médiocre ou très forte , & ainfi de tous les fymptômes ; on fera faire une faignée & on donnera un vomitif dans un moment où ces remedes deviendront des caufes de mort ; dans un autre cas , ce fera parcequ'ils n'auront pas été employés, que le malade périra. Ne faut-il pas être Médecin pour reconnoître ces opérations ou mouvemens falutaires de la nature qu'on nomme crifes , lorfqu'elles fe font & avant qu'elles fe faffent ; s'il faut les attendre , s'il faut affoiblir ou fortifier le malade pour qu'elles s'opérent, les refpecter & les favorifer quand elles fe feront annoncées. D'ailleurs il n'eft pas rare de voir dans un malade plufieurs fymptômes, & même deux maladies qui demandent chacune des remedes dont l'effet eft d'augmenter les autres fymptômes ou maladies ; ce n'eft qu'avec beaucoup de fagacité & de favoir qu'on peut fe tirer heureufement de ces cas difficiles : un homme étranger à l'art ne peut alors fe garantir de faire des fautes , ou il reftera dans l'inaction, ce qui en eft une fort dangereufe dans bien des cas. Les recettes ou formules de médicamens qu'on trouve dans les livres de médecine ne font point variées fuivant les âges, les tempéramens , les circonftances qui fe multiplient à l'infini ; cependant l'action des remedes dépendant de leur dofe , il eft très important de prendre quand on eft malade une dofe qui convienne , qui ne foit ni trop forte ni trop foible , mais reglée fur l'état de la maladie, celui du malade & la qualité du médicament, ce qui fournit des variétés fans nombre ; on court rifque en donnant une dofe trop forte d'augmenter la maladie, ne la donnant trop foible de laiffer le mal faire des progrès , & de perdre une occafion favorable qui peut ne fe plus rencontrer.

Les médicamens ne font dans la plupart de ces livres pour le Public que fous une ou deux formes ; cependant il eft une multitude de cas où , foit à caufe de la

répugnance du malade, soit à caufe de la
maladie même, on eft obligé de donner
un remede fous une forme différente de
celle qui eft indiquée dans le livre que l'on
a; un autre que le Médecin le peut-il fair?

Il y a un nombre de médicamens fimples & compofés dont les qualités & les
vertus different, fuivant les lieux & les
artiftes, ou la façon de les préparer. Il y
en a que l'on falfifie, quelquefois on en
fubftitue, *voyez les dangers des malades.*
Un homme qui n'eft pas Médecin eft-il
inftruit de tout cela, & de ce qu'il a à
faire en pareilles circonftances? Mais en
voilà affez fur cet article pour convaincre
les gens fenfés, que quand on veut faire
la médecine avec les livres répandus dans
le Public, fans avoir étudié cette fcience
un nombre d'années dans les livres & au
lit des malades, on ne peut pas faire un
pas fans tomber dans des fautes groffieres,
nuifibles au malade, & qu'on commet
très fouvent des crimes.

Tous ces dangers font les mêmes quand
on fe traite foi-même en maladie, ou qu'en
traite les autres: la feule différence qu'il
y ait, c'eft que dans le premier cas, on eft
plus timide, on n'agit pas affez, ou
on agit foiblement; le mal augmentant,
la peur ou l'impoffibilité de fe conduire,
font demander un Médecin, qui quelque-

fois rappelle le malade à la vie ; mais le plus fouvent il eſt trop tard pour qu'il y réuſliſſe : on eſt beaucoup plus hardi dans le fecond cas, on conduit le malade juſqu'à la mort incluſivement, ou fi près que le Médecin n'eſt appellé que pour apprendre de lui que la fin du malade eſt très proche & inévitable.

Un autre danger qui réfulte de la lecture des livres de médecine, & qui n'eſt pas moins funeſte que les autres, c'eſt que dans le cas de maladie on a moins de confiance, & on ôte celle que d'autres malades pourroient avoir dans les conſeils des Médecins, mais ceci regarde l'état de maladie : nous traiterons des dangers de cet état dans la feconde Partie.

Dangers des maladies imaginaires.

§. 341. On plaint tous les jours le fort de l'humanité, tandis qu'il faudroit plutôt chercher à perfuader aux hommes, que la plûpart des maux dont ils font la victime font leur propre ouvrage ; en effet, les uns tombent dans le précipice qui eſt devant eux, parcequ'ils n'y font point d'attention, quelques-uns même en le voyant ; les autres l'apperçoivent, ils en font effrayés, mais pour le fuir ils fe jettent dans un autre encore plus profond. Ce livre eſt

plein des dangers auxquels les hommes
s'expofent, & il n'en contient encore
qu'une très petite partie, les caufes des maladies étant fans nombre. Mais l'homme
étoit tellement deftiné à être malheureux
que la nature même l'a organifé de façon,
que celui, qui par une prudence & une
retenue rare, fe garantit du plus grand
nombre des maux qui affectent les autres
hommes, portant à l'excès cette crainte
du danger & l'horreur des maladies, il
s'imagine fentir tous les maux poffibles,
& s'en donne bien-tôt un ou plufieurs qui
lui font mener une vie miférable, & voir
à chaque inftant la mort fur fes pas, enfin il
finit avant l'âge, après avoir appellé quelque
tems inutilement la mort à fon fecours.

On eft tous les jours tenté de révoquer
en doute les hiftoires que l'on entend raconter ou que l'on lit de mélancoliques,
d'hypocondriaques, de vaporeux qui ont
eu des imaginations ridicules & abfurdes;
& le peu de vraifemblance de ces faits
fait douter de leur vérité tous ceux qui
craignent d'adopter des erreurs : cependant nombre de ces hiftoires font revêtues
des témoignages les plus authentiques &
des preuves qui leur affurent notre croyan-
ce : tous les Médecins qui ont une grande
pratique ont vu de ces malades.

Il y a une feconde claffe de malades

imaginaires beaucoup plus nombreuſe que la premiere : elle eſt formée de ceux qui ſe croient attaqués des maladies ordinaires ſans l'être, ou qui s'imaginent être plus malades qu'ils ne le ſont ; perſonne ne doute de ceux-là, car il y en a dans tous les états, l'eſprit, la ſtupidité, le ſavoir, l'ignorance, la richeſſe, la pauvreté, ne garantiſſent point de ce mal ; cependant il eſt plus fréquent parmi les gens riches & ceux qui ont de l'eſprit. De quelque genre que ſoient les maladies imaginaires & dès leurs premiers degrés, elles ſont dangereuſes ; l'action que l'eſprit ou l'imagination ont ſur le corps, & tout ce que l'on fait pour diſſiper un mal qu'on n'a pas, en amenent bientôt un réel, dont il plus difficile de guérir, parceque l'eſprit manque de courage & de confiance, & que le corps eſt ſans force.

Quoiqu'il n'y ait que le Médecin qui doive être juge en pareil cas, parceque lui ſeul peut diſtinguer les maladies imaginaires de celles qui ſont réelles ; cependant je penſe qu'il eſt à propos de rapporter quels ſont les maux dont ſe croient le plus ſouvent attaqués les malades imaginaires, afin que ceux qui les approchent les excitent de bonne heure à conſulter un Médecin habile, dont la déciſion ne peut être qu'utile pour prévenir les progrès du mal,

quand il eſt réel ; & les effets de l'imagination , lorſqu'il n'eſt qu'imaginaire.

L'obſcurciſſement paſſager de la vue ,
le bourdonnement & le tintement des
oreilles , quelques vertiges & étourdiſſe-
mens , le tournoyement des objets font
croire à ceux qui craignent l'apoplexie
qu'ils font prêts à en être frappés ; cependant il ſuffit pour produire ces ſymptômes
& cette erreur , qu'un homme qui a le
genre nerveux très ſenſible , ait l'eſtomac
dérangé & l'eſprit affoibli par le travail
ou troublé par la crainte.

Un malade imaginaire ſe ſent-il ſans
appétit , éprouve t-il du dégoût , une augmentation de chaleur après le repas , des
ſueurs abondantes pendant la nuit , quelques douleurs de poitrine , il ſe croit
phtiſique ; il n'oſe plus manger ni touſſer,
les crachats épais du matin lui ſemblent
du pus , ou la ſubſtance même de ſes poulmons.

Il y a peu de maladies que les malades
imaginaires redoutent davantage que le
catarrhe ſuffocant ; s'il leur vient un rhume
ou ce qu'on nomme une fonte d'eau , ils
croyent que la pituite domine chez eux
& va les étouffer : pour éviter ce danger
ils crachent continuellement, ils s'efforcent pour touſſer , ils prennent du ta-

bac en quantité, ils fe purgent fouvent.

Plus d'une fois ces malades imaginaires ont pris des douleurs de fluxion, de rhumatifme, qui peuvent fe faire fentir dans toutes les parties du corps, pour les maladies les plus graves, dont ces mêmes parties puiffent être aff.ctées ; les gonflemens de rate, les douleurs dans la région du foye, pour les fignes des obftructions de ces vifceres, les douleurs dans les environs de la veffie & des reins, pour les fymptômes de la pierre.

Dangers des maladies héreditaires.

§. 342. Les maladies dont la caufe prédifpofante, ou, pour ainfi dire, préparatoire, fe trouve tranfmife des peres & meres aux enfans par le moyen de la génération, fe nomment maladies héréditaires : il n'y a point de tems fixe où ces maladies fe déclarent, parceque cela dépend du développement de leur caufe qui fe fait prefque à tout âge, fuivant que le vice héréditaire eft dans telle partie folide ou dans tel fluide, & felon les circonftances qui occaffionnent l'augmentation de ce vice héréditaire ou la favorifent. Voici un exemple qui fera mieux entendre la définition que nous avons donnée & qui inftruira du cours ou développement d'une maladie héréditaire.

Lors que dans la premiere formation de l'embryon à laquelle le pere & la mere concourent également, les parties deftinées à faire les folides du poulmon ont été formées de maniere que par le développement qui s'opére dans la fuite , ils deviennent d'une fineffe & d'une tenuité extrêmes ; au moment où les parties feront dans cet état , il ne faudra que l'action ordinaire du fang fur elles pour les faire rompre & produire une hémopthifie que l'on pourra nommer héréditaire , parceque la difpofition à avoir cette maladie avoit été apportée en naiffant.

Voilà ce qui fe paffe ordinairement en pareil cas : mais on peut avancer plus ou moins une maladie héréditaire , nous allons le faire voir en fuivant l'exemple que nous avons déjà pris. L'hémopthifie qui fe feroit déclarée naturellement à 25 ans, par exemple , fe déclarera beaucoup plutôt ; 1°. fi des caufes quelconques ont empêché les parties du poulmon qui ont une difpofition à produire l'hémopthifie de prendre la force qu'elles auroient acquifes naturellement fans ces caufes ; 2°. fi la quantité & la qualité du fang ou toute autre caufe même montanée fait faire à ce fluide des efforts extraordinaires, que les poulmons ne devoient éprouver naturelle-ment qu'à trente cinq ans ; dans ces deux cas la maladie héréditaire fera prématurée.

Nous venons , je crois , de démontrer qu'on doit craindre non - feulement que des maladies héréditaires ne fe déclarent, mais encore de les avancer : un Médecin habile peut trouver des moyens de préve-nir l'un & l'autre de ces dangers , au moins pour une partie des maladies héréditai-res , mais il faut pour cela être entre fes mains depuis la naiffance jufques par-delà l'âge où la maladie fe déclare pour l'ordi-naire. Que l'on ne croie pas qu'il faille prendre des médicamens pendant cet ef-pace de tems , le régime approprié aux cir-conftances fera prefque le feul moyen qu'il employera pour empêcher le mal de fe dé-velopper , & écarter tout ce qui pourroit les exciter : c'eft parceque le tems de la fanté eft celui où le Médecin doit agir que nous en parlons dans cette partie. En voi-là affez pour donner une idée de ce qu'on nomme maladies héréditaires ; leur caufe peut! fe trouver dans les fluides comme dans les folides en une infinité de manie-res, auffi leur claffe eft-elle très nombreu-fe, ou plutôt il y a fort peu de maladies ou d'états maladifs du corps & de l'efprit

qu'on ne puiſſe y mettre : & les Médecins
pourront encore ajouter qu'il y a peu de
perſonnes originaires des grandes Villes
comme Paris, qui n'ait apporté en naiſ-
ſant quelque vice héréditaire , ſur tout ſi
pluſieurs de ſes ancêtres y ont habité.

SUPPLEMENT

SUPPLEMENT

Qui renferme des Additions à plusieurs paragraphes, & quelques articles nouveaux.

ADDITION au §. 42 *sur les dangers des exhalaisons minérales.*

L'Art de colorer en blanc les talons des souliers & autres chauffures de femme, est un des plus dangereux qui s'exercent dans cette ville ; ce ne font pas feulement les Cordonniers qui font cet ouvrage qui en font les victimes ; dans ce cas nous aurions renvoyé cet article dans les dangers des arts ; mais leurs voisins en souffrent à proportion de leur proximité : je ne rapporterai pour prouver & exciter à fuir le danger de l'art dont il s'agit pour les voisins de ces Artisans, qu'un fait qui se répéte plus souvent qu'on ne le sauroit croire.

Un Cordonnier pour femme habitoit à un premier étage dans une vieille maison : une jeune fille vint y occuper au second la chambre qui étoit immédiatement au-dessus de celle où le Cordonnier coloroit en blanc les talons de femme ; il y

T

avoit peu de tems qu'elle logeoit dans cette maison lorsqu'elle ressentit de vives douleurs d'estomac & des intestins : la cause & le genre du mal n'ayant point été reconnus, il ne fut pas traité comme il devoit l'être, c'est-à-dire, comme cette espece de colique terrible que causent le plomb & le cuivre, quand ils sont reçus intérieurement, & qui est appellée colique de Peintres ou de Plombiers, parcequ'elle est fréquente parmi ceux qui préparent les couleurs & employent le plomb. Les remedes que l'on faisoit ne combattant pas la maladie, & sa cause continuant toujours à agir, elle devint de jour en jour plus fâcheuse ; &, ce qui est fort ordinaire à cette colique, elle se termina par la paralysie des membres inférieurs qui n'a pas encore pu être guerie. Ce fut dans cet état qu'elle implora le secours d'un Médecin, qui reconnut dans les symptômes de la maladie la colique des Plombiers ou des Peintres, & qui en cherchant quelle pouvoit en être la cause, découvrit que les vapeurs du plomb, ou le plomb volatilisé passoit de l'attelier du Cordonnier dans la chambre de la Demoiselle, par des fentes que l'écartement des murs laissoit entre eux & le plat-fond.

On se figure aisément qu'il arrive tous les jours de pareils malheurs, les Cordon-

niers demeurant pour l'ordinaire dans des
maifons où ils ne font féparés de leurs
voifins en haut, en bas & fur les côtés, que
par des cloifons de bois ou des murs anciens, qui ont des crevaffes & des léfar-
des, qui ne fe joignent plus entre eux, &
font détachés des plat-fonds, les exhalaifons minérales font portées par l'air
dans les chambres voifines, & empoifon-
nent ceux qui ont le malheur de le refpirer.

Addition au §. 55 & 56, fur les dangers
du charbon & de la braife.

Nous avons dit qu'il ne falloit pas toujours fe croire à l'abri des effets funeftes
de la vapeur du charbon, ou de la braife
allumés, lors même qu'on avoit pris les précautions ordinaires, comme de tenir ouvertes la porte ou la fenêtre de la chambre, dans laquelle on brûle le charbon ou
la braife, & de ne les brûler que fous une
cheminée, parcequ'il y avoit affez fouvent des circonftances qui rendoient ces
précautions inutiles. Comme nous ne fom-
me entrés à ce fujet dans aucun détail, &
qu'il y a un de ces cas qu'il eft important
de faire connoître, parceque fe rencontrant fréquemment, n'étant pas de
ceux qu'on connoît, & par conféquent

qu'on craint , il peut occafionner des
malheurs , nous l'ajouterons ici.

Lorfque l'air eft chargé de vapeurs ou
d'eau , lorfqu'il y regne un calme parfait, dans les tems de brouillards épais , &
où ils occupent la partie baffe de l'atmofphere, quand le vent eft à l'oueft ou au couchant , dans ces cas , dis-je , l'air ne fe déplace pas , celui des chambres n'eft parconféquent point renouvellé , la vapeur
du charbon ou de la braife qui brûlent
fous une cheminée ne fe diffipe pas ; au
lieu de s'élever par la cheminée , elle
fe répand dans la chambre. Cela peut même arriver dans des lieux où il y auroit
une porte ou une fenêtre ouverte ; fi les
caufes dont nous avons parlé étoient à un
dégré affez fort pour empêcher le renouvellement par ces ouvertures. On conce-
vra aifément cet effet en faifant attention
que c'eft dans de pareilles circonftances ,
& par les mêmes raifons que beaucoup de
cheminées fument , & que la fumée qui
parvient au haut de la cheminée au lieu
de s'élever & de fe diffiper dans l'air ,
defcend & infecte la partie baffe de l'atmofphere où nous refpirons.

*Addition au §. 56 sur les dangers du char-
bon & de la braise. Moyens de remédier
aux effets de la vapeur du charbon qui a
été reçue dans les poulmons.*

Comme les imprudences en ce genre
font très fréquentes , les accidens qu'elles
caufent fort graves , & les momens où il
eft encore poffible de donner du fecours
trop courts , pour qu'on puiffe attendre
le Médecin ou le Chirurgien , j'ai cru devoir enfeigner ici les moyens les plus aifés
& les plus utiles pour ranimer dans les
perfonnes qui ont été frappées par la vapeur du charbon le mouvement vital ,
quand il n'eft pas entierement ceffé , ou
quand il ne l'eft que depuis très peu de
tems : il faut en pareil cas dès que l'on
s'apperçoit que quelqu'un a été fuffoqué
par la vapeur du charbon , & fans perdre
le tems à éprouver s'il vit, le porter à l'air
libre & froid , & faire tous fes efforts pour
faire entrer dans fes poulmons un air nouveau & frais , à moins que l'on n'ait une
certitude phyfique par le réfroidiffement ,
ou autrement , qu'il eft mort depuis du
tems. Pour réuffir à faire pénétrer l'air dans
les poulmons , on fermera le nez en le
pinçant & on foufflera l'air par la bouche ,
foit avec une veffie qui en fera pleine

foit avec un foufflet, foit avec la bouche;
on doit auffi donner des fecouffes un peu
fortes, produire de l'irritation aux parties
fenfibles, piquer la plante des pieds, arracher les cheveux, les poils, pincer & tor-
dre les doigts, piquer la peau fous les
ongles, jetter de l'eau froide, faire fentir
des liqueurs fortes, du vinaigre, de l'eau
de-vie, faigner, &c.

Dangers des fouilles, remuemens de terre, deffechemens de marais.

§. 5 9. Il eft fort dangereux de faire des fouilles & des remuemens de terre confiderables dans les lieux où il s'eft corrompu des
matieres animales & végétales, & il n'eft
pas rare de voir regner des maladies épidémiques parmi les Ouviers employés à
ces fortes d'ouvrages, parmi les Habitans & les voifins, des endroits où ils fe
font; ces terres qu'il eft dangereux de remuer font celles qui ont fervi à enterrer
les hommes & les animaux après de grandes batailles, les hommes dans des tems
de pefte ou de maladies peftilentielles, les
animaux dans des mortalités : on a vu les
mêmes effets funeftes produits par le def-
fechement des marais, par l'exploitation
des minieres de tourbe.

Dangers d'enterrer dans les caveaux d'Eglise.

§. 61. Si le respect pour les Temples & le soin qu'on doit avoir de la santé publique ne l'emportent pas sur l'intérêt & le préjugé, & qu'on veuille continuer à enterrer dans les Eglises, au moins ne doit-on le faire que dans des caveaux auxquels on ne laissera aucune communication immédiate avec l'Eglise, ni par leur principale ouverture, ni par des soupiraux & des pierres percées, parceque cela suffiroit pour corrompre & infecter l'air au point de le rendre nuisible comme nous l'avons dit §. 61. Il seroit à propos que l'ouverture de ces caveaux fût hors de l'Eglise, & construite de façon que les exhalaisons ne s'y portassent pas, mais fussent rassemblées par la forme de la voute, dans plusieurs endroits où il se trouveroit des conduits, des especes de cheminées qui les porteroient à la partie la plus élevée du bâtiment : ces vapeurs ne se mêlant à l'atmosphere qu'à une grande hauteur, & dans une masse d'air immense corromperoient bien moins celui que nous respirons.

Dangers des cimetieres dans les villes.

§. 610. Nous ajouterons à ce que nous avons dit fur les effets de la corruption que portent dans l'athmofphere des grandes villes les vapeurs putrides animales qui s'élevent continuellement des cimetieres où l'on enterre beaucoup de monde, que rarement on habite quelque tems les maifons qui entourent les cimetieres de Paris fans en être incommodé, fur-tout dans l'été, dans les dégels, dans les grands calmes de l'air, où les exhalaifons & les miafmes putrides fortant de la terre en plus grande abondance, & s'élevant très peu dans l'atmofphere, ils entrent dans le corps par tous les endroits où l'air a quelque accès ; ils font dépofés fur tous les alimens fluides & folides & caufent à ceux qui demeurent dans le voifinage des cimetieres, y paffent leur vie, ou du moins la plus grande partie du jour, des fiévres intermittentes, des fiévres nerveufes, des fiévres lentes, putrides, des maladies bilieufes.

Addition au §. 65. fur les dangers de la tranfpiration des végetaux.

On compte encore au nombe des végé-

taux dont la transpiration & les émanations peuvent nuire les lys, les narcisses,
les jonquilles, les tubereuses, le nerion
ou laurier rose, la renoncule des jardins à
fleurs rouge, ou l'adonis, la serpentaire,
le noyer, le sureau, le chanvre, le lin,
les feves, le genevrier, le buis, l'hippo-
mane, les champignons vénimeux.

Addition au §. 66 sur les dangers des va-
peurs qui s'élevent des liqueurs en
fermentation.

Il est à propos de menager quelques
ouvertures dans la partie élevée des celliers
& autres endroits où il y a des liqueurs
en fermentation, afin que l'air puisse s'y renouveller, & que les vapeurs en sortent;
dans les cas où cela ne se pourroit pas, ou
n'auroit pas été fait, il ne faut entrer dans
ces lieux qu'après avoir laissé quelques
momens les portes ouvertes pour la raison
rapportée ci-dessus. On doit aussi se garder
de jamais mettre la tête, le nez au-dessus
des vaisseaux où sont les liqueurs en fermentation, sur-tout si leur ouverture est
petite, parceque les vapeurs en sortent
rassemblées & très vives. Ceux qui ont
été frappés par les vapeurs, doivent être
portés à l'air libre & un peu agité : on
eur fera boire des liqueurs fraîches, spi-

ritueuses , respirer des liqueurs actives ,
comme le vinaigre fort , l'eau de luce ,
&c.

Il ne faut point abandonner ceux qui
paroissent frappés à mort ; quand on se
trouve dans le moment de l'accident , la
saignée , les vomitifs , les lavemens purgatifs , & tous les secours utiles pour rappeller à la vie , doivent être mis en usage,
dussent-ils être inutiles : plus d'un exemple nous prouve que le mouvement du
sang qui sembloit cessé , a été ranimé par
des secours que l'on croyoit superflus ; qui
sait même si lorsque les fluides sont encore chauds , & les fibres encore propres
au mouvement , on ne peut pas renouveller le mouvement vital.

Dangers des coups de soleil.

§.71. Lorsqu'on reçoit les rayons du soleil
sur un verre convexe des deux côtés ,
ces rayons traversent le verre ; & se rassem-
blant au - delà en un seul point , ils y
produisent un feu très vif : si au lieu d'un
verre convexe on se sert pour recevoir les
rayons du soleil d'un miroir concave ou
d'un plan , les rayons sont refléchis , &
produisent , au point où ils se réunissent ,
une chaleur très considerable : l'effet du
verre & du miroir sont proportionnés à la

quantité des rayons qu'ils reçoivent , &
cette quantité dépend de l'étendue de leur
surface & de quelques autres circonstances. Les nuées peuvent réunir & réfléchir les rayons du soleil comme le verre
convexe & le miroir concave : on en voit
très fréquemment les effets pendant les
grandes chaleurs de l'été , & c'est ce que
l'on nomme les coups de soleil ; les plantes qui font frappées de ce feu avec force , font séchées & grillées, les fruits
conservent toujours l'impression de la
brûlure quand elle ne les fait pas périr ;
mais lorsque ces traits de feu tombent sur
les hommes , sur-tout sur une partie nue ,
la chaleur extrême produit une telle
raréfaction des fluides qu'ils brisent leurs
vaisseaux : si la tête est frappée, le cerveau,
le cervelet , le principe des nerfs souffrent
tellement de l'action vive du soleil, que
l'on meurt subitement : les exemples n'en
font pas rares parmi les Voyageurs , les
Moissonneurs, Faucheurs, Couvreurs, &
autres Ouvriers qui travaillent dans les
champs , ou à l'air pendant l'été, à la plus
grande ardeur du soleil, sur tout s'ils ne
font pas en mouvement, ou s'il est lent, &
pendant le sommeil.

Les coups de soleil ou l'action violente
de cet astre , font encore à craindre, lorsque après avoir été quelque tems caché,

& fes rayons arrêtés par des nuages, il fe
découvre tout-à-coup, alors fa chaleur eft des
plus vives. On ne peut fe garantir avec
trop de foin des coups de foleil; & quand on
eft abfolument obligé de s'y expofer, il faut
faire enforte qu'il y ait entre les rayons du
foleil & la partie qu'on veut en défendre,
quelque corps folide qui intercepte leur
effet. Des chapeaux à larges bords font
très bons pour préferver le vifage & le
tour de la tête des coups de foleil; mais
pour que le fommet le foit encore plus
furement, il faut que le corps intermé-
diaire ne touche pas à la tête, parcequ'il
communiqueroit, par le contact la chaleur
qu'il recevroit du foleil : on peut avoir un
chapeau qui ait un faux fond, c'eft-à dire,
qui foit fait de façon qu'il refte entre la
tête & le fond du chapeau qui reçoit les
rayons du foleil, un efpace rempli d'air.

Quant à la conduite qu'il faut tenir dans
les cas où celui qui a reçu un coup de foleil n'eft pas mort ; il eft extrêmement important de faire le plutôt que l'on peut,
quelques remedes, de faigner, de faire
boire des liqueurs acides, rafraîchiffantes,
&c. Quand même les accidens ne paroî-
troient pas bien preffans, c'eft le moyen de
prévenir des maux qui fe déclarent quelque
tems après le coup de foleil, & qu'il eft
difficile & fouvent impoffible de guérir,

comme maux d'yeux, douleurs de tête, verriges, &c. *Voyez l'Avis au Peuple.*

Addition au §. 79 ſur les dangers d'habiter des maiſons enfoncées, ou appuyées contre un terrein élevé.

On pourroit exiger du Peuple des Vil-les & des campagnes, qu'il n'habitât pas les chambres baſſes, enterrées, humides, ou du moins qu'il n'y couchât pas; la ſanté qu'on lui procureroit ne ſeroit pas trop achetée par la gêne qu'on lui cauſeroit d'abord, & qui n'en ſeroit plus une au bout de quelque tems; c'eſt un des devoirs de ceux qui ont l'autorité de s'en ſervir pour le bien être & la conſervation des perſonnes qui leur ſont ſoumiſes; c'eſt le cas même d'employer la rigueur ſans pouvoir être accuſé de dureté, d'inhumaïté.

Addition au §. 81. ſur le danger de la mal-propreté des habitations.

Je propoſerai encore ici à mes Conci-toyens d'imiter l'exemple des Romains. La propreté dans l'intérieur des maiſons, leur avoit paru avec grande raiſon, mé-riter l'attention de la Police, & ne pou-voir être obſervé chez le Peuple, qui fait toujours la plus grande partie des villes,

que par les foins & les régles féveres de la
Police ; afin donc que la mal-propreté ne
rendît pas les habitations mal-faines , &
ne devînt point une caufe de maladie pour
le peuple fur-tout : c'étoit une des fonctions des Ædiles, ou Magiftrats qui étoient
chargés de la Police, de vifiter les maifons : ils pouvoient forcer ceux qui les
habitoient à y être propres & à entretenir
l'air le plus pur qu'il étoit poffible, ce qui
étoit utile non-feulement à ceux qui oc-
cupoient ces maifons, mais encore à toute la ville dont la maffe de l'air fe confer-
voit plus faine.

Il faudroit à l'exemple de ces fages Lé-
giflateurs, ordonner fous des peines capables de faire exécuter fidelement la loi, ordonner, dis je , la propreté dans l'intérieur
des maifons , non-feulement dans les villes très peuplées, mais encore dans celles
qui le font moins , & même dans les campagnes ; il n'y a pas de lieu où cette loi
foit plus néceffaire qu'à Paris, ou le peuple
eft, pour ainfi dire , entaffé , où tous les
arts & les marchandifes les plus capables
de rendre l'air mal fain font dans l'intérieur de la ville , où le peuple eft paref-
feux, pauvre , & où toutes les caufes poffibles concourent à produire la mal-propreté. *Voyez le* § 81.

Addition au §. 103. Dangers de l'eau des puits

Les puits qui se trouvent dans les lieux habités & qui étant destinés au Public, sont dans les rues, les places, & toujours ouverts, sont plus sujets que les autres puits à contenir des eaux impures & nuisibles ; les enfans en jouant, les gens plus âgés par méchanceté, y jettent des ordures de toute espece qui corrompent l'eau, & la rendent mal-saine, des animaux y tombent, &c.

Ce n'est pas assez de faire des défenses séveres de rien jetter dans les puits; les enfans seroient trop souvent dans le cas de la punition, parcequ'avant de faire une chose ils n'en examinent pas les suites ; d'ailleurs beaucoup n'auroient pas connoissance de la défense; quant aux méchans, ils savent enfreindre les loix & éviter les peines qu'elles portent en se cachant. La meilleure précaution qu'il y ait à prendre pour conserver l'eau des puits publiques pure, & la seule qui soit sûre, c'est de les enfermer ou de les couvrir de façon que l'approche n'en soit permise que dans le besoin ; il ne seroit pas moins utile que la Police eût des ouvriers fideles qui descendissent tous les ans dans ces puits, & les nétoyassent.

L'eau étant d'un ufage fi fréquent pour la vie, & influant fi fort fur la fanté , on ne peut être trop foigneux de la conferver pure & faine.

Dangers des fontaines où on lave le linge.

§. 103. Il eft fort ordinaire de trouver des Bourgs , des Villages qui n'ont d'autre eau à boire que celle d'une fontaine publique , à laquelle les femmes viennent auffi laver leur linge ; le lavoir eft ordinairement un fecond baffin féparé du premier par un rang de pierre : les femmes ont foin pour avoir l'eau qui leur eft néceffaire d'empêcher qu'elle ne s'écoule hors du lavoir , l'eau retenue emplit le lavoir & fe trouvant montée à la hauteur du canal qui amene l'eau du premier baffin dans le fecond , ou même beaucoup plus haut , elle y reflue & gâte cette eau , parceque celle qui eft dans le fecond a fervi précédemment à laver, & qu'elle eft fur un fond très fale.

Les fontaines ne font pas toujours garnies de deux baffins ou refervoirs; dans bien des endroits il n'y en a qu'un où l'on puife de l'eau pour les ufages de la vie , & où on lave le linge. Le matin eft l'heure où on fait communément fa provifion d'eau , parcequ'elle a dépofé pendant la nuit , mais alors même elle n'eſt pas pure ; tout ce qui peut ſe diſſoudre, ou n'a pas aſſez de péſanteur pour aller au fond, ou l'eau en la puiſant ſe trouble bien-tôt par l'agitation qui fait remonter les matieres dépoſées, & devient de moment à autre plus mauvaiſe par les lavages qu'on y fait. Il conviendroit pour que l'on pût avoir de bonne eau à boire, que les fontaines euſſent pluſieurs ou au moins deux baſſins, dont le premier feroit beaucoup plus élevé que le ſecond, de façon que l'eau de celui-ci quelque plein qu'il fût, n'y put pas refluer ; il faudroit encore que ce premier baſſin fût couvert & fermé, afin qu'il n'y put rien tomber de capable de la rendre nuiſible ou dèſagréable.

Addition au §. 104. ſur les dangers de l'eau où on fait rouir le chanvre.

Le lin que l'on fait rouir, c'eſt à-dire, que l'on met dans l'eau afin que les fibres ou filamens de l'écorce s'en détachent facilement, communique aux eaux de mauvaiſes qualités, comme le chanvre ; on doit empêcher de le faire rouir ainſi que les orties & toutes écorces d'arbres dans des eaux qui ſervent de boiſſon aux hommes & aux animaux domeſtiques.

*Addition au §. 118 sur les dangers des rata-
fiats & liqueurs spiritueuses.*

Il n'est pas nécessaire de boire une très
grande quantité de liqueurs spiritueuses,
de ratafiats pour s'incommoder , il suffit
d'en faire usage habituellement quoiqu'on en prenne peu à la fois ; on doit redouter les liqueurs d'autant plus que l'on a
l'estomac sensible , aisé à irriter, beaucoup
de bile & qui prend facilement de mauvaises qualités , des embarras au foye , les
nerfs susceptibles d'irritation , de crispa-
tion , de la disposition aux affections nerveuses , aux mouvemens convulsifs , à la
jaunisse , une grande abondance de sang
& une ardeur interne. Que l'on n'imagine
pas prévenir les mauvais effets des liqueurs fortes en bûvant de l'eau quelque
tems après. Le remede ou l'antidote du
poison vient trop tard , le mal est fait
alors , & c'est peut-être trop esperer que
de compter que l'eau puisse seulement le
diminuer.

*Addition au § 124. sur les dangers du grain
qui a le bout ou le noir.*

Ce que j'ai dit dans ce § demande à être
plus étendu : la poussiere ou marque noire

dont il s'agit ici eſt produite par les grains
charbonnés , cariés , qui font remplis d'u-
ne matiere graſſe , brune , tirant fur le
noir, & de mauvaiſe odeur; quand en battant le grain il s'écraſe de ceux qui font
charbonnés , la matiere qu'ils renferment
en fort en pouſſiere noire & s'attache principalement aux poils qui font à l'extrêmité
du grain oppoſée au germe ; elle y forme
une tache noire qui , ſuivant les pays, fait
donner à ces grains les noms de grains
mouchetés , ou ceux de grains qui ont le
noir ou le bout : il faudroit qu'il y eût une
très grande quantité, ou même la plus
grande partie de ces grains mouchetés
dans le grain qu'on employe à faire le
pain , pour que cet aliment devînt nuiſible & eût un mauvais goût.

Dangers des grains charbonnés, cariés, qui ont la boſſe.

§. 124. Ce qui eſt plus dangereux, c'eſt
lorſqu'il ſe trouve dans le grain qu'on en-
voie moudre , une grande quantité de
grains charbonnés , qui n'ont pas été écraſés par le fleau quand on l'a battu ; la meu-
le les écraſe , diſperſe la pouſſiere noire
qu'ils contenoient, la mêle à toute la farine , ce qui la brunit ; le pain & tous les
autres alimens qu'on en prépare ont un

gout désagréable , & ceux qui ont été
nourris long-tems avec un tel aliment ,
ont éprouvés une partie des effets que produit le bled ergoté , mais plus souvent ils
ont été attaqués de fiévres intermittentes.

Dangers de se servir de l'eau des puits de quelques quartiers de Paris pour faire le pain.

§. 125. La plûpart des Boulangers de
cette Ville se servent de l'eau de puits pour
faire leur pâte , & ils prétendent qu'elle
est meilleure pour cela que toute autre
eau ; je ne le nierai point , ceci est affaire
d'expériences qu'il seroit à propos de faire
avec attention , mais quand cela seroit ,
je crois qu'il vaut mieux encore qu'il manque quelque chose à la façon du pain , &
qu'il soit plus sain ; or , il ne peut l'être
parfaitement si on y fait entrer de l'eau
chargée de parties corrompues, comme est
l'eau des puits de Paris , toujours très proche des fosses dont ils reçoivent l'égoût
ou avec lesquelles ils communiquent. Le
meilleure moyen d'empêcher les Boulangers de s'en servir , seroit d'éloigner ces
Ouvriers de la ville, on y gagneroit encore
quelques avantages , plus de tranquilité
pendant la nuit pour le voisinage , & une
occasion de moins pour les incendies.

Dangers des premiers fruits & des précoces, & de ceux qui doivent leur maturité prématurée aux piquûres des insectes.

§. 137. On doit s'abstenir de manger les fruits cruds de chaque genre, que l on sert avant le tems ordinaire & commun de leur maturité : cette maturité prématurée n'est souvent qu'apparente & partielle, & le plus ordinairement elle est produite par les piquûres des insectes ou les blessures faites à ces fruits ; ils peuvent nuire, parcequ'ils ne font pas mûrs tout-à-fait, ou parcequ'ils portent avec eux dans les humeurs le principe de corruption qui a avancé leur maturité ; c'est à de tels fruits que font dues les diarrhées, coliques, dyssenteries & non aux fruits mûrs aqueux, & un peu acides, qui font plutôt capables d'en préserver.

Dangers des champignons.

§. 139. Les champignons ont eté recherchés de tous tems, & presque généralement pour leur goût, malgré le jugement défavorable que les Médecins ont porté fur la nature de cette plante, malgré les accidens qui arrivent fréquemment des erreurs dans le choix qu'on en fait, enfin malgré les mauvais effets qu'on voit souvent être produits par les especes de champignons qui sont reconnues pour les plus saines ; tout cela n'a encore pu leur faire donner dans le monde la mauvaise réputation qu'ils doivent avoir. Il n'est cependant pas possible de douter qu'il y ait des champignons de mauvaise qualité, qui, quand on les a mangés, ou seulement des sauces dans lesquelles ils ont cuit, causent des nausées, des angoisses, des douleurs vives d'estomac & d'intestins ; l'oppression, la suffocation, le vomissement, la soif extrême, la diarrhée, la dyssenterie, le hoquet, le tremblement, les convulsions, la gangrene, en un mot, tous les symptômes des poisons, & la mort même.

On ne sera point surpris de ces effets quand on saura que la poudre de plusieurs especes de champignons portée avec l'air dans la poitrine, que leur odeur seule, font beaucoup de mal ; une personne a été empoisonnée pour avoir manié des champignons vénimeux.

Mais, me dira-ton, ce ne sont point ces especes nuisibles que l'on mange, on les achete de gens qui savent distinguer les bons des mauvais, outre cela, la préparation corrige le peu de mauvaise qualité qui leur reste.

Je reponds à cela, 1°. qu'il n'y a point

de marques bien certaines pour diftinguer les champignons nuifibles de ceux qui ne font point de mal ; que le coup d'œil ne fuffit pas pour faire un choix fûr, parcequ'il y en a de mauvais qui ont la figure des bons, & qui peuvent tromper les plus habiles connoiffeurs : ces faits ne fe répétent que trop fréquemment ; on en entend raconter tous les jours, & combien font ignorés, parcequ'on attribue les maux qu'ils produifent à d'autres caufes. Si les gens qui ont une habitude journaliere de choifir les champignons fe trompent, que ne doit-on pas craindre des Cuifiniers & Cuifinieres qui n'en font pas un ufage auffi fréquent. On a encore à redouter fur le même article les effets de la négligence, de l'étourderie, de l'avarice de ceux qui les vendent & de ceux qui les achetent. C'eft une opinion reçue par plufieurs Naturaliftes & Obfervateurs, & qui conféquemment a quelque fondement, que la même efpece de champignons qu'on regarde généralement comme étant bonne, donne des individus nuifibles, quand elle fe trouve près de mauvaifes efpeces : on croit encore que de bons champignons deviennent mauvais en vieilliffant. Que de façons d'être trompé fans aucun moyen bien certain pour s'en garantir, que de renoncer à cet affaifonnement agréable ; ce n'eft pas le

feul plaifir qui ne vaut pas l'inquiétude
& le mal qu'il caufe.

Quant aux préparations qu'on fait fubir
aux champignons pour corriger, dit-on,
leur mauvaife qualité, elles ne fervent,
pour ainfi dire, qu'à augmenter le danger
& multiplier les mauvais effets en donnant une fécurité, fans laquelle bien des
gens ne mangeroient point de champignons, ou n'en mangeroient pas beaucoup. Cette préparation eft de les faire
fécher un peu, de les bien laver dans plufieurs eaux; les lotions emportent à la vérité les particules âcres & nuifibles qui
font à la fuperficie de la plante, & mal attachées, mais cela ne fuffit pas pour les
empêcher de nuire, puifque l'on a vu plus
d'une fois des champignons choifis par les
gens qui avoient le plus d'ufage, & préparés par les meilleurs Cuifiniers, caufer
des fymptômes fâcheux; je le répéte encore, combien y a-t-il d'incommodités dont
on ignore la caufe & qui n'en ont point
d'autres que les champignons. S'il étoit
néceffaire d'ajoûter encore quelque chofe
aux mauvaifes qualités de cette plante
pour prouver qu'on ne doit pas héfiter à
s'en priver, je prouverois qu'elle fe digere
très difficilement, que le plus fouvent on la
rend comme elle a été prife, enfi qu'elle n'eft pas nourriffante.

Comme

Comme les accidens que produifent les champignons font de ceux auxquels on doit remédier promptement , je dirai en peu de mots quelle conduite il faut tenir quand on fe trouve dans ce cas , & éloigné des gens de l'art.

Lors donc qu'après avoir mangé des champignons ou des fauces dans lefquelles ils ont cuit , on fent quelques-uns des fymptômes décrits ci deffus , & qu'on a lieu de préfumer que les champignons en font la caufe : il faut dans le cas où ils font encore dans l'eftomac , ce que l'on reconnoît par le peu de tems qui s'eft écoulé depuis le repas , par les douleurs d'eftomac , par les naufées , les angoiffes , &c. il faut , dis-je , employer les vomitifs pour les faire fortir ; mais quand les douleurs , la chaleur fe font fentir dans les inteftins, ou qu'il y a plufieurs heures de paffées depuis le repas, ce qui fait préfumer que les champignons font dans les inteftins , on fera ufage de lavemens & de potions purgatives , & dans les deux cas on donnera en abondance les boiffons adouciffantes & acidulées faites avec le miel, le vinaigre & des émulfions.

Les champignons les moins mauvais ou les moins dangereux , font ceux qui viennent par art fur des couches.

La meilleure maniere de les préparer

ou de les corriger pour manger, c'eſt de les faire tremper dans l'huile, le beurre, la crême, le vinaigre.

Addition au §. 140 ſur les dangers du gibier empoiſonné.

On m'objectera ſans doute qu'on ne doit pas craindre d'être incommodé quand on mange du gibier empoiſonné, parceque ſuppoſé que le poiſon que l'animal a pris ne ſoit pas rejetté par le vomiſſement ou les digeſtions avant ſa mort, il reſte dans l'eſtomac ou dans le canal des inteſtins, & ces parties étant rejettées quand on prépare le gibier pour le manger, le poiſon l'eſt auſſi ; je réponds à cela, 1°. qu'en vuidant l'animal, il peut s'y attacher quelque partie du poiſon ; 2°. qu'il y a des poiſons qui paſſent dans la maſſe des humeurs ; 3°. qu'il y a des oiſeaux que l'on ne vuide pas, & que cela arrive quelquefois pour d'autres animaux par oubli, ignorance ou négligence ; dans tous ces cas le gibier empoiſonné peut faire beaucoup de mal.

Addition au §. 153, ſur les dangers de manger très vîte.

Quand on mange avec voracité & ſans mâcher, on court riſque d'avaler dans les alimens des corps durs & irritans, des épingles, des morceaux de bois, des pier-

res, des arrêtes, des noyaux, &c. qui en
s'arrêtant dans l'œsophage, ou même
quand ils sont dans l'estomac & les intestins, peuvent causer les plus affreux symptômes, des maladies & la mort : il peut
aussi arriver que des morceaux de pain,
de viande, des fruits soient assez gros
pour s'arrêter dans l'œsophage, gêner la
respiration, & même l'empêcher entierement ; s'ils parviennent dans l'estomac
ils y causent des pesanteurs & des douleurs.

Dangers du souper pour les personnes in-firmes, délicates, convalescentes.

§. 157b. pendant le sommeil la circulation du sang est moins forte que dans
la veille ; il ne se distribue qu'une très
petite quantité de fluide nerveux, les solides sont relâchés, les secrétions sont
moins abondantes, moins bien préparées & ont peu de vertu ; les fluides & les
solides ont conséquemment moins d'activité pour ce à quoi ils sont destinés :
si peu de tems avant de se coucher, on a
pris beaucoup d'alimens, la digestion étant
moins aidée que dans la veille par l'état
vitié des instrumens de la digestion & par
l'absence de tout ce qui peut la favoriser,
comme le mouvement, la digestion sera

lente, difficile , accompagnée de douleur,
de pefanteur d'eftomac , de. vents , &c.
qui, ou empêcheront de s'endormir, ou
réveilleront , ou du moins ne permettront
qu'un fommeil agité , plus fatiguant que
la veille même : on aura des angoiffes ;
des rêves pénibles , des feux irréguliers,
des fueurs, une petite fiévre que la nature excite pour fe débarraffer des humeurs groffieres qui ont paffé dans le
fang, & le lendemain on fe fentira fatigué , mal à la tête , la bouche mauvaife ,
peu d'appétit, point de goût ; ainfi il eft
à propos de manger peu le foir, & fur-
tout peu de viandes, quand on n'a pas un
très bon eftomac.

Addition au §. 176 fur les dangers des cols,
  jarretieres , ceintures qui ferrent trop.

Le témoignage du célebre Winflow fur
les maux qui viennent de ce qu'on a quelque partie du corps trop ferrée & le fait
qu'il a appris de M. Crugger, font voir
évidemment combien il eft dangereux de
ferrer trop le col & les jarretieres : on
trouve tous les jours des jeunes gens , qui
pour avoir des couleurs, de l'embonpoint,
de gros mollets, fe fervent de ce moyen
dont ils ne connoiffent pas la conféquence ; il n'eft pas moins nuifible d'avoir des

poignets de chemises trop étroits, & les hanches, le ventre genés par la ceinture de la culotte, des juppes, &c. mais c'est sur-tout de la nuit qu'il faut profiter pour se débarrasser de toute espece de liens, afin qu'au moins pendant ce tems, où on n'est pas obligé de se gêner, la circulation se fasse aisément dans tout le corps : il n'est personne à qui il ne soit arrivé d'oublier d'ôter son col, ses boutons de manches, & qui n'ait ressenti de l'engourdissement aux mains, le gonflement des vaisseaux, les inquiétudes, des douleurs dans les parties, dans lesquelles le retour du sang ne se faisoit pas librement & les nerfs étoient comprimés.

Addition au §. 202. sur les dangers du sommeil inquiet, agité.

Il y a un grand nombre de causes différentes qui peuvent empêcher de s'endormir, troubler le sommeil & le rendre inquiet & agité : les plus ordinaires sont, faire usage à souper d'alimens difficiles à digérer, prendre trop de nourriture à ce dernier repas, quand même elle seroit legere & d'une digestion aisée ; manger des mets échauffans, des ragoûts, pâtisseries, chaircuteries, boire du vin, des liqueurs, du caffé, sur-tout quand on n'a pas l'habitude d'en prendre ou d'en prendre autant qu'on a fait : continuer le travail d'esprit , & être fortement occupé ou agité par quelque passion , jusqu'au moment où on se couche , & quand on l'est , penser à des choses qui font une forte sensation agréable ou désagréable , ou qui demandent de l'application , comme des projets de fortune , de conduite d'affaires, &c. L'agitation du corps qui a précedé immédiatement le coucher , produit aussi l'insomnie ou le sommeil agité , interrompu ; on a encore les mêmes effets à craindre , lorsque dans le jour on a fait quelques-uns des excès dont nous avons parlé quand on a pris beaucoup d'alimens , surtout échauffans, ou des vins , des liqueurs, du caffé en grande quantité & contre son ordinaire , quand on a été fortement affecté par quelque passion, agité par le travail du corps , & que l'esprit a été très long-tems occupé. Je n'ai pas besoin d'ajouter ce qu'il convient de faire pour prévenir les dangers dont il s'agit ici , on sent bien qu'il ne faut pour cela qu'éviter ce qui les produit ; c'est le moyen le plus sûr , & celui qui est le meilleur : les autres ne font que des remedes palliatifs , momentanés , & ils nuisent plus ou moins à la santé.

Addition au §. 238 *sur les dangers de la douleur.*

Plusieurs indispositions & des dé-rangemens dans l'œconomie animale, sont accompagnés de douleurs dans des parties éloignées de celles qui sont le siége ou du moins la cause du mal : ainsi lorsque l'estomac est rempli d'humeurs qui sont le produit des mauvaises digestions ou de saburre, on ressent des douleurs à la partie antérieure ou latérale de la tête : c'est à la partie postérieure où l'on souffre, quand la matrice est affectée. Souvent on a des douleurs au *sternum* & vers l'omoplate dans les maladies de foie : si on néglige pendant long-tems ces douleurs, comme peu importantes en elles-mêmes, il peut en résulter des maux qu'il ne sera plus possible de guérir quand ils se déclareront.

Les personnes qui ont une humeur de mauvaise qualité, qui est errante, ou fixée sur quelque partie peu importante pour la vie, ou dont elle n'interrompt point les fonctions, doivent craindre la douleur dans des parties plus essentielles à la vie, par elles-mêmes ou par leurs fonctions, parcequ'elle y attireroit & fixeroit cette humeur ; c'est ce qu'on voit arriver tous les jours pour la goutte, le rhumatifme, les éréfipeles, les maladies de peau qui font attirées des lieux où elles étoient & fe fixent fur l'eftomac, la poitrine, les inteftins, &c. par les douleurs de ces parties : il faut donc faire promptement ceffer les douleurs dont la durée pourroit avoir des fuites fâcheufes, en caufant des maladies nouvelles.

Dans les corps où les fluides font de mauvaife qualité, la douleur de longue durée eft dangereufe, l'irritation les attire dans un même lieu en abondance ; ainfi raffemblées, elles fe corrompent davantage, la chaleur qui fe trouve fréquemment dans le lieu de la douleur, favorife encore cette corruption, & il s'y fait alors des dépôts fâcheux qui forment des obftructions, deviennent purulens ou corrompent la maffe des humeurs.

Dangers de retenir les vents.

§. 261b. L'air qui fe fépare dans notre corps des alimens fluides & folides, celui qui entre dans les inteftins par la voie des alimens ou par l'anus, peut-être auffi celui qui s'y infinue par les pores abforbans de la peau ; en un mot, l'air qui fe développe dans l'eftomac & les inteftins, & y jouit de toutes les propriétés qui carac-

térifent cet élément , s'y trouve fouvent en telle quantité ou tellement
rarefié qu'il occupe beaucoup de place ;
fi il ne peut fortir par la voie qui lui
eft deftinée , il fe rarefie de plus en
plus , il diftend le canal inteftinal , caufe
des douleurs très vives , des borborigmes,
repouffe ce qui fe trouve au-deffus & au-
deffous de lui : outre cela on éprouve une
ardeur confidérable & de l'angoiffe ; on
a de l'agitation , des fueurs , des vents par
en haut , des douleurs à la veffie , aux
lombes , à l'eftomac , & fouvent de l'in-
termiffion dans le pouls : on a vu plufieurs fois , fur-tout chez les perfonnes
d'une foible & délicate conftitution, chez
les perfonnes vaporeufes , hyftériques ,
hypocondriaques , l'inflammation , la paffion iliaque , l'hydropifie tympanite , les
maladies bilieufes caufées par des vents
retenus.

Dangers de faire très fouvent des efforts pour rendre des vents.

§. 261 c. Un grand nombre de perfonnes , & fur-tout celles qui font délicates
& vaporeufes , s'imaginent que les vents
font la feule ou du moins la plus forte
caufe de tout ce qu'elles fouffrent , c'eft
pourquoi dès qu'elles reffentent quelque

douleur dans le bas-ventre ou la poitrine, & il n'est presque pas possible que cela n'arrive plusieurs fois le jour, même dans la plus parfaite santé, quand on est uniquement occupé de se tâter ou de s'écouter, comme on parle ordinairement, lors, dis je, qu'elles ont ou croyent avoir dans le bas-ventre ou la poitrine quelque sensation désagréable, elles en accusent les vents, & elles s'efforcent d'en rendre; le plus souvent elles y réussissent, malheureusement pour elles, car cela sert à les persuader, que la douleur étoit produite par la cause à laquelle ils l'attribuoient : cela passe bientôt en habitude, & il en résulte plusieurs inconvéniens. La pression fréquente, & presque continuelle, qui se fait sur les parties contenues dans le bas-ventre, par l'action de toutes les fibres musculaires, internes & externes, exprime, chasse, fait sortir les différentes humeurs qui se trouvent dans les glandes, les visceres & dans tous les vaisseaux & les cavités du bas-ventre, avant que ces humeurs ayent eu le tems de subir les changemens & d'acquérir les qualités qui leur sont nécessaires, pour servir aux différens usages auxquels elles sont destinées; souvent les fluides sont pressés en sens contraire à leur circulation; il peut arriver aussi quelquefois que ces fluides ne pouvant échapper à la preſſion, ni par leur iſſue naturelle, ni en refluant vers leur ſource, les vaiſſeaux qui les contiennent ſe crevent. Le moins que l'on ait à craindre de ces efforts continuels pour rendre des vents, c'eſt le dérangement de la circulation, des ſecrétions & des excrétions dans toutes les parties du bas-ventre : la maigreur, la foibleſſe, la diarrhée, les fréquentes envies d'aller à la ſelle & d'uriner. Ces effets que produiſent les efforts ſont à leur tour les cauſes des vents, parcequ'ils occaſionnent les mauvaiſes digeſtions qui en donnent beaucoup. Le tempérament déja foible & délicat des perſonnes qui ſont ſujettes à cette incommodité par le mauvais état de leur eſtomac, ou par habitude, le peu d'élaſticité ou le relâchement de leurs fibres, recevront de jour en jour un nouvel accroiſſement : les vents ne trouvant preſque point de réſiſtance dans le canal inteſtinal, le diſtendront extraordinairement, il perdra tout-à-fait le pouvoir de ſe retrécir, il acquerra avec un peu de tems une capacité exceſſive, & comme ces perſonnes mangent peu, il ne ſe remplira que d'air qui entrera par haut & par bas, ou ſe dégagera des alimens, juſqu'à ce qu'il y en ait aſſez, ou qu'il ſoit aſſez rarefié pour qu'il ne reſte pas de vuide : mais la nature n'ayant plus la force de les chasser, c'est alors que ces personnes feront dans un état fâcheux & difficile à guérir, parceque les fonctions de toutes les parties du bas-ventre, se faisant mal, ou ne se faisant point du tout, la vie est bientôt en danger : on a vu plus d'une fois dans cet ouvrage des effets d'un mal devenir la cause de l'augmentation ce mal ; d'où l'on peut conclure avec raison, que des choses qui paroissent peu dangereuses, & qui le font réellement peu, peuvent conduire à la mort si on n'y porte remede avant qu'elles aient produit leur effet.

Dangers de s'opposer à la sortie des vents par en haut.

§. 261b. Lorsqu'il se trouve dans des estomacs foibles & qui ont peu d'élasticité, beaucoup d'air produit par la mauvaise digestion, par des alimens qui en contiennent une grande quantité, enfin, lorsque dans toutes sortes de tempéramens les vents ne peuvent se faire jour par le bas, ils font effort pour sortir par en haut ; si dans le cas où ils y réusissent, on fait tout ce qu'on peut pour les en empêcher, & qu'on en vienne à bout, on s'expose à des douleurs violentes de l'estomac, & sur-tout de ſon orifice ſupérieur , à la diſtention , au gonflement de ce viſcere , aux angoiſſes , aux vertiges , aux coliques les plus violen-tes des inteſtins.

Dangers de ſe tenir long-tems ſur les lieux.

§. 2ɔob. Il s'éleve continuellement des lieux ou foſſes d'aiſance , des vapeurs ou exhalaiſons qui ſont d'autant plus putrides que les matieres qui les fourniſſent ſont anciennes & mêlées de différentes eaux ou immondices des arts , comme les eaux de ſavon qui y occaſionnent le plus haut dé-gré de corruption. Si l'on ſe tient long-tems ſur des lieux qui ſe trouvent dans ce cas là , & il y en a beaucoup dans les gran-des Villes comme Paris ; ces exhalaiſons putrides & âcres qui ſont raſſemblées par le tuyau & en ſortent avec impétuoſité , ſe portant ſur les bords de l'anus dans tout le *rectum* , & même plus loin , irriteront , offenſeront les parties ſolides , communi-queront aux fluides leurs mauvaiſes qua-lités , & cauſeront le dévoiement , les dou-leurs de coliques , les hémorhoïdes inter-nes & externes , des boutons , &c. Lorſ-que la dyſſenterie regne , il ſuffit de ſe te-nir quelque-tems au-deſſus des matieres rendues par ceux qui ont la maladie pour en être attaqué , c'eſt même une des cauſes ordinaires de la contagion, de cette mâladie parmi le peuple des villes, dans les armées, comme on le verra dans *les Dangers auxquels les soldats sont exposés,* & *les dangers des Hôpitaux.*

Addition au §. 294 des dangers du rouge pour le teint.

On employe pour préparer le rouge dont se servent les femmes, ou le vermillon naturel, ou le vermillon artificiel ; le premier ou naturel est le cinabre ; le second, ou le vermillon artificiel se fait avec le cinabre mineral broyé avec de l'eau-de-vie & de l'urine, & ensuite séché : on en fait aussi avec du plomb brûlé & lavé, ou avec de la céruse poussée au feu. *Voyez* les effets §. 294.

Le rouge fait avec le carmin n'a point les dangers qui proviennent du plomb, du mercure, & de leurs préparations dans le vermillon.

Dangers de la vapeur des fourmis.

§. 343. Plusieurs observations rapportées par Mr Roux dans le journal de Médecine, sur les effets de la vapeur des fourmis, nous donnent lieu d'avertir qu'il est dangereux de respirer la vapeur qui sort des fourmillieres, ou des vases dans les-

quels il y a un grand nombre de ces infectes , morts nouvellement ou encore vivans : un homme voulant détruire une
fourmilliere , la couvrit d'une cloche de
verre ; ce moyen lui réuſſit ; mais ayant
voulu relever ſa cloche , & ayant impru-
demment approché le viſage de ſon em-
bouchure , il ſentit une vapeur forte qui
lui occaſionna ſur le champ un violent
mal à la tête ; peu-à-peu le corps lui enfla ,
il éprouva des agitations & des anxietés
qui lui faiſoient craindre pour ſa vie , ce
qui dura toute la nuit. Le lendemain matin , il ſe fit une éruption à la peau , & le
calme revint par dégrés ; cette éruption
dura trois jours , au bout deſquels ſa peau
tomba en écailles.

Dangers de toucher , de goûter aux plantes
dans les jardins de botaniques.

§. 344. Depuis quelques années les jardins
de botanique ou de plantes de toute eſpece,
ſe font beaucoup multipliés , ils ſont devenus une dépenſe & un plaiſir à la mode
dont on doit ſavoir gré aux poſſeſſeurs ,
quand même ils ſeroient eux mêmes peu
connoiſſeurs en ce genre , loin de les blâ-
mer , parcequ'il en réſulte de grands avantages pour la botanique. Le nombre des
vrais Botaniſtes augmente , & ils ont toutes les facilités néceſſaires pour cultiver

cette science , qui demande une dépense
que les Savans peuvent rarement faire, les
richesses & le savoir, ou du moins la volonté de travailler se rencontrant peu ensemble ; d'ailleurs l'étude de la botanique
faite par un Physicien le conduit à des découvertes propres à perfectionner l'histoire
Naturelle , la Médecine , les arts utiles &
les arts agréables. Le public est attiré aux
jardins de botanique par la curiosité ,
mais parmi ceux qui voyent un objet nouveau , une plante , par exemple , il en est
peu qui ne cherchent à la toucher, les uns
sans dessein , les autres pour y goûter ,
l'exprimer , la regarder de plus près , ce
qu'ils font pour la mieux connoître ; on
ne doit faire ces essais qu'avec beaucoup
de prudence ou même ne les pas faire
quand on n'est pas Botaniste , parcequ'il y
a un nombre considérable de plante qu'il
est très dangereux de toucher.

Je ne veux point entrer dans le détail
de toutes les plantes qu'il est dangereux de
toucher, de goûter , d'écraser sur la peau ,
outre que cette énumération n'entre pas
dans mon plan , elle seroit peu utile parceque le nom des plantes n'étant pas ordinairement écrit sur la plante, on ne re-
connoîtroit pas celles qui peuvent faire
quelque mal ; je me contenterai d'avertir
qu'outre les plantes dont on voit aisément

les épines, comme le rofiers, l'épine vi-
nette, le faux acacia, les *folanum*, il y en
a dont les épines font très fines cachées fous
les feuilles, ou attachées à l'écorce, de
maniere qu'au premier coup d'œil, on ne
les voit pas, telles font les orties, les mal-
pighia, le manihot; ces épines s'attachent
aux doigts, excitent de la démangeaifon,
on frotte & on augmente le mal en les en-
fonçant plus profondément, il vient des
boutons, des éréfipeles; plufieurs plantes
ont un fuc âcre, cauftique qui caufe des
tumeurs, des boutons, des éréfipeles aux
endroits de la peau fur lefquels on applique les feuilles, ou le fuc de quelques-
unes des parties de la plante : telles font
les toxicodendron, ou herbe au vernis,
les plumabago, les tithymales. Il eft encore plus dangereux de goûter des *folanum*,
des tithymales, des azedarach.

Dans le premier cas, il ne faut pas frotter, mais on tirera les épines l'une après
l'autre; dans le fecond, on appliquera
des feuilles, des cataplafmes de mauve, de
guimauve; dans le troifieme, il eft à propos de faire rejetter le poifon par le vomiffement & de purger.

Addition au §. 197, sur les dangers de mettre dans des vases d'étain des vins acides, & ceux qui tournent promptement à l'aigre, des matieres huileuses, du sel, des ragoûts, des œufs, &c.

Quoique nous ayons déjà parlé du danger des vaisseaux d'étain pour les usages de la vie §. 167, 170, nous croyons devoir revenir sur ce sujet, pour dénoncer un usage dangereux, dont nous n'avons point averti.

C'est un usage chez ceux qui donnent du vin à boire de le servir dans des vaisseaux d'étain; il y en a plusieurs raisons, mais il ne s'agira ici que de celle qui intéresse particulierement la santé. L'étain, comme nous l'avons déjà dit, ne pouvant être employé dans la fabrique des ustenciles sans un alliage qui lui donne la consistance dont il manque, on l'allie avec le cuivre, le plomb, le bismuth, l'antimoine, &c. Les liqueurs acides attaquant l'étain que l'on a démontré contenir toujours de l'arsenic, & rongeant aussi les différens métaux auxquels on l'a uni, il s'en forme des poisons.

Les Marchands de vin y trouvent cet avantage que de petits vins, acides, prompts à s'aigrir, qui deviendroient défagréables à boire dans le peu de tems qu'ils font fur la table, fur-tout quand il fait très chaud, confervent leur douceur, parceque les acides qui fe développent s'uniffant à ces métaux ne produifent plus la même fenfation fur les organes du goût. Ce n'eft fans doute pas tant dans l'efpace de tems que le vin eft dans les vaiffeaux d'étain devant les buveurs, qu'il prend des qualités nuifibles, mais comme le vafe après qu'on la vuidé fe trouve encore mouillé par le vin, & que fouvent même il y en a quelques gouttes au fond, ce refte s'aigrit plus aifément, & pendant qu'on ne s'en fert pas, il a le tems d'attaquer l'étain. Le moment du befoin venu, on prend ce vafe fans le nettoyer, fouvent même fans l'égouter, ainfi le poifon diffous fe mêle au nouveau vin.

Je crois devoir ajoûter au fait que j'ai cité §. 167, les expériences fuivantes, *Voyez* la Gaz. fal. 1761 N°. II. M. Buchner a mis fur une affiete d'étain un œuf frais tiré de fa coquille, il l'y a laiffé jufqu'au lendemain qu'il l'a donné à manger à un chat ; cet animal au bout d'une demi-heure s'eft trouvé très incommodé de vents qui remontoient & fortoient par en haut ; il paroiffoit, avoir des maux de cœur, & de toute la journée il ne mangea prefque rien : M. Buchner remarqua que l'étain de l'affiete étoit seulement un peu rembruni ; le lendemain il fit la même expérience avec un œuf dur coupé en deux , le chat qui en mangea eut des envies de vomir , & l'endroit de l'assiete où ces deux parties d'œuf avoient été placées , étoit un peu plus noir que le reste ; enfin , le troisieme jour il employa un œuf cuit dans de l'eau salée , l'assiette avoit des taches très noires , & le chat vomit trois fois avec les plus grands efforts , ce qui prouve que le sel attaque l'étain , & qu'à son tour ce métal altere les alimens.

On se sert dans beaucoup de maisons de salieres d'étain , l'usage en est très pernicieux , l'acide du sel attaquant avec force ce métal : les salieres d'argent, & sur-tout d'argent d'Allemagne , qui n'est jamais aussi pur qu'en France , se noircissent en dedans par la même raison.

En faisant chauffer les ragoûts dans des vaisseaux d'étain , on remarque que la partie qui touche aux bords est plus salée que le reste, & qu'à l'observer de près, le bord est plein de taches , ce qui prouve qu'une partie de l'étain est attaquée par l'acide du sel commun : l'expérience nous montre que l'étain , le cuivre , le plomb sont altérés par les corps huileux , ajoûtez-y l'action du sel sur ces métaux , & l'on verra combien de précautions on doit prendre

pour conserver l'huile ou la graisse dans
les vaisseaux d'étain & les risques que l'on
court en y faisant préparer des alimens où
il entre de l'huile, de la graisse & du sel.

Addition au §. 139, sur les dangers d'être
couché la tête trop basse.

Lorsqu'étant dans le lit on a la tête fort
basse, ou dans une situation égale à celle
du corps, il arrive dans cette situation où
le col est plus élevé que le derriere de la
tête, que le sang monte par les veines jugulaires au lieu d'y descendre. Ces reser-
voirs étant donc extrêmement dilatés par
le sang qui s'y amasse en abondance, il
en résulte de très dangereux effets pour
deux raisons : la premiere, parceque cela
empêche les veines du cerveau de vuider
dans les *sinus* le sang qu'elles reçoivent
continuellement par les arteres carotides
& les vertebrales, ce qui interrompt la
circulation, & donne lieu à la sérosité de
se dégager en plus grande abondance, &
d'inonder, pour ainsi dire, tout le cerveau : il ne faut donc pas s'étonner si ceux
qui se couchent de cette façon se plaignent
le matin d'un grand assoupissement, d'une
pesanteur de tête, de vertige, de l'enflure de tout le visage ; & si tous ces symptômes disparoissent aussitôt qu'on est levé ;

la deuxieme cause qui entretient ces accidens ; c'est la trop grande dilatation de ces réservoirs , qui comprimant les parties voisines du cerveau , interrompt la circulation du sang & des esprits.

Dangers de se tenir la tête baissée en devant.

§. 344. Quand on a la tête baissée en devant , une partie de la lymphe contenue dans une cavité qui se trouve à la partie antérieure de la moelle allongée , immédiatement au-dessous du cervelet , & que l'on nomme le quatrieme ventricule du cerveau ; une partie de cette lymphe , dis-je , ne peut s'écouler c'est pourquoi cette cavité se remplit de plus en plus , & elle se dilate de telle maniere , qu'elle presse les nerfs qui sont au voisinage du cervelet , ce qui cause cette oppression des entrailles & du cœur que l'on ressent dans cette situation.

F I N.

OBJETS

DE
REGLEMENS DE POLICE

pour la conservation de la santé.*

I.

EMPECHER qu'on ne conserve du fumier dans les cours plus de deux jours, & obliger de le renfermer dans les petits bâtimens à cheminées que nous avons conseillés.

I I.

Faire renouveller, tous les trois jours au moins, le fumier ou la paille que l'on étend dans les rues, devant les maisons où il y a des malades.

III.

Obliger le peuple à tenir ses mai-

* En lisant ce Volume pour en faire l'errata, j'ai extrait ces objets de Réglemens, par lesquels on verra combien l'autorité des Magistrats, dirigée par les connoissances des Médecins, peut contribuer à conserver la santé des Citoyens.

ſons & ſes chambres le plus proprement qu'il eſt poſſible, & ſur-tout à faire en ſorte qu'elles ne ſoient pas humides.

On ne peut être trop exact & trop ſévere à faire obſerver une choſe auſſi importante pour la ſanté du bas peuple, de ſes voiſins, & en général de tous les habitans, qui alors reſpireront un meilleur air. Il faut être dans le cas de viſiter le Peuple, & ſur-tout le pauvre Peuple, comme le ſont les Prêtres & les Médecins, pour connoître combien il y a de maiſons, ou plutôt que toutes les maiſons habitées par le Peuple ſont toujours infectées.

I V.

Faire fermer dans les maiſons le grand nombre de ſiéges de commodité qui ſe trouvent à chaque étage, & n'en laiſſer pratiquer qu'au dernier étage.

V.

Obliger ceux qui bâtiſſent, de choiſir pour faire les foſſes d'aiſance & les ſiéges de commodité, le lieu de la maiſon d'où l'odeur ſe répandra le moins, & nuira le moins, tant aux habitans de la maison qu'aux voisins.

Pour cela il est à propos d'adopter la construction que nous avons conseillée : elle favorise l'élévation des vapeurs , & les porte dans l'air assez haut pour qu'elles infectent moins l'atmosphere où nous respirons.

V I.

Défendre de vuider les fosses d'aisance , puisarts , puits perdus , cloaques pendant l'été , ou du moins pendant les grandes chaleurs.

V I I.

Obliger ceux qui font ces ouvertures & vuidanges , à avertir , huit jours devant , les voisins à cinquante toises aux environs.

V I I I.

Faire enlever les boues de la Ville d'assez bonne heure pour que cela soit fait à neuf heures du matin.

La plus grande salubrité de l'air qui résulteroit de cette diligence pour tout le jour , n'est pas le seul avantage que l'on en retireroir ; les rues seroient moins souvent embarassées , &c.

X

I X.

Défendre les puisarts , puits perdus , cloaques dans les Villes.

X.

Empêcher qu'on ne fasse des lieux
d'aisance , ou des dépôts d'ordures
publics, des rues où il passe peu de
monde & des culs-de-sacs.

Mais pour l'exécution d'une pareille
défense , il faudroit qu'il y eût dans la
Ville un nombre de commodités publiques : on pourroit les placer ou près de
l'eau ou sur les aqueducs des égouts.

X I.

Faire paver quelques rues qui ne
le sont point encore , où l'on porte
des ordures , & que l'on ne balaie
pas.

X I I.

Empêcher qu'il n'y ait dans la
Ville des Fermes à cause des fumiers
& des troupeaux.

L'air seroit plus pur & on auroit moins
à craindre les incendies.

X I I I.

Faire vuider & sécher les caves
des maisons , où l'eau a pénétré

dans les crues de la riviere & dans les inondations, ainsi que les fossés de la Bastille, du Cours & autres.

La corruption de cette eau, celle des immondices qu'elle a apportées, ou qui s'y sont formées pendant son séjour, nuisent infiniment & causent des maladies épidémiques.

XIV.

Eloigner les Hôpitaux, & les placer près du cours de la Seine au-dessous de Paris, à cent toises ou deux cens de la derniere barriere, par exemple au-delà de l'esplanade qui borde la riviere en face des Invalides, à l'endroit qu'on nomme le Gros Caillou.

Il faut, dit-on, qu'un Hôpital pour les malades soit dans la Ville afin qu'ils y soient amenés en peu de tems, & que cette maison de souffrance & de misere excite les riches à donner. Je sais qu'il est nécessaire qu'il y ait dans la Ville un Hôpital, où on puisse porter en peu de tems, un homme qui tombe d'un toît, qui a la jambe brisée par une voiture, &c. en un mot, pour tous les cas presfans. Mais depuis que Paris a une fi grande étendue, l'Hôtel Dieu n'a plus cet avantage ; il n'eft poffible même de le procurer à la Ville qu'en établiffant un Hôpital pour les bleffés dans chaque quartier ; mais je ne crois pas ces cas de néceffité affez fréquens. On peut donc laiffer l'Hôtel-Dieu où il eft , pour recevoir feulement les gens bleffés , pour exciter la pitié & la charité des perfonnes qui ont befoin de voir ou de paffer à côté des malheureux pour penfer à eux.

On doit, & on le peut fans défavantage pour ceux qui ont des maladies , mettre les Hôpitaux hors la Ville.

En effet, fi l'on excepte les perfonnes qui ont la petite vérole, ou quelque fiévre accompagnée d'une éruption , des malades qui font à leur dernier moment, & quelques autres qui font certainement le plus petit nombre des malades, & qu'on peut laiffer à l'Hôtel - Dieu de la Ville avec les bleffés : on peut fans danger tranfporter tous les autres à la diftance où je penfe qu'on doit mettre un Hôpital ; tant pour préferver les gens fains de la contagion, que pour mettre les malades en bon air , & empêcher des vifites trop fréquentes de leurs amis , qui en leur apportant à boire & à manger , les font périr.

On fait, fans être Médecin, que la pthifie ou pulmonie, le fcorbut, les écrouelles, l'épilepfie, la manie ou folie, l'afthme, les fiévres, les maladies inflammatoires même, la pierre dans la veffie, dans les reins ou ailleurs, la dyffenterie, les obftructions, les vers, les hydropifies, les maladies des femmes, l'accouchement pour lequel on reçoit un mois devant, & la plupart des cas chirurgicaux, enfin, prefque toutes les maladies permettent de tranfporter ceux qui en font attaqués à une diftance beaucoup plus confidérable que celle où il eft à propos qu'on place l'Hôpital, pour que l'air & l'eau de cette ville foient moins mal-fains ou plus purs. On verra dans la feconde partie du Confervateur §. *des dangers des Hôpitaux*, les avantages infinis qui réfultetoient pour les malades de la fituation aérée & de l'éloignement de ces maifons.

X V.

Eloigner de la Ville les arts & les magafins qui infectent & corrompent l'air par des vapeurs & exhalaifons de mauvaife odeur.

Plufieurs raifons engagent à les réleguer fur les bords de la riviere au-deffous de la

Ville, où les eaux seroient retenues par des quais, & les maisons seroient bâties sur trois ou quatre rang. L'air & les eaux de la Ville feroient plus purs ; ce Peuple vivroit à meilleur compte, auroit moins de loyer, ne feroit pas si souvent détourné de ses occupations par ses amis ; & il n'y auroit à Paris que de petits dépôts, où il viendroit certains jours vendre sa marchandise, comme font les gens de la campagne ; ou enfin, on iroit l'acheter hors la Ville. Les Artisans qui ont besoin de beaucoup d'eau l'auroient à très peu de frais.

Ces artisans & magasins à éloigner font les Amidonniers, Bouchers, Boyaudiers, Boulangers, Blanchisseuses, Chaircutiers, Chandeliers, Chapeliers, Cartonniers, Dégraisseurs, Tanneurs, Teinturiers, Relieurs ; les Fripiers de vieux habits & de vieux linge, les magasins de drapeaux & de chiffons à faire le papier, les Papeteries, les Savonneries.

XVI.

Eloigner de la Ville les Marchands de chevaux, dont le nombre est très considerable.

Ils font une des causes de la corruption de l'air : non seulement il n'y a aucune nécessité qu'ils demeurent dans la Ville, mais leur éloignement diminuera

les embarras des rues pour les gens de
pied, & le nombre des accidens qui arrivent, lorfque tous ces chevaux traverfent la Ville quatre fois par femaine,
pour aller & revenir du marché le Mer-
credi & le Samedi, & les autres jours,
lorfqu'on les effaie & qu'on les dreffe.

XVII.

Empêcher de nourrir dans la Ville des poules, des pigeons, lapins,
cochons d'inde, fangliers, cochons; il y a fur ce fujet plufieurs
Ordonnances de Police, mais elles
ne font pas exécutées.

XVIII.

Il y auroit plufieurs avantages,
fans aucun inconvénient, à défendre de mener avec foi des chiens
dans Paris, & à ne permettre que
ces petites efpeces deftinées à faire
le guet dans les maifons.

Paris eft trop bien gardé, pour qu'on
foit dans le cas de fe faire accompagner
d'un gros chien qui embarraffe le chemin
des gens de pied, épouvante les chevaux,
mord les enfans, renverfe en courant
ou en fe battant avec d'autres chiens, les
gens âgés, ceux qui font chargés ou ne
fe tiennent pas bien

XIX.

Empêcher de répandre dans les rues les eaux fales de chaque maifon , les urines & les excrémens mêmes de celles où il n'y a pas de foffes d'aifance.

On pourroit faire vuider tout çela dans des tonneaux d'une groffeur confidérable, qui étant portés fur des traîneaux pour plus de commodité , parcoureroient toutes les rues de la Ville , depuis fix heures du matin jufqu'à huit , & depuis une heure après midi jufqu'à trois. On vuideroit ces tonneaux , ou dans l'égoût de M. Turgot, ou dans la riviere au-deffous de la Ville pour les quartiers éloignés de l'égoût. *Voyez* d'autres moyens propofés. Chap. I.

X X.

Faire porter les immondices de la Ville, & les vuidanges des foffes d'aifance plus loin qu'on ne fait , & éloigner davantage les voieries.

X X I.

Défendre de fumer les marais autour de Paris à une demi-lieue au moins, avec des vuidanges & des boues de Paris confommées ou putréfiées.

XXII.

On feroit encore mieux d'éloigner tous les marais, & d'empêcher de cultiver les légumes & plantes potageres plus près qu'une lieue de la Ville ; la grande quantité de fumier qu'on emploie pour les fumer, & la grande quantité de feuilles & de racines de ces plantes qu'on laisse pourir à l'air sur le champ, infectent l'air bien loin aux environs.

XXIII.

Défendre d'inhumer dans les Eglises & dans les caveaux des Eglises. Si on continue à le faire, ordonner d'enterrer beaucoup plus profondément.

XXIV.

Défendre d'inhumer dans les Eglises pendant les grandes chaleurs & même tout l'été, mais surtout lorsqu'il regne des maladies épidémiques.

XXV.

Si on enterre dans les caveaux

des Eglifes, empêcher que ces caveaux n'aient aucunes ouvertures
dans les Eglifes, foit portes, foit
foupiraux ; & obferver la conftruc-
tion que nous avons confeillée pour
ces caveaux.

XXVI.

Affigner à chaque Paroiffe, ou
pour plufieurs Paroiffes, un cimetiere hors de la ville, & à la diftance
d'une demi-lieue de fes barrieres.

La cérémonie de l'enterrement fe feroit
à l'ordinaire ; on porteroit le corps à l'E-
glife, & on le defcendroit dans une foffe
ou un caveau pratiqué dans l'Eglife, le
Charnier ou ailleurs, d'où tous les foirs,
à la nuit, des voitures le transfereroient
au cimetiere hors la ville

XXVII.

Affigner hors de la Ville, & même à quelque diftance, les demeures
de plufieurs artifans qui répandent
dans l'air des particules & exhalaifons minérales capables d'empoi-
fonner, d'altérer les fens de l'odorat & de la vue, de caufer différens
maux, ou au moins d'incommoder

ceux qui vivent dans cet atmofphere, qui refpirent long-tems un
tel air, & qui avalent avec les alimens & la falive les corpufcules des
minéraux dont l'air eft chargé, &
qu'il dépofe par-tout où il a accès.

Ces Artifans font les Plombiers, les Potiers d'étain, les Potiers de terre, les Doreurs, ceux qui mettent les glaces au teint,
qui étament, ceux qui brolent les couleurs
& les préparent, à caufe de la cérufe, du verd
de gris, &c ; ceux qui font l'encre pour
l'Impreffion, les Cordoniers qui colo-
rent les talons des femmes, ceux qui brûlent beaucoup de charbon de terre & de
tourbe.

XXVIII.

Faire tenir les marchés de poiffon, de fromage & de légumes pour
chaque quartier, à un endroit de
la circonférence de ce quartier, où
ils foient à portée des maifons fans
les incommoder : on pourroit permettre quelques entrepôts pour les
befoins preffans, & les cas inatten-
dus.

XXIX.

Obliger de tenir les maiſons que l'on bâtit, d'autant plus baſſes, qu'elles ſont plus proches d'autres.

Lorſqu'elles ſont iſolées , on peut permettre de les élever auſſi haut que le ſouhaite le Propriétaire ; mais elles doivent être d'autant moins hautes qu'elles ſont plus proches des maiſons environnantes. Il n'eſt pas poſſible que des maiſons de ſix à ſept étages qui n'ont d'ouvertures que ſur une cour de huit ou douze pieds en quarré , ou ſur une rue de ſix ou dix pieds de large , & qui ne reçoivent de l'air que par-là , il n'eſt pas poſſible, dis-je , que ces maiſons ne ſoient humides & mal-ſaines.

XXX.

Ordonner de faire de grandes fenêtres, ſur-tout aux chambres des rez-de-chauſſées , & de pratiquer dans toutes les chambres , & dans les maiſons deſtinées pour le peuple , des fenêrres oppoſées , ou la fenêtre en face de la porte , ce qui facilite le renouvellement de l'air.

XXXI.

Empêcher le peuple d'habiter des rez-de-chauffées humides & qui ne font pas aérés, ou au moins d'y coucher.

XXXII.

Défendre d'habiter pendant les inondations les maifons où l'eau féjourne dans les caves & le rez-de-chauffée, & d'y revenir avant que les eaux fe foient totalement retirées, & que les lieux qu'elles ont occupés foient fecs.

XXXIII.

Défendre d'habiter des maifons neuves, ou dans lefquelles on a fait des réparations très confiderables, des crépis en plâtre & en chaux, avant qu'elles foient bien féches.

Il faut au moins deux ans pour fécher une maifon de pierre de taille & de moîlon, & trois ans pour fécher celles qui font en plâtre. On ne peut déterminer qu'en voyant, ce qu'il faut pour les différentes réparations & crépis ; cela dépend de leur étendue, de leur pofition &c, les

Officiers publics chargés d'y veiller ac-
querroient ces connoissances par des expériences, & l'usage ; les Maçons seroient
obligés d'avertir.

XXXIV.

Défendre d'habiter des appartemens nouvellement peints avant
que l'odeur soit affoiblie au point
qu'elle ne puisse plus nuire.

Des Officiers publics décideroient du
tems où on pourroit entrer dans ces appartemens, & sur-tout y coucher ;
ils seroient avertis par les Peintres qu'on
y obligeroit sous peine d'amende.

XXXV.

Charger des Officiers publics de
veiller à ce que dans les lieux fermés, où il s'assemble beaucoup de
monde, comme les Eglises, les
Spectacles, il y ait des ouvertures
pour le renouvellement de l'air,
sur-tout pendant l'été : & de prendre garde que ces ouvertures ne
soient placées de façon à pouvoir
nuire à ceux qui s'y trouveroient né-
cessairement exposés.

si on ouvre la porte d'une Eglise, d'un
Spectacle, ceux qui sont à peu de distan-

te , sont frappés d'autant plus dangereusement par l'air, qu'ils avoient plus chaud,
qu'ils restent long-tems , &c. Les ouvertures pour le renouvellement de l'air doivent être aux lieux élevés , aux dômes,
coupoles, voûtes.

XXXVI.

Défendre aux Ouvriers des Villes
de travailler en chemise à l'air.

C'est là une des causes de la fréquence
des maladies inflammatoires dans cette
ville ; elles sont beaucoup plus rares dans
le peuple des campagnes , qui en général
est mieux habillé : une simple veste , un
gillet n'empêchent pas d'agir , & garan-
tissent du froid.

XXXVII.

Faire construire de distance en distance , des hangards ou halles pour
mettre à couvert le peuple dans les
pluies : on y pourroit faire du feu
dans les grands froids.

XXXVIII.

Ordonner de nétoyer les citernes , les fontaines , les puits , à la
fin de l'été chaque année.

XXXIX.

Défendre les puits, dans les pays où on en boit l'eau, près des fumiers, des mares, cloaques, & autres dépôts d'ordures, près des couches de Jardins, amas de terreau.

XL.

Ordonner de tenir les puits, les citernes, les fontaines, couvertes, & fermées de façon qu'on ne puiſſe rien y jetter, & qu'il n'y tombe rien qui en puiſſe gâter l'eau.

XLI.

Défendre de boire de mauvaiſes eaux ; & obliger à en aller chercher d'autres plus loin, en rendant l'uſage des mauvaiſes impoſſibles.

XLII.

Défendre de rouir du chanvre, du lin, & d'autres écorces dans les eaux qui ſervent de boiſſon aux hommes & aux animaux.

XLIII.

Défendre de laver les laines, les peaux d'animaux, dans les eaux dont on boit ; & empêcher les Tanneurs, Teinturiers, Amidonniers, &c. de gâter ces eaux.

XLIV.

Défendre aux Boulangers, aux Pâtissiers, aux Brasseurs de se servir des eaux de puits de Paris.

XLV.

Faire des égouts qui portent les ordures de Paris dans la riviere au-dessous de la ville.

XLVI.

Défendre de ne puiser l'eau pour les usages de la vie qu'au-dessus de la ville.

XLVII.

Ordonner de nétoyer le cours des rivieres, des plantes, sur-tout avant les sécheresses & les fortes ge-lées; vuider les mares & trous rem-plis d'eau, qui se forment lorsque le lit des eaux diminue.

XLVIII.

Substituer aux tuyaux de plomb des tuyaux de fer, d'airain, de terre, de bois.

XLIX.

Défendre de prendre pour les

uſages de la vie , l'eau qui ſort pendant les ſix premieres heures qu'elle recommence à couler des fontaines qui ont été arrêtées , ſous quelque prétexte que ce ſoit , pendant pluſieurs jours.

L.

Défendre d'employer les grains gâtés & de mauvaiſes farines à faire du pain & des pâtiſſeries.

L I.

Défendre d'employer les grains ergotés.

L I I.

Défendre d'employer toujours pour les uſages de la vie , les grains malades , cariés , qui ont la boſſe.

L I I I.

Défendre de vendre du pain dont la pâte n'a point aſſez fermenté , ou levé & qui n'a pas été aſſez pétri, & cuit.

L I V.

Défendre de vendre , ou même donner des viandes gâtées.

L V.

Défendre de vendre des animaux

tués en maladie, trouvés morts, ou morts de maladie.

LVI.

Défendre de saler, sécher, fumer ces viandes.

LVI.

Mêmes défenses pour les poissons de mer & d'eau douce.

LVIII.

Défendre de vendre les cruſtacés & les coquillages qui ne ſont pas bien frais.

LIX.

Défendre d'employer aucun moyen pour faire paroître les poiſſons plus frais qu'ils ne ſont.

LX.

Défendre en général tous moyens pour tromper l'acheteur dans tout ce qui doit entrer dans le corps.

LXI.

Défendre de vendre de mauvais fruits, pierreux, âpres, de mauvais goût, ſans goût, qui ne ſont pas murs.

LXII.

Ordonner d'arracher les arbres

qui ont de mauvais fruits , & d'en
planter de bons, ou de les greffer
& écuſlonner en bonnes eſpeces.

LXIII.

Examiner & punir ſéverement
ceux qui apporteront aux marchés
des plantes nuiſibles pour de bonnes,
par ignorance ou par mégarde.

LXIV.

Punition ſevere pour ceux qui
vendent du lait où il y a de l'eau &
de la farine.

Cet aliment étant la nourriture des enfans, des gens délicats & infirmes ou malades, il eſt très important qu'il ſoit bon.

LXV.

Défendre les cidres acides, âpres,
aigres & forts.

LXVI.

Défendre les bierres fortes, gâtées,
& celle où le houblon a feulement
infuſé.

LXVII.

Défendre de mêler quoi que ce
ſoit à la bierre que les ingrédiens
ordinaires.

LXVIII.

Défendre de préparer la bierre avec de mavaifes eaux.

LXIX.

Défendre de donner plus d'un demi poiffon d'eau-de-vie, & une pinte de vin par homme, & punir les Cabaretiers de chez lefquels il fortiroit des gens ivres.

LXX.

Défendre de faire aucune addi-tion au cidre gâté pour le rétablir.

LXXI.

Défenfes de vendre du vin nou-veau plutôt que quatre mois après la vandange.

LXXII.

Défendre le vin muté ou mout, foit pour boire, foit pour mêler à d'autres vins.

LXXIII.

Défendre de rien mêler au vin, au cidre, à la bierre, fous les peines les plus fortes, & des poifons fous peine de mort.

LXXIV.

Défendre de planter des vignes

dans des terroirs qui ne donnent
que des vins âpres, durs, acides,
capables de faire du mal.

LXXV.

Défendre de débiter les vins autrement qu'en bouteille, ou en pots
de fayance, de grais.

LXXVI.

Défendre aux débitans de vin
d'avoir des comptoirs ou tables garnies de plomb, ni cuvettes de plomb
deſſous.

LXXVII.

Défendre aux Chaircutiers, Traiteurs, Pâtiſſiers de ſe ſervir de vaiſſeaux de cuivre : & ſi on les permet,

LXXVIII.

Veiller à ce qu'on les étame tous
les ans, ou dès que l'étamage ſera enlevé.   LXXIX.

Viſiter leurs maiſons pour voir
s'ils ne laiſſent rien dans des vaiſſeaux de cuivre, de plomb, d'étain
qui puiſſe nuire.

LXXX.

Obliger les Ouvriers qui quittent un travail qui les a échauffés, à

être habillés de façon à ne pas éprouver les effets du froid.

LXXXI.

Ordonner à tous les Ouvriers sédentaires dans les rues, Tailleurs, Scieurs de pierre, &c. & aux petits Marchands qui étalent dans les rues, d'avoir une natte dreſſée contre le vent pour leur ſervir d'abri & les défendre du froid & de la pluie.

LXXXII.

Lorſqu'il gele aſſez fort dans cette ville pour arrêter les ruiſſeaux, toute l'eau & les immondices des maiſons ſéjournant dans les rues, il s'y en amaſſe une quantité proportionnée à la longueur de la gélée. Le degel qui ſuccede, fait que pendant pluſieurs jours les rues ſont remplies de boues, d'immondices de toute eſpece mêlées avec la glace pilée ou fondu. Ceux qui ſont obligés d'aller à pied, & le peuple que ſes occupations fait paſſer tout le jour dans les rues, ont les pieds dans l'eau, ce qui cauſe beaucoup de maladies. L'air devient humide

& dépose l'eau par - tout où il a accès dans les maisons ; en un mot, le peuple souffre beaucoup , & le séjour de la ville est dangereux pour tout le monde, jusqu'à ce que toutes ces immondices soient emportées, ou écoulées.

On pourroit, je crois , prévenir cela en obligeant chacun à casser la glace devant sa porte & dans sa cour dès le matin , & à la mettre dans la rue le long du mur , en tas, pour être emportée par les Boueurs tous les jours : & lorsque le dégel viendroit , les rues ne seroient pas couvertes de plusieurs pouces de boues, d'immondices & de glace fondue : par ce moyen on iroit à pied , à cheval , en voiture, sans risque pour soi ni pour les chevaux, & l'air seroit plutôt sec & sain.

LXXXXIII.

Défendre de brûler pour se chauffer & préparer les alimens, du bois encore couvert de peinture dans laquelle il est entré de la céruse ou du

verd

verd de gris, ou autre préparation de ces métaux nuisibles.

LXXXIV.

Eloigner de l'intérieur de la ville les arts qu'on ne peut exercer sans beaucoup de bruit ; ou leur assigner dans chaque quartier, des rues, afin qu'ils ne se trouvent pas par-tout, qu'on puisse s'en garantir si l'on veut & quand cela est nécessaire.

LXXXV.

Défendre de nager ou de se baigner dans l'intérieur de la ville, près des ponts, des bateaux & trains de bois, des endroits où il y a des courans très rapides.

LXXXVI.

Défendre de faire coucher ensemble des jeunes gens & même des enfans de différent sexe.

LXXXVII.

Défendre les mariages disproportionnés pour l'âge.

LXXXVIII.

Défendre de marier des personnes de l'un & de l'autre sexe trop jeunes, délicates, foibles.

LXXXIX.

Si l'on ne peut, ou qu'on ne doive pas empêcher les filles publiques, il seroit à propos pour la conservation & la santé des Citoyens qu'elles fussent souvent examinées par des gens de l'art, & que l'on renfermât jusqu'à parfaite guérison, celles qui auroient le mal vénérien.

Objets de Reglemens particuliers pour la Campagne,

XC.

Faire enlever les fumiers & curer les mares d'eau croupie, d'eau de fumier tous les ans, ou au moins tous les deux ans.

XCI.

Défendre de faire des enlevemens ou des remuemens de fumiers, & des curages de mares d'eau croupies ou corrompues, dans un autre tems que l'hiver.

XCII.

Défendre de coucher dans des chambres humides, dont le sol est

plus bas que le terrein environnant,
de plusieurs côtés ou même d'un
seul.

XCIII.

Faire éloigner les fumiers , les
mares d'eau croupie , les étables à
porcs , des habitations le plus qu'il
est possible.

XCIV.

Faire mettre à sec ou combler
les mares qui font dans les rues des
villages, & les fossés qui entourrent
les petites villes & les bourgs , ce
qui rend ces lieux humides , marécageux , mal-sains ; on remarque
que ceux qui les habitent font la
plupart attaqués de fiévres intermittentes , de bouffissures & hydro-
pisies , de fiévres putrides , malignes , depuis la fin de l'automne
jusqu'au milieu du printems ; les
épidémies mortelles y font très fréquentes , & on y voit peu de gens
âgés.

XCV.

Défendre de laisser fur les chemins, ou très près, des animaux morts, & des fumiers pour s'y pourrir.

XCVI.

Ordonner d'enterrer profondément les vaches, les chevaux & autres animaux morts, fur-tout dans les tems de mortalités ou d'épidémies.

XCVII.

Défendre, lorfqu'il n'y a qu'un feul réfervoir où l'on puife de l'eau pour les ufages de la vie, d'y favonner & laver le linge : & exiger, quand il y en a plufieurs, qu'ils foient conftruits comme nous l'avons confeillé, ou de toute autre maniere qui empêche que l'eau du baflin où on lave, ne puiffe refluer dans celui où l'on puife l'eau pour boire.

XCVIII.

Défendre dans les lieux où l'on boit l'eau des puits, qu'ils foient près des mares & des fumiers.

XCIX.

Ordonner que ceux qui auront des grains ergotés en avertiront le Juge, lui feront certifier la quantité, & ne le vendront pas pour fervir de nourriture.

C.

Exiger de femblables déclarations de ceux qui auront du grain carié, ou qui aura la boffe, & du grain qui fera noir ou aura le bout, & obliger ceux qui confomment du grain dans les arts, pour la poudre, l'amidon, &c. à acheter ces grains.

CI.

Empêcher que les Fermiers cu autres perfonnes qui ont beaucoup de Manœuvres à nourrir, ne leur donnent du pain trop vieux, gâté, & qui n'eft pas affez cuit.

Je pourrois encore ajouter à ces Reglemens un affez grand nombre d'autres, qui ne font pas moins importans pour la confervation de la fanté des hommes, mais comme ils ont rapport aux Dangers des âges, des professions, des arts, de l'état de maladie, &c. qui font le sujet d'un second volume, ils doivent être placés à la fin de ce volume.

Fin du Tome premier.

TABLE DES MATIERES,

Avec des renvois aux paragraphes qui traitent des Dangers.

A

ABONDANCE extraordinaire de quelque
aliment, §. 138

Acides, 148 , 333

  conservés dans le cuivre ou le plomb , 165, 166

Acte vénérien, 265 , 267 , 268

Air des cloaques , des puits , des lieux fermés ,
&c. 58 , 59

  froid & humide, 10, 11, 12

  chaud & humide, 18, 19, 20, 21, 22

  froid & sec, 2, 3, 4, 5, 6, 7

  chaud & sec, 13, 14, 15, 16, 17

  inconstant dans sa température, 26

  pesant, 23

  leger, 25

  des grandes Villes , *voyez* Paris.

  chargé des vapeurs de l'huile , du suif , de
la tourbe, 52

  Courant d'air, 68

Air qui n'est pas rénouvellé, 49, 50, 51

  des grandes assemblées , des Temples, des
Spectacles, 53

  échauffé par le feu, 49 , 50

    par la transpiration, 51

  qui traverse rapidement un lieu étroit, 68.

  dans les tems d'épidémie, 63

De l'opinion qu'on ne doit pas quitter le
    mauvais air,   62
Alimens, leur quantité,   143
    leur qualités,   150
    de différente nature,   146
    trop chaud,   160
    gras, huileux,   150
    acides,   148
    alkalis,   149
    manger les mêmes,   147
    confervés, préparés dans le cuivre ou le
    plomb,   165, 166
    préparés à un feu de bois peint,   171
Amour des fexes,   241
    voyez plaifirs de l'amour.
Animaux vénimeux,   300
    en colere,   306
    enragés, *voyez* rage.
Antipathies (vouloir vaincre les)   247
Appétit (manger fuivant fon)   143
Application extrême,   231
    après le repas,   232
Arfenic,   110
Arts bruyans,   203
Arts de mauvaife odeur,   31
Affaifonnemens,   152
Affis (être long-tems)   207
Attrapes,   315
Automne commençante,   29

B

Bain général,   287
    demi bain,   288
    de pied,   289
Baifer fur la bouche,   297
Balancemens,   219, 220
Baleine (corps de) *voyez* corps.

Baſſon, 219
Bierre forte, nouvelle, ancienne, gâtée, 113
    où le houblon n'a qu'infuſé, 114
    alterée par des mêlanges, 115
    faite avec de mauvaiſes eaux, 116
Blanc pour le teint, *voyez* Fard.
Boire trop, 162
    trop vîte, 159
        chaud, 160
        froid, 161
        peu, 163
    hors des repas, 164
Boiſſon chaude, 334
Bouillon médecinaux, 328
Braiſe brûlée dans des lieux fermés, 55 & *Suppl.*
    55, 56
Bras découverts, 179
Brouillards, 43, 44, 45

C

Caffé, 120
Camiſolles de flanelle, 184
Caveaux des Egliſes, 61, *Suppl.* 61
Ceintures trop ſerrées, *Suppl.* 176
Célibat, 263
Chagrin, 244
Chair d'animaux gâtée, 128
    malades, 129
    trouvés morts, *ibid.*
Chambres dont on ne renouvelle pas aſſez l'air, 78
    trop échauffées par le feu, 49
        la tranſpiration 51
Champignons, 139, *Suppl.* 139 b.
Chandelle de ſuif, 52
Changement fréquent d'habits, 182
    de perruques, 178
Chanter, 223

Charbon brûlé dans des lieux où l'air ne se renou-
    velle pas assez,   56 , *Suppl.* 55, 56
Chats malades,   302
Chatouiller,   237
Chasse,   216
Chaussure trop large,   172
              étroite,   173
    à talons trop hauts,   -   174
Chemise (être en chemise) à l'air,   90
Cheval, *voyez* Equitation.
Chiens malades,   302
    enragés, *voyez* Rage & animaux.
    petits chiens,   301
Chocolat,   121
Chûtes sur le derriere,   316
Cidre,   111, 117
Cimetieres dans les villes,   *Suppl.* 61 b
Citernes,   93
Cochon malade,   135
Coeffure en cheveux,   186
Colere,   239
Colets,   176 , *Suppl.* 176
Cols,   176 , *Suppl.* 176
Commotions,   309
Comptoirs garnis de plomb,   112
Constipation,   258
Coquillages,   132
Cordonniers de femmes,   *Suppl.* 42
Corps de baleines,   175
Corps (partie du) plus exposée que les autres
    au froid, au vent,   67
    au feu,   74
    au soleil,   571, 72
Corps froid, en être trop près,   70
              les toucher,   *ibid.*
Corps durs irritans avalés,   307
Cors des pieds (couper les)   314
Couché (être) sur le dos,   191
              le ventre,   *ibid.*

la tête renversée,   .   .   .   192
    les pieds plus hauts que le reste du corps, 193
    avec quelqu'un,   205
    voyez Lit, dormir.
Coups de soleil,   *Suppl.* 71 b
    voyez Soleil.
Coups,   309
Courbé (être)   208, 209
Courses,   213
Coutumes, *voyez* Habitudes.
Crainte,   242
Crier,   223
Crustacés,   132
Cuivre (vaisseaux de)   165, 166

D

Danse,   217
Debout (se tenir)   206
Déclamer,   214
Demi bain, *voyez* Bain.
Dents (négliger ses dents)   274
    soins des dents mal-entendus,   275
    rompre, tirer, porter avec les dents,   277
    gâtées par quelques alimens,   278
Dépilatoires,   291
Dessechement de marais,   *Suppl.* 59 b
Dévoiement,   257
Dormir trop,   189
    trop peu,   188
    aux heures qui ne sont pas naturelles, 190
    dans une chambre très chaude,   196
    dans un dortoir bien fermé,   197
Dos (frapper sur le) quand on tousse,   319
Douleur,   238, *Suppl.* 238

E

Eau de neige,   94
    de glace,   *ibid.*

du ciel, 92

Eau de puits, 95

de sources, de fontaines, 96

corrompues, 101

dures, seleniteuses, 97, 102

des puits de Paris, *Suppl.* 125 b

de rivieres pendant & après les sécheresses, 105

où on fait rouir le chanvre, 104, *Suppl.* 104

de citernes, 93

de mares, 98

d'étang, *ibid.*

trouble, 100

de la Seine à Paris, 99

conservée dans le plomb, 106

la premiere qui coule des fontaines dont les
tuyaux & les réservoirs sont de plomb,
après qu'elles ont été arrêtées, 106

ne boire que de l'eau étant malade, 339

de-vie, 118

minérales, 327

pour le teint, 293

Echauffé (être) *voyez* Sueurs.

Efforts, 308

Eglises (l'air des) 53, 60, 61
voyez caveaux, enterrer.

Embonpoint excessif, 312

Enterrer dans les Eglises, 53, 60

Epidémies, *voyez* Maladies & air.

Epoux trop jeunes, délicats, foibles, 265

d'âges disproportionnés, 266

Equitation ou exercice à cheval, 215

Esprit de vin, 118

Estomac (avoir froid à l') 181

Etain, (vaisseaux d') 167

Etamage, 170

Etude, *voyez* Application.

Exercice violent, 210, 211, 213

trop long, . . 212
Défaut d'exercice, 233
   trop tôt après le repas, 230
Exhalaisons minérales, 41, 42 & *Suppl.* 42

F

FAIM (manger suivant sa) 141
Fard, ou blanc pour le teint, 295
Feu trop grand, 49, 50
   (être trop près du) 73
   de bois peint avec de la céruse ou du verd
    de gris, 57, 171
Filles publiques, 298, 299
Flanelle, *voyez* Camisolles.
Flutes, 129
Fontaines près des habitations, 103
   où on lave le linge, *Suppl.* 103 b
   voyez Eaux.
Fosses d'aisance, 82
Fouilles considérables, *Suppl.* 59 b
Fourmis (vapeur des) *Suppl.* 300 b
Frayeur, 240
Frictions, 337
Fruits verds, 111, 137
   précoces, 137 b
   premiers murs, *ibid.*
Fumiers près des habitations, 80
   dans de petites cours, 81
Fureur, *voyez* Colere.

G

GALLERIES des Eglises, 53
Gibier empoisonné, 140, *Suppl.* 140
Grains gâtés, 122
   ergotés, 123
   qui ont le bout, charbonnés, &c. 324
   Suppl. 124 b

H

HABITATIONS expofées aux vents,   75
    danr les lieux bas, humides,   76, 79
        fecs,   77
    appuyées contre des terres,   79, *Suppl.* 79
    près des eaux qui croupiſſent,   80
    mal-propres,   81, *Suppl.* 81
Habits, ne les pas reprendre en quittant le tra-
    vail & l'exercice,   88
    en changer fréquemment,   182
    trop chauds,   183, 184
    peſans,   185
    mouillés,   187
Habitudes (changer fes)   248
Haine,   245
Harpe,   228

I

JALOUSIE,   245
Jarretieres qui ferrent,   176, *fuppl.* 176
Jeûne,   338
Jeux où l'on tourne,   221
    du cheval fondu,   222
    de balançoire,   219, 220
Irritation,   233
Inondations ou débordemens de la Seine à Pa-
    ris,   39, 40
Inſtrumens de muſique,   229
Joie,   243

L

LAIT alteré,   142
Laitage,   141
Lavemens chauds,   355
    froids,   336

Lieux ou commodités, (se tenir long - tems
   fur les)   *Suppl.* 290 b
   Voyez Habitations.
Limonade,   333
Liqueurs spiritueuses,   118, *suppl.* 118
   en fermentation,   66, *suppl.* 66
Lire,   214
Lits durs,   194
   mollets,   195
   trop chauds,   195, 198
Livres de Medecine,   340
Loges des Spectacles les plus élevées,   63

M

Macher trop peu,   153
   seulement d'un côté,   276
Mains (se laver les) trop souvent,   282
   avec de l'eau chaude,
         froide,
— ne les pas laver,   281
   mal-propres,   284
Maisons, *voyez* Habitations.
   neuves,   85
   sechees promptement,   86
   peinte récemment,   87
Maladies épidémiques,   63
   imaginaires,   341
Mal-propreté des maisons,   81
   du corps,   286
Manger trop,   143, 144
   trop peu,   145
   vîte,   153, *suppl.* 153
   long-tems,   154
   chaud,   160
   par raison,   318
Manger avant la fin de la digestion,   156
   Voyez Alimens.

Manstupration,   269, 270, 271
Marais (deſſechement de)   ſuppl. 59 b
Mares près des habitations,   80
                 puits, *voyez* Puits.
Mariages, *voyez* Epoux.
Méditations, *voyez* Application.
Morſures, *voyez* chats, chiens, rage, animaux.
Moules,   133
Mouches,   296
Moût, vin muté,   107
Mouvemens violens ſubits,   226
                 trop tôt après le repas,   231
                 (défaut de)   233
Muſette,   229

IN

Nager,   224
Nouvelles frappantes annoncées ſubitement,   249

O

Odeurs fortes,   236
Oeufs de poiſſons,   131
Oranges,   48
Oreilles (mal-propreté des)   262
                 (ſoins mal entendus des)   280
Oiſeaux malades, trouvés morts,   129

P

Pain dont la pâte n'a pas fermenté, levé,
                 & qui n'eſt pas aſſez cuit,   125
                 chaud,   126
                 gâté,   127
                 fait avec l'eau de puits de Paris, ſuppl 125 b
Paris (air de)   11, 16, 20, 24, 30, 31, 32,
                                       33, 34, 42
Paſſions étouffées,   246

Voyez Colere, amour, joie, &c. 239 & *suiv.*
Peigner (ne se pas)   279
Peintures ,   87
Pere (faire voir à quelqu'un son grand)   317
Perruques ,   178
Peur , *voyez* Frayeur.
Pieds froids pendant le repas ;   181
      (ne se pas laver les)   285
      bain de) *voyez* Bain.
Plaisir ,   243
      de l'amour ,   264
Plantes nuisibles prises pour salutaires ;   139
          par la transpiration ,   64, 65
      dangereuses à toucher, goûter, &c. *suppl.* 243
Plomb & préparations de plomb ,   110
      moyens de le reconnoître ,   *ibid.*
      plaque de plomb du comptoir des Marchands
      de vin ,   112
      cuvette de plomb ,   *ibid.*
      vaisseaux de plomb , où dans lesquels il en
          entre beaucoup ,   165 , 166
Poeles neufs ,   54
Poeles conservés long-tems dans des lieux hu-
      mides ,   *ibid.*
Poissons malades ,   130
      trouvés morts ,   *ibid.*
      gâtés ,   *ibid.*
      de mauvaise qualité sechés & salés, 134,
          136
      œufs de quelques poissons ,   131
Poitrine découverte ,   179
Pollutions ,   273
Pommade ,   292
Position , *voyez* Debout, assis, courbé.
Poudre sur la peau ,   292
Printems commençant,   28
Puces , punaises ,   204

Puifarts dans les maifons,   84

Puits perdus,   *ibid.*

Puits près des habitations,   103, *fuppl.* 103.

      Voyez l'eau de Puits,   95

Purgation de précaution,   323

      fans préparation,   324

      réitérée fans néceffité,   325

Q

QUADRUPEDES malades, trouvés morts,
      gâtés, 128, 129

R

RAGE (gagner la)   301, 2, 3, 4, 5

Rapés, vins rapés,   108

Ratafiats,   118, & *fuppl.* 118

Remedes de précaution,   320

Remedes pris mal-à-propos,   *ibid.*

Repas trop longs,   154

      éloignés,   155.

      rapprochés,   156

Repas (ne faire qu'un)   157

Replétion ou fatiété,   144

Rivieres, *voyez* Eaux.

Rouge pour le teint,   294 & *fuppl.* 294

S

SAIGNÉE de précaution,   321

      périodique,   322

      repetée,   *ibid.*

Saifons (changement des)   27

Salive crachée,   255

Sauter de haut en bas,   218

Séchereffes,   105

Secouffes,   309

Sédentaire (vie)   207, 233

Selle (aller à la) trop fouvent,   256, 257

faire des efforts fréquemment , . . . 261
    se retenir d'y aller, 259
    imprudences quand on y est , 290
Senfations vives , 235
    médiocres , mais de longue durée , ibid.
Soleil du printems, 72
    de l'été , ibid.
    de l'automne, ibid.
    effets du foleil fur les enfans , les gens dé-
    licats, convalefcens, infirmes, les vieil-
    lards, 72
    fur ceux qui dorment & qui font en repos, 71
    coups de foleil, 71 b fuppl.
Sommeil trop long, 189
    trop court, 188
    inquiet, agité, 202 fuppl. 202
    au bruit , 203
    changer le tems du fommeil, 190
Souper , 157 b , fuppl.
Spectacles , 53
Sublimé corrofif, 110
Sueur exceffive , 252
    arrêtée , diminuée par le froid , 69
    n'eft pas néceffaire, 252
    fuppreffion fubite (de la) 253
    extraordinaire de différentes parties, 254
Sueurs excitées , 329
Surfaut (réveiller en) 205

T

Tabac en poudre, 230
    fumée, 331
    mâché, 332
Talons trop hauts, 174
Terre (remuemens & fouilles de) fuppl. 59 b
Tête trop peu couverte, 177, 178
    renverfée en arriere, 192 & fuppl.
    plus baffe que les pieds ,

baissée en devant,   *suppl.*

Thé trop fort,   115

     bû en trop grande quantité,   *ibid.*

Tourbe brûlée,   52

Tourner, *voyez* Jeux à tourner,

Tours, *voyez* Attrapes,

Transpiration excessive,   250

        supprimée,   251

   des végétaux,   64, 65, *suppl.* 65

Travail excessif pour la force,   210, 211

      continué long-tems,   212

      cessé tout-à-coup,   225

Tristesse,   244

V

VAISSEAUX de cuivre,   165, 166

        de plomb,   *ibid.*

        d'etain,   167

        Etamés,   170

Vapeurs des liqueurs qui fermentent, 66, *suppl.* 66

Végétaux dont le voisinage est nuisible, 64, 65, *suppl.* 65

Veilles trop longues,   188

    Voyez Sommeil.

Venaison,   151

Ventre (coucher sur le)   191

      lâche,   256

      resserré,   258

      froid après le repas ou pendant,   181

Vents, leurs effets sur le corps,   47, 46, 67, 75

     (retenir des)   *suppl.* 261 b

     (s'efforcer de rendre des)   *suppl.* 261 c

Viande gâtée,   136

      noire,   151

Vie sédentaire,   207

      cesser tout-à-coup la

      exercée (cesser tout-à-coup la)   225

trop uniforme,   311
Vieillesse prématurée,   343
Villes (les grandes)   30
Vin muté ou moût,   107
   dit rapés,   107
    altéré par des mêlanges ;   109, 110
Voix,   310
Vomitifs,   326
Urine (retenir son)   269
   Usage, *voyez* Habitude des Marchands de vin,   113

Y

Yvrognerie,   158

Fin de la Table.

LIVRES nouvellement imprimés, ou qui font fous preffe, chez DIDOT le jeune.

ANT. de Haen Ratio medendi in Nofocoinio practico, &c. 2 *vol. in* 12.

Pars quinta, pars fexta, fub prælo, 1. *vol. in* 12.

Obfervations & Recherches médicales par une Société de Médecins de Londres, traduites de l'Anglois, par M. Bouru, Tom. I & Tome II, fous preffe.

De M. Le Begue de Prefle, Docteur. Régent de la Faculté de Médecine de Paris, & Cenfeur Royal.

Le Confervateur de la fanté, ou Avis à tous les hommes fur un grand nombre de dangers qu'il leur importe d'éviter pour fe conferver en bonne fanté & prolonger leur vie, Paris 1763 *in* 12 Tome I.

Mémoire pour fervir à l'hiftoire de l'ufage interne de la Cigue. N°. I.

Il fe trouve à la tête des Nouvelles Obfervations fur l'ufage interne de la Cigue, traduites du latin de Storck, Paris 1762, *in* 12.

Mémoire pour fervir à l'hiftoire de l'ufage interne du *Stramonium*, ou de la pomme épineufe, de la Jufquiame & de l'Aconit. N° II.

Il se trouve à la tête des Expériences &
Observations sur l'usage interne de la
Pomme épineuse, de la Jusquiame & de
l'Aconit, traduites du latin de Storck,
Paris 1763, *in* 12.

Mémoire pour servir à l'histoire de l'u-
sage interne du sublimé corrosif, Paris 1763, *in* 12. N°. III.

Ces Mémoires sont les premiers d'une
Collection qui a pour titre, *la Méde-*
cine nouvelle & la Médecine renouvel-
lée, ou recherches sur les remedes & les
traitemens nouveaux ou renouvellés.

On donnera successivement les Mémoires sur la bousserole, la salicaire,
le zinc, l'éther, le quinquina dans
les fievres malignes, l'arsenic, &c.

Avis au Peuple sur sa santé, par M. Tissot,
nouvelle Edition, augmentée de la
description & de la cure de plusieurs
maladies, & principalement de celles
qui demandent un prompt secours,
Paris *in* 12. 1762.

Conspirantibus Médicis & Magistrati-
bus, sanitas publica conservari & plu-
rimi morbi à plebe arceri possunt Dis-
sert. 1759 *in* 4°.

Etrennes salutaires, ou Précis de ce qu'il
est à propos d'éviter, & de faire pour
se conserver en bonne santé & prolonger sa vie, *in* 24 1763.

Le second Volume des Essais & Observations Physiques & Littéraires de la Société d'Edimbourg, sous presse; c'est la suite des Essais & Observations de Médecine de la Société d'Edimbourg.

Exposition anatomique de la structure du corps humain par Winslow, nouvelle édition faite sur l'exemplaire qui servoit à l'Auteur, & où se trouvent beaucoup d'additions & de corrections de sa main, sous presse, 3 *vol. in 12,*

Dictionnaire portatif de matiere médical, sous presse.

Traité de l'asthme, par Floyer, traduit de l'Anglois, Paris 1761 *in 12.*

Elémens de Pharmacie théorique & pratique par Baumé, Paris 1762 *in 8°.*

Abregé de l'histoire des Plantes usuelles par Chomel, nouvelle édition, Paris 1761 *in 12,* 3 *vol.*

Dictionnaire portatif de Chymie, sous presse.

Dictionnaire historique portatif, 8°. 2 *vol.*

Dictionnaire raisonné d'Histoire Naturelle, *in 8°.* 2 *vol.*

Dictionnaire portatif des Arts & Métiers, *in 8°.* 2 *vol.*

9 782329 280349